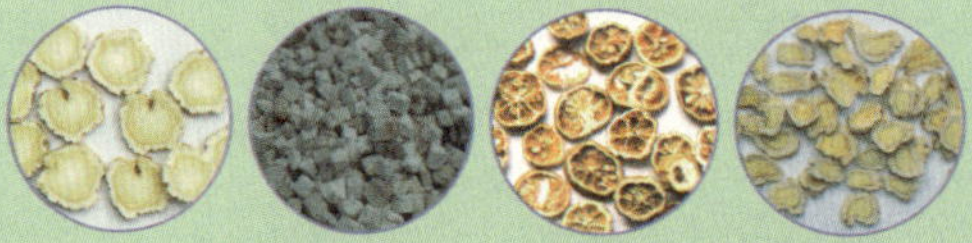

实用中草药图谱与应用手册

胡贵荣 主编

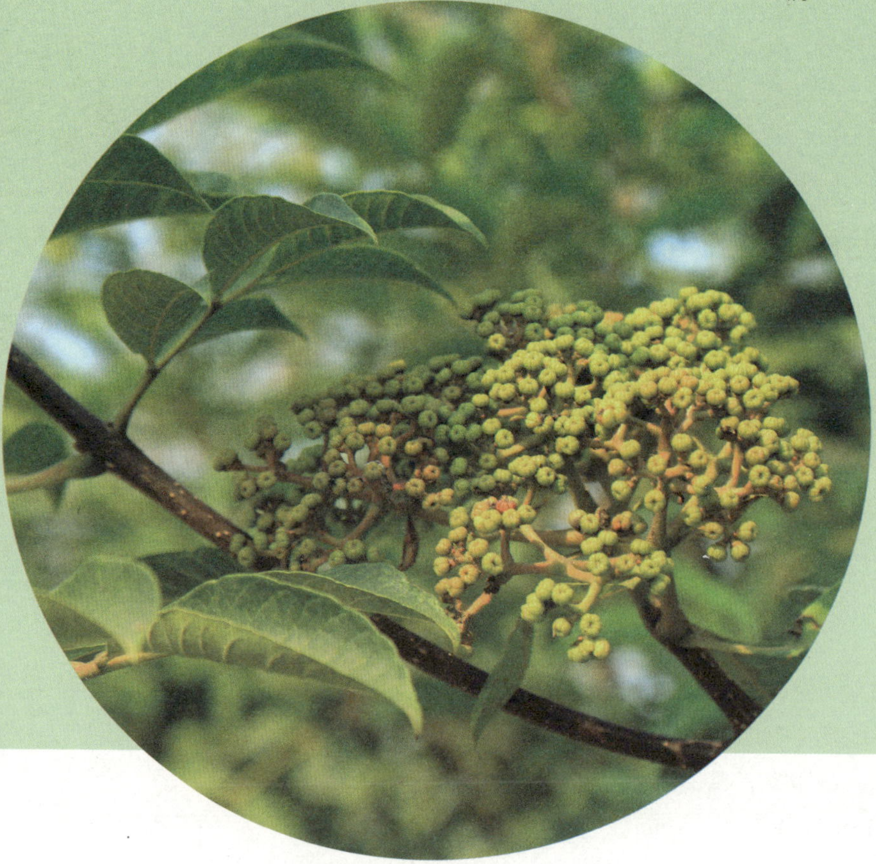

贵州科技出版社
·贵阳·

图书在版编目（CIP）数据

实用中草药图谱与应用手册 / 胡贵荣主编 . -- 贵阳 :
贵州科技出版社，2024. 8.（2025.5 重印）-- ISBN 978-7-5532-1350-7

Ⅰ. R282-64

中国国家版本馆 CIP 数据核字第 2024LZ8677 号

实用中草药图谱与应用手册

SHIYONG ZHONGCAOYAO TUPU YU YINGYONG SHOUCE

出版发行 贵州科技出版社
地　　址 贵阳市观山湖区会展东路 SOHO 区 A 座（邮政编码：550081）
网　　址 https://www.gzstph.com
出 版 人 王立红
责任编辑 侯一炜
策划编辑 李　青
版式设计 徐曼曼
封面设计 黄　辉
经　　销 全国各地新华书店
印　　刷 三河市兴达印务有限公司
版　　次 2024 年 8 月第 1 版
印　　次 2025 年 5 月第 3 次
字　　数 283 千字
印　　张 12.25
开　　本 787 mm × 1092 mm　1/16
书　　号 ISBN 978-7-5532-1350-7
定　　价 69.00 元

编委会名单

主　　编　胡贵荣

副 主 编　刘代明　温强华

编　　委　周海星　熊　伟　程焕英

前言

我国中医药文化历史悠久、源远流长，为中华民族的繁荣昌盛和人类的身体健康作出了巨大的贡献。中草药是大自然赋予人类的宝贵财富，我国境内蕴藏着十分丰富的中草药资源。从古至今，我国各族人民都在充分利用各种草木、花果治疗各种疾病。“神农尝百草”的故事至今依然广为流传，也充分说明了我国民间使用中草药治疗各种疾患的历史十分悠久。

中草药具有疗效确切、副作用小、物美价廉、收集方便等特点，不仅对各种常见慢性病有较好的疗效，而且还能治疗一些疑难病症，历来深受人民群众喜爱，有很多人应用中草药治病、美容和保健。

中草药种类繁多、分布广泛、资源丰富、应用历史悠久。准确识别是合理使用中草药的前提，但一般读者往往只能认识几种到几十种中草药，这就极大地制约了中草药的广泛应用。为了更好地普及中草药知识，继承和发掘中国医药文化遗产，使中草药在防治疾病方面更好地为人类健康服务，我们本着安全、有效、简便、经济、易找、实用的原则，选择了民间常用且疗效确切的中草药品种，并参考大量文献资料，编写了《实用中草药图谱与应用手册》一书。

本书精选常见的中草药近 200 种，分别从别名、来源、生境、采收、功用、验方等几个方面予以介绍，便于人们在日常生活中能够快速识别和应用。本书精选了民间广为流传且确有疗效的单方、验方、秘方共计 1000 多首，并配有高清彩色药图 300 多幅，包含药物生境图、局部特征放大图及饮片图等（对于多来源的品种，原则上只配第一来源的品种图片）。我们衷心希望本书在普及中草药知识、提高居民医疗保健意识、保障人民健康、保护和开发中草药资源方面发挥积极作用。同时，也希望大家在开发利用中草药时，注意生态平衡，保护野生资源及物种。对那些疗效佳、用量大的野生中草药，应逐步引种栽培，建立种植生产基地、资源保护区，有计划地轮采，使我国有限的中草药资源能长久延续下去，为人类造福。需要特别提醒的是：广大读者朋友在阅读和应用本书时，如果需要应用书中所列的附方，必须在专业医师的指导下使用，以免造成不必要的伤害。

本书的出版工作得到了胡贵荣南昌市名中医传承工作室的大力支持，特此致谢！

希望本书的出版能够起到抛砖引玉的作用，希望有更多的有识之士加入我们的行列，为我国中医药文化的传承和传播、为保障人类健康出谋献策。

本书编委会

2024 年春

目录

解表药

泻下药

攻下药

润下药

峻下逐水药

祛风湿药

祛风寒湿药

祛风湿热药

祛风湿强筋骨药

化湿药

利水渗湿药

利水消肿药

利尿通淋药

利湿退黄药

温里药

理气药

解表药

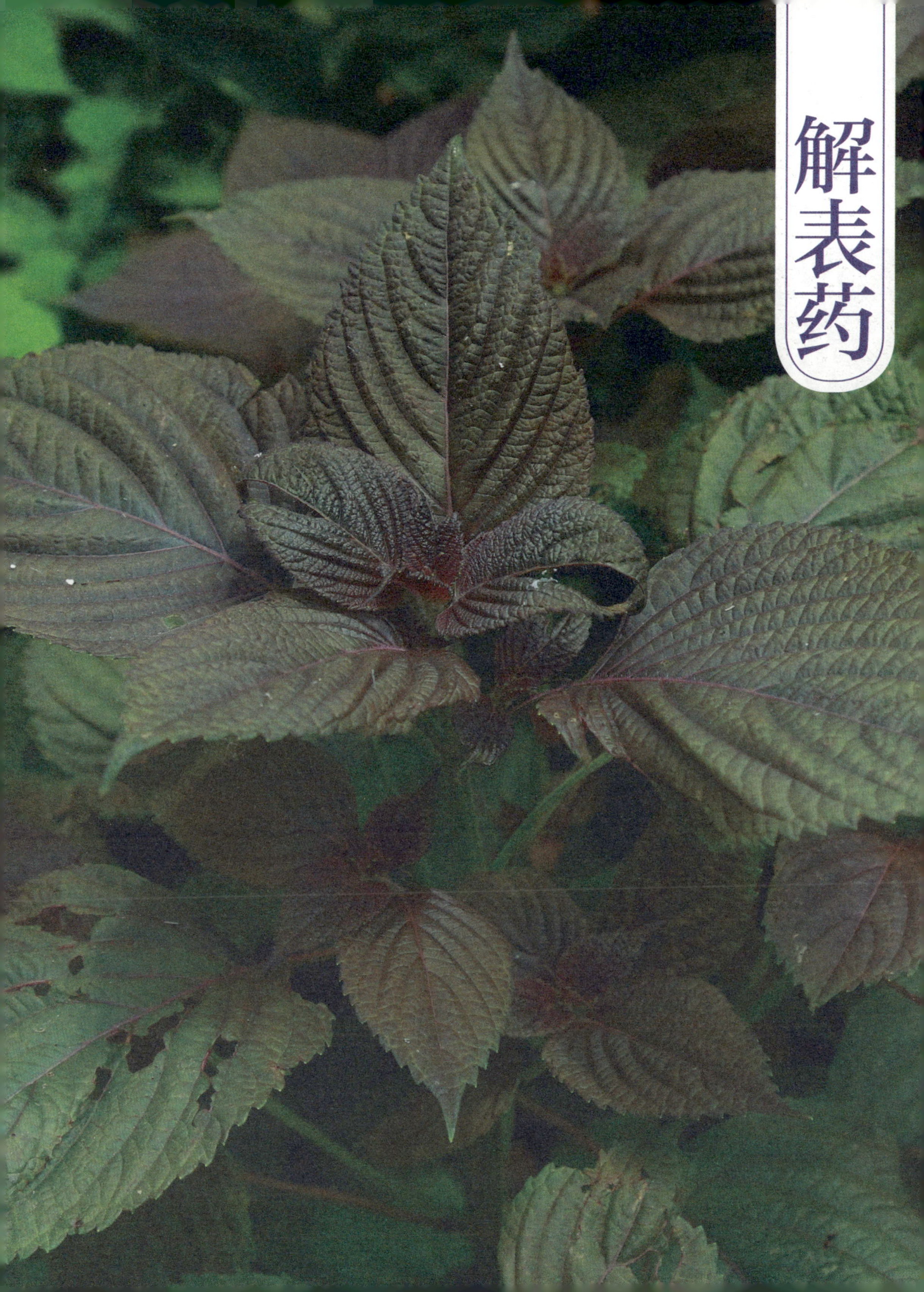

发散风寒药

麻黄

MA HUANG

别名 龙沙、卑相、狗骨、卑盐。

来源 本品为麻黄科植物草麻黄 (*Ephedra sinica* Stapf)、中麻黄 (*Ephedra intermedia* Schrenk et C. A. Mey.) 或木贼麻黄 (*Ephedra equisetina* Bge.) 的干燥草质茎。

生境 生长于干燥的山冈、高地、山田或干枯的河床中。主产于吉林、辽宁、内蒙古、河北、山西、河南等地。

采收 秋季采割绿色的草质茎，晒干，除去木质茎、残根及杂质，切段。

功用 辛、微苦，温。归肺、膀胱经。发汗散寒，宣肺平喘，利水消肿。用于风寒感冒，胸闷喘咳，风水浮肿，哮喘。

验方 **①小儿腹泻：**麻黄2～4克，前胡4～8克，水煎，加少量白糖送服，每日1剂。**②小儿百日咳：**麻黄、甘草各3克，化橘红5克，杏仁、百部各9克，水煎服。**③荨麻疹：**麻黄、蝉蜕、槐花、黄柏、乌梅、板蓝根、甘草、生大黄各10克，水煎服。**④头痛发热（恶风无汗而喘）：**麻黄9克，桂枝6克，炙甘草3克，杏仁10克，水煎服，发汗。

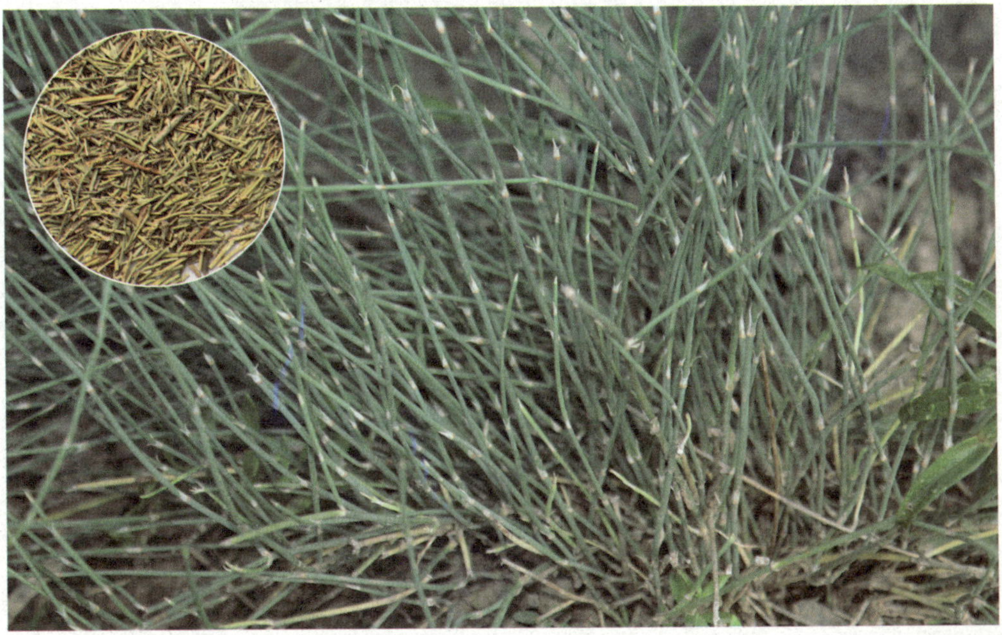

桂枝

GUI ZHI

别名 柳桂、嫩桂枝、桂枝尖。

来源 本品为樟科植物肉桂 (*Cinnamomum cassia* Presl) 的干燥嫩枝。

生境 以栽培为主。主产于广东、广西、云南等地。

采收 春、夏二季采收，除去叶，晒干，或切片晒干。以幼嫩、色棕红、气香者为佳。

功用 辛、甘，温。归心、肺、膀胱经。发汗解肌，温通经脉，助阳化气，平冲降气。用于风寒感冒，脘腹冷痛，血寒经闭，关节痹痛，痰饮，水肿，心悸，奔豚。

验方 **①面神经麻痹：**桂枝30克，防风20克，赤芍15克，水煎，趁热擦洗患处，每次20分钟，每日2次，以局部皮肤潮红为度。**②关节炎疼痛：**桂枝、熟附子各9克，姜黄、威灵仙各12克，水煎服。**③低血压：**桂枝、肉桂各40克，甘草20克，混合煎煮，分3次代茶饮服。**④闭经：**桂枝10克，当归、川芎各8克，吴茱萸、艾叶各6克，水煎服。**⑤胸闷胸痛：**桂枝、枳实、薤白各10克，生姜3克，水煎服。

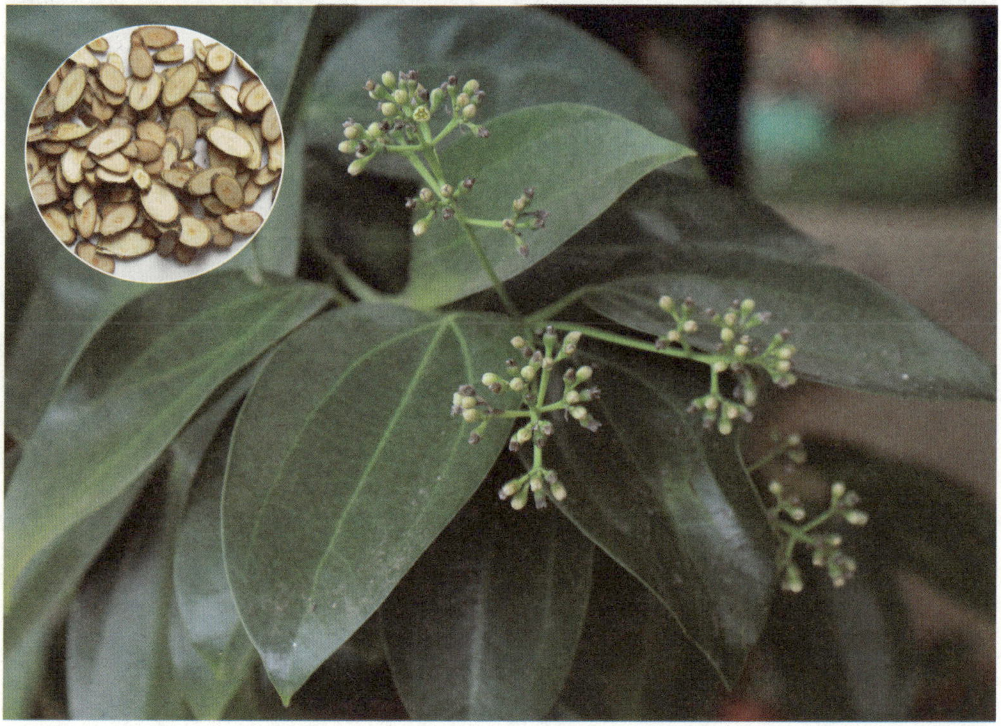

紫苏梗

ZI SU GENG

别名 苏梗、苏茎、赤苏梗、红苏梗、紫苏草、桂苏梗、紫苏茎枝。

来源 本品为唇形科植物紫苏 [*Perilla frutescens* (L.) Britt.] 的干燥茎。

生境 多为栽培。我国各地均产，主产于江苏、湖北、湖南、浙江、山东、四川、重庆等地。

采收 秋季果实成熟后采割，除去杂质，晒干，或趁鲜切片，晒干。

功用 辛，温。归肺、脾经。理气宽中，止痛，安胎。用于胸膈痞闷，胃脘疼痛，嗳气呕吐，胎动不安。

验方 **①妊娠胸闷呕恶：**紫苏梗、姜制竹茹各10克，砂仁6克，水煎服。**②妊娠呕吐：**紫苏梗9克，竹茹、陈皮各6克，制半夏5克，生姜3片，水煎服，每日1剂。**③风热感冒：**紫苏梗、荆芥各15克，大青叶、四季青、鸭跖草各30克，加清水500毫升，浓煎，每日3～4次。**④胸腹胀闷，恶心呕吐：**紫苏梗、陈皮、香附、半夏、莱菔子各9克，生姜6克，水煎服。

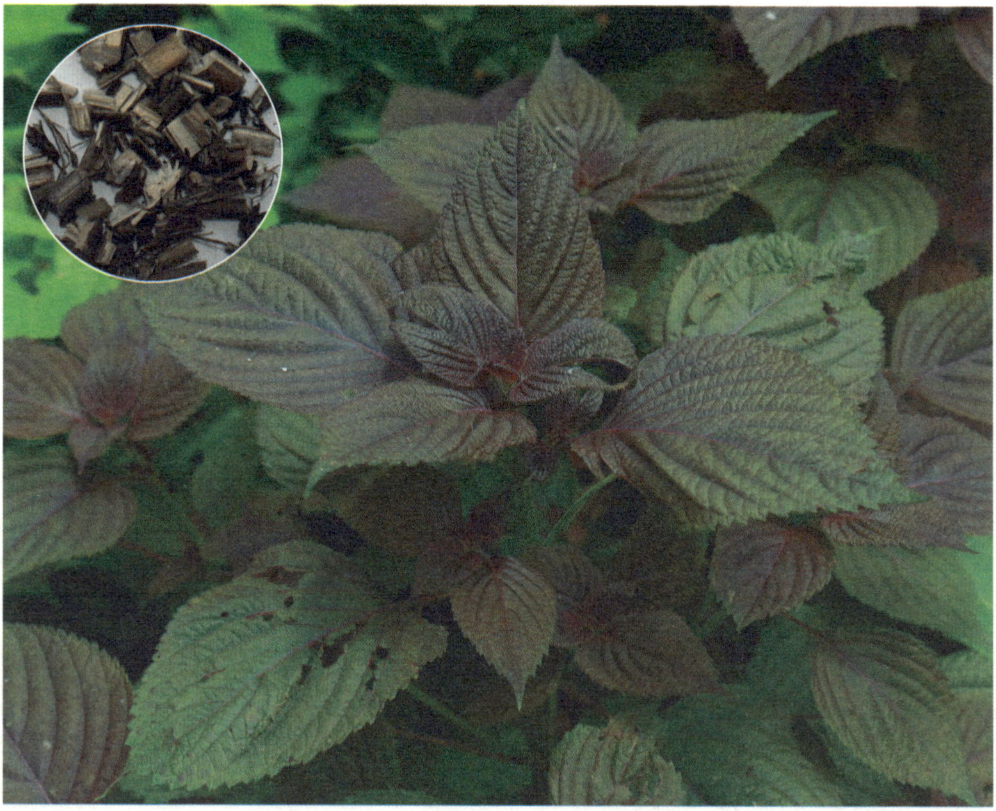

生姜

SHENG JIANG

别名 母姜、姜根、鲜姜。

来源 本品为姜科植物姜 (*Zingiber officinale* Rosc.) 的新鲜根茎。

生境 生长于阳光充足、排水良好的沙质地。我国大部分地区均有栽培。主产于四川、贵州等地。

采收 秋、冬二季采挖，除去须根及泥沙，切片，生用。

功用 辛，微温。归肺、脾、胃经。解表散寒，温中止呕，化痰止咳。用于风寒感冒，胃寒呕吐，寒痰咳嗽。

验方 **①牙痛：**生姜1片，咬在痛牙处。**②咽喉肿痛：**热姜水加少许食盐，漱口，每日早、晚各1次。**③口腔溃疡：**生姜20克，捣汁，频频漱口吐出，每日2～3次。**④斑秃：**生姜切片，近火烤热搽患处，每日2次。**⑤止呕：**生姜片少许，放口中。**⑥呃逆：**鲜姜30克，取汁，蜂蜜30克，调服。**⑦冻疮未破：**生姜切片，烤热后用其平面摩擦冻伤处。

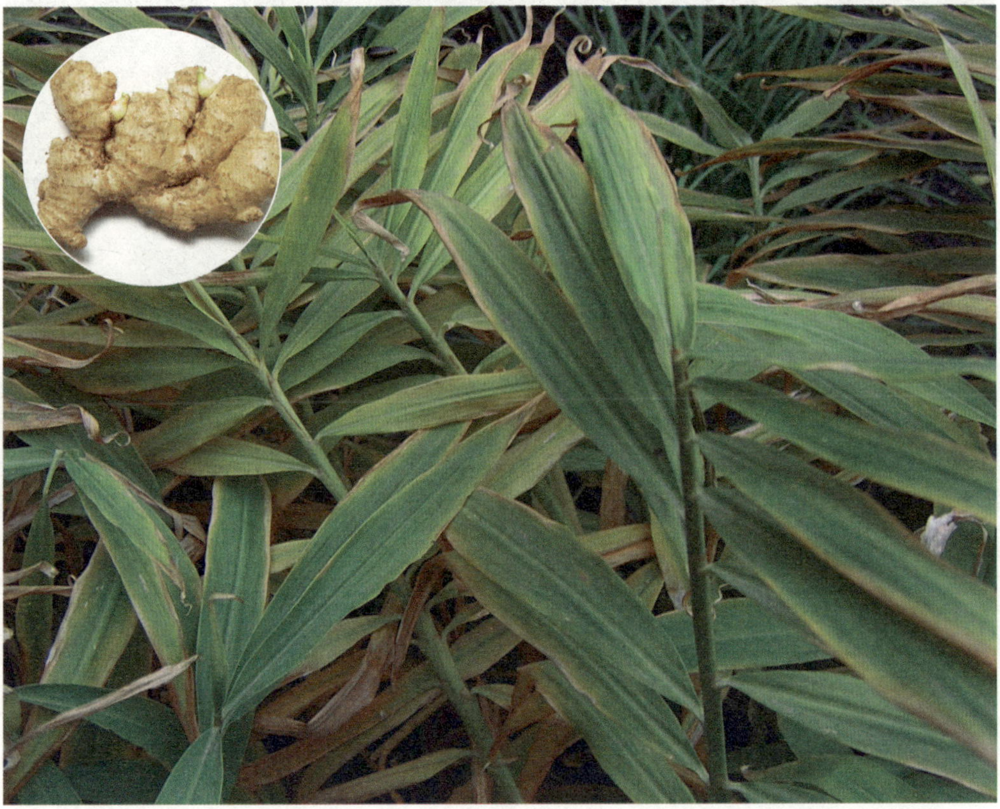

香薷

XIANG RU

别名 香菜、香茹、香葇、香草、石香葇、石香薷。

来源 本品为唇形科植物石香薷 (*Mosla chinensis* Maxim.) 的干燥地上部分。

生境 生长于山野。主产于辽宁、河北、山东、河南、安徽、江苏、浙江、江西、湖北、四川、贵州、云南、陕西、甘肃等地。

采收 夏季茎叶茂盛、花盛时择晴天采割，除去杂质，阴干，切段，生用。

功用 辛，微温。归肺、胃经。发汗解表，化湿和中。用于暑湿感冒，恶寒发热，头痛无汗，腹痛吐泻，小便不利。本品用于发汗解表，量不宜过大，且不宜久煎；用于利水消肿，量宜稍大，且须浓煎。

验方 **①小便不利、头面浮肿：**香薷、白术各等份，研粉，炼蜜为丸，每次9克，每日2～3次。**②水肿：**香薷25 000克，锉入锅中，加水久煮，去渣再浓煎，浓到可以捏丸时，即做成丸子，如梧桐子大，每次5丸，每日3次。

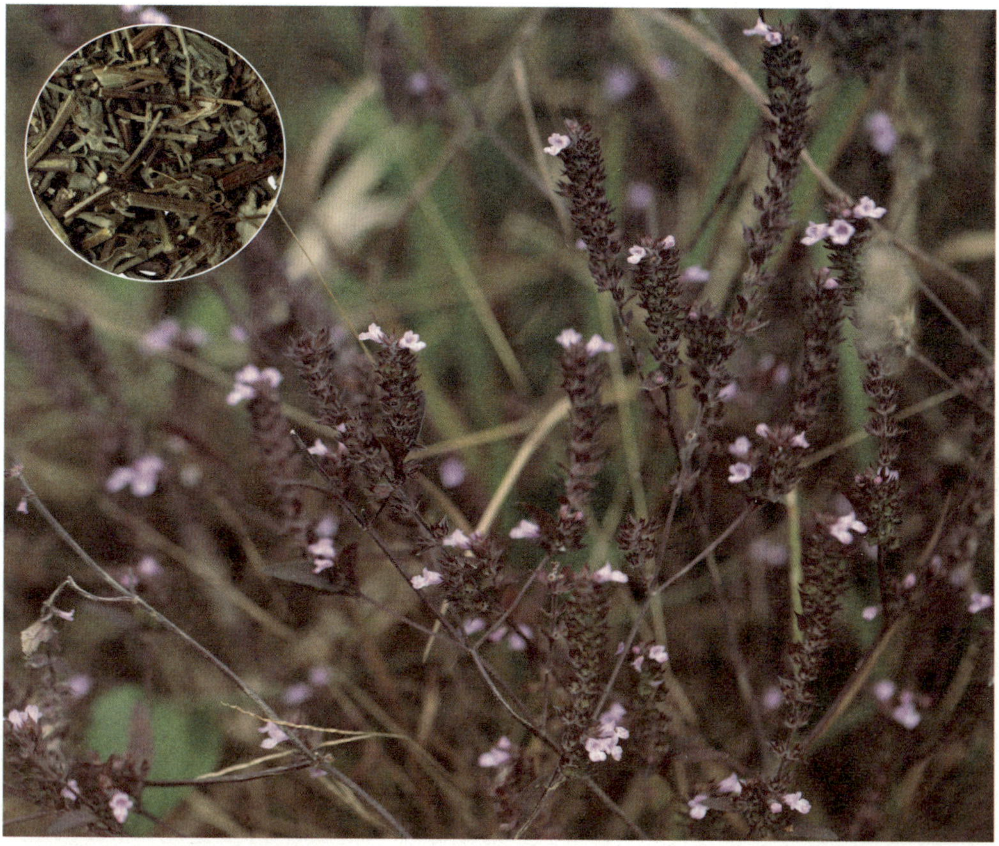

荆芥

JING JIE

别名 假苏、姜芥、鼠实、四棱杆蒿。

来源 本品为唇形科植物荆芥 (*Schizonepeta tenuifolia* Briq.) 的干燥地上部分。

生境 多为栽培。主产于浙江、江苏、河北、河南、山东等地。

采收 夏、秋二季花开到顶、穗绿时采割，除去杂质，晒干，切段，生用或炒炭用。

功用 辛，微温。归肺、肝经。解表散风，透疹，消疮。用于感冒，头痛，麻疹，风疹，疮疡初起。祛风解表生用，止血宜炒炭用。

验方 **①皮肤瘙痒：**荆芥、薄荷各6克，蝉蜕5克，蒺藜10克，水煎服。**②痔疮肿痛：**荆芥30克，煎汤熏洗。**③预防流行性感冒：**荆芥9克，紫苏6克，水煎服。**④感冒发热头痛：**荆芥、防风各8克，川芎、白芷各10克，水煎服。**⑤风寒型荨麻疹：**荆芥、防风各6克，蝉蜕、甘草各3克，金银花10克，水煎服，每日1剂，分2次服用。

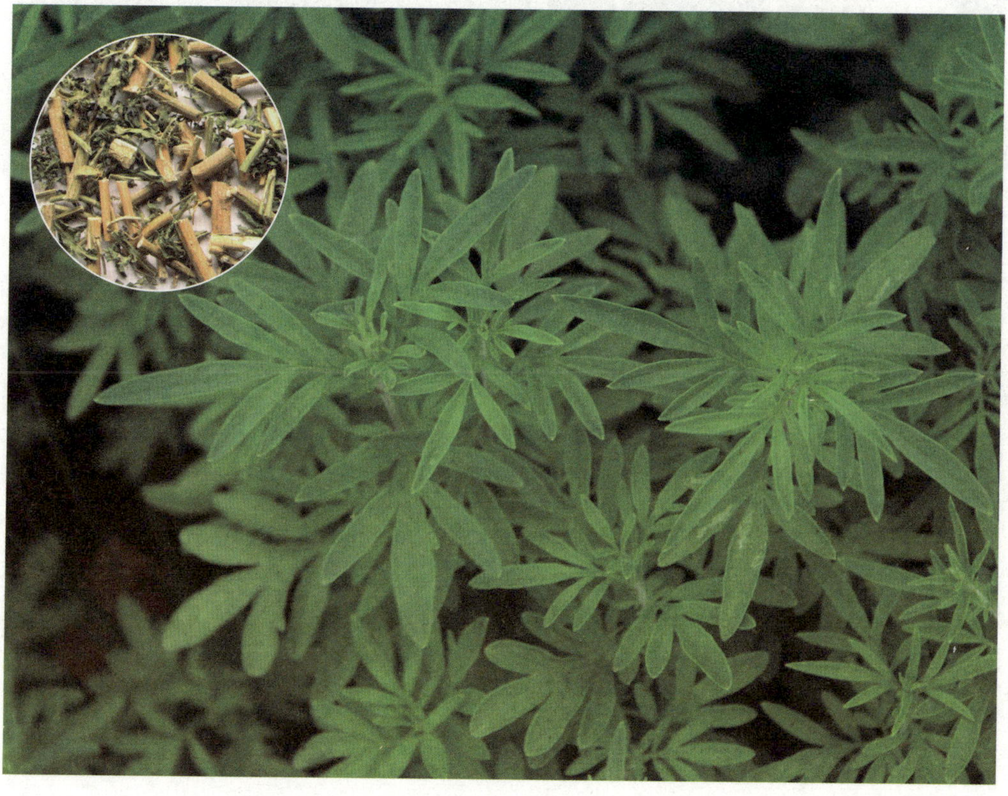

防风

FANG FENG

别名 铜芸、风肉、回云、屏风、山芹菜、白毛草。

来源 本品为伞形科植物防风 [*Saposhnikovia divaricata* (Turcz.) Schischk.]的干燥根。

生境 生长于丘陵地带山坡草丛中或田边、路旁，高山中、下部。主产于内蒙古、河北、山东、河南、陕西、山西、湖南等地。

采收 春、秋二季采挖未抽花茎植株的根，除去须根及泥沙，晒干。

功用 辛、甘，温。归膀胱、肝、脾经。祛风解表，胜湿止痛，止痉。用于感冒头痛，风湿痹痛，风疹瘙痒，破伤风。

验方 **①麻疹、风疹不透：**防风、荆芥、浮萍各10克，水煎服。**②痔疮出血：**防风8克，荆芥炭、地榆炭各10克，水煎服。**③感冒头痛：**防风、荆芥各10克，紫苏叶、羌活各8克，水煎服。

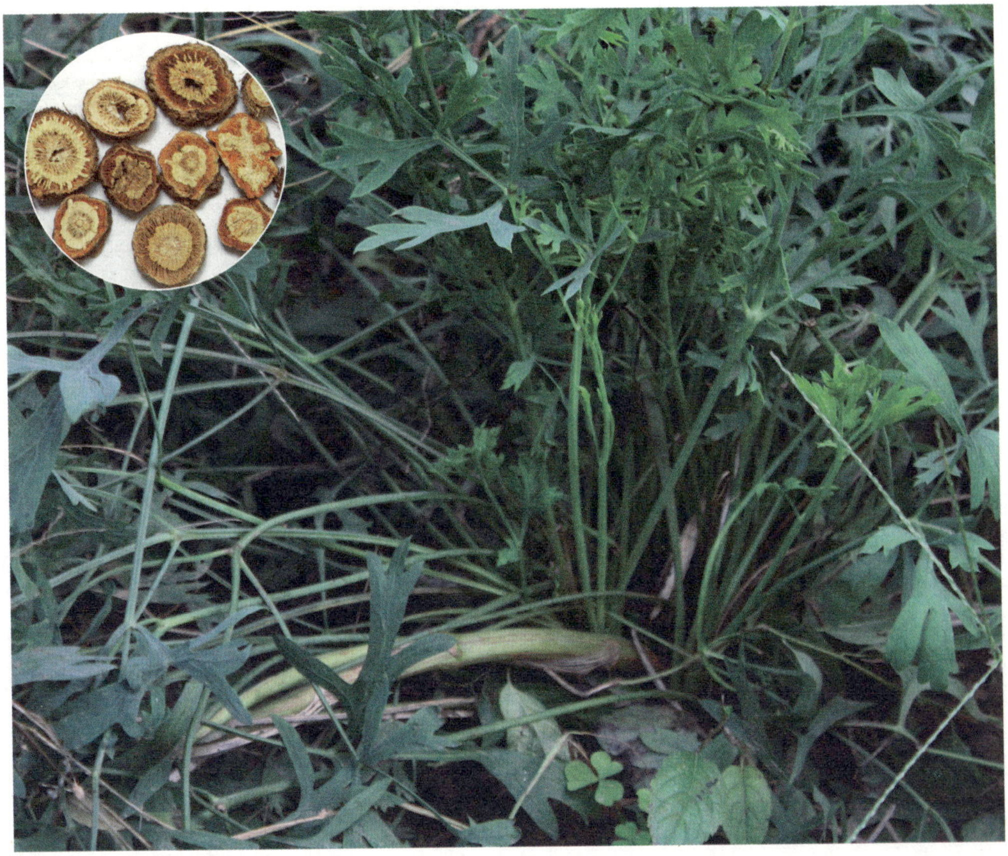

羌活

QIANG HUO

别名 羌滑、羌青、黑药、胡王使者、扩羌使者。

来源 本品为伞形科植物羌活 (*Notopterygium incisum* Ting ex H. T. Chang) 或宽叶羌活 (*Notopterygium franchetii* H. de Boiss.) 的干燥根茎及根。

生境 生长于海拔2600～3500米的高山、高原之林下、灌木丛、林缘、草甸。主产于内蒙古、山西、陕西、宁夏、甘肃、青海、湖北、四川等地。

采收 春、秋二季采挖，除去须根及泥沙，晒干。

功用 辛、苦，温。归膀胱、肾经。解表散寒，祛风除湿，止痛。用于风寒感冒，头痛项强，风湿痹痛，肩背酸痛。

验方 **①眼胀：**羌活适量，水煎服。**②产后腹痛：**羌活100克，煎酒服。**③风湿性关节炎：**羌活、当归、桂枝各6克，松子仁10～15克，加黄酒和水等量合煎，每日1剂，分2次服用。**④头痛：**羌活12克，山豆根15克，五味子3克，水煎服，每日1～2次。**⑤感冒发热、扁桃体炎：**羌活5克，板蓝根、蒲公英各6克，水煎服，每日1剂，分2次服用。

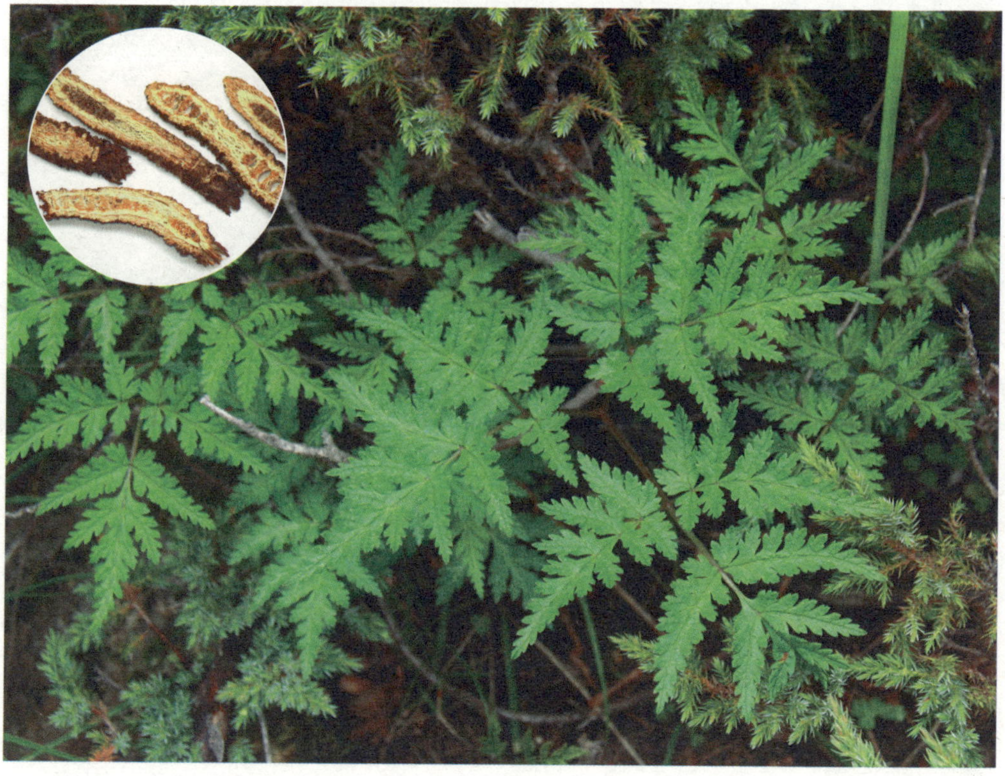

白芷

BAI ZHI

别名 芳香、苻蓠、泽芬、香白芷。

来源 本品为伞形科植物白芷 [*Angelica dahurica* (Fisch. ex Hoffm.) Benth. et Hook. f.] 或杭白芷 [*Angelica dahurica* (Fisch. ex Hoffm.) Benth. et Hook. f. var. *formosana* (Boiss.) Shan et Yuan] 的干燥根。

生境 生长于山地林缘。产于河南长葛、禹州的习称“禹白芷”；产于河北安国的习称“祁白芷”。

采收 夏、秋间叶黄时采挖，除去须根及泥沙，晒干或低温干燥。

功用 辛，温。归胃、大肠、肺经。解表散寒，祛风止痛，宣通鼻窍，燥湿止带，消肿排脓。用于感冒头痛，眉棱骨痛，鼻塞，鼻渊，牙痛，白带异常，疮疡肿痛。

验方 **①牙痛：**白芷、细辛、吴茱萸各8克，水煎漱口，或研末塞牙。**②肝炎：**白芷、大黄各等份，研末，每次5克，每日2次，温开水送服。**③外感风寒引起的头痛、眉棱骨痛：**白芷60克，水煎服，每日3次。

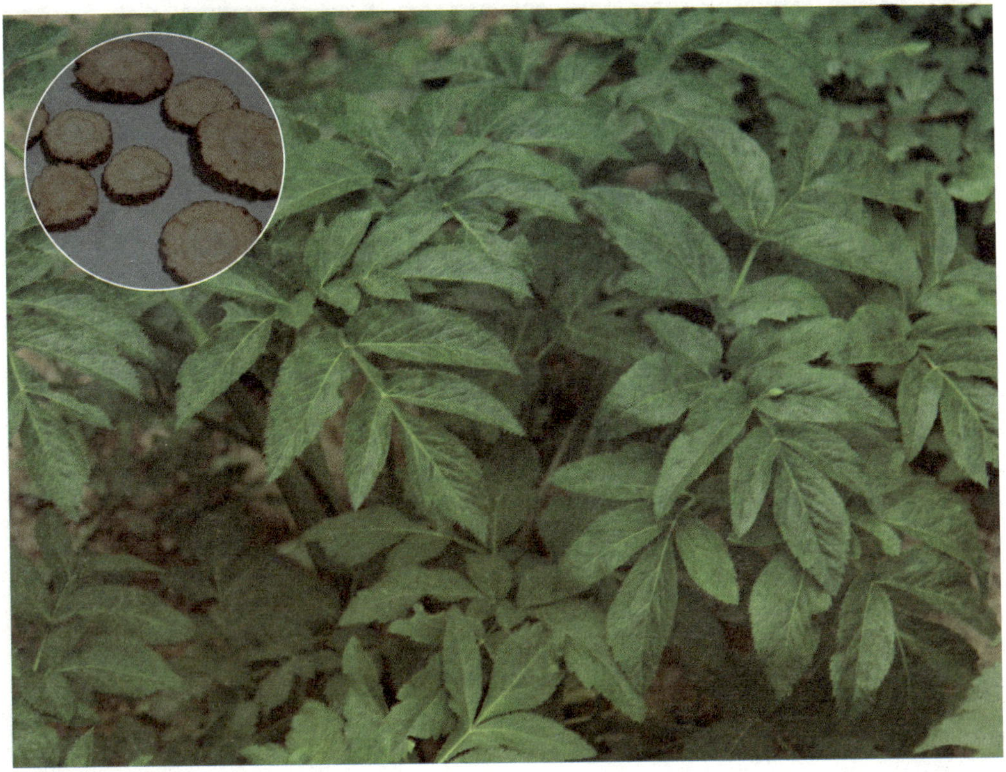

细辛

XI XIN

别名 小辛、细草、少辛、细条、独叶草、山人参、金盆草。

来源 本品为马兜铃科植物北细辛 [*Asarum heterotropoides* Fr. Schmidt var. *mandshuricum* (Maxim.) Kitag.] 、汉城细辛 (*Asarum sieboldii* Miq. var. *seoulense* Nakai) 或华细辛 (*Asarum sieboldii* Miq.) 的干燥根和根茎。

生境 生长于林下腐殖层深厚稍阴湿处，常见于针阔叶混交林及阔叶林下、密集的灌木丛中、山沟底稍湿润处、林缘或山坡疏林下的湿地。主产于东北。

采收 夏季果熟期或初秋采挖，除净泥沙，阴干。

功用 辛，温。归心、肺、肾经。解表散寒，祛风止痛，通窍，温肺化饮。用于风寒感冒，头痛，牙痛，鼻塞流涕，鼻渊，风湿痹痛，痰饮喘咳。

验方 **①阳虚感冒：**细辛、麻黄各3克，附子10克，水煎温服。**②口舌生疮：**细辛、黄连各等份，为末；先以布巾揩净患处，掺药在上。

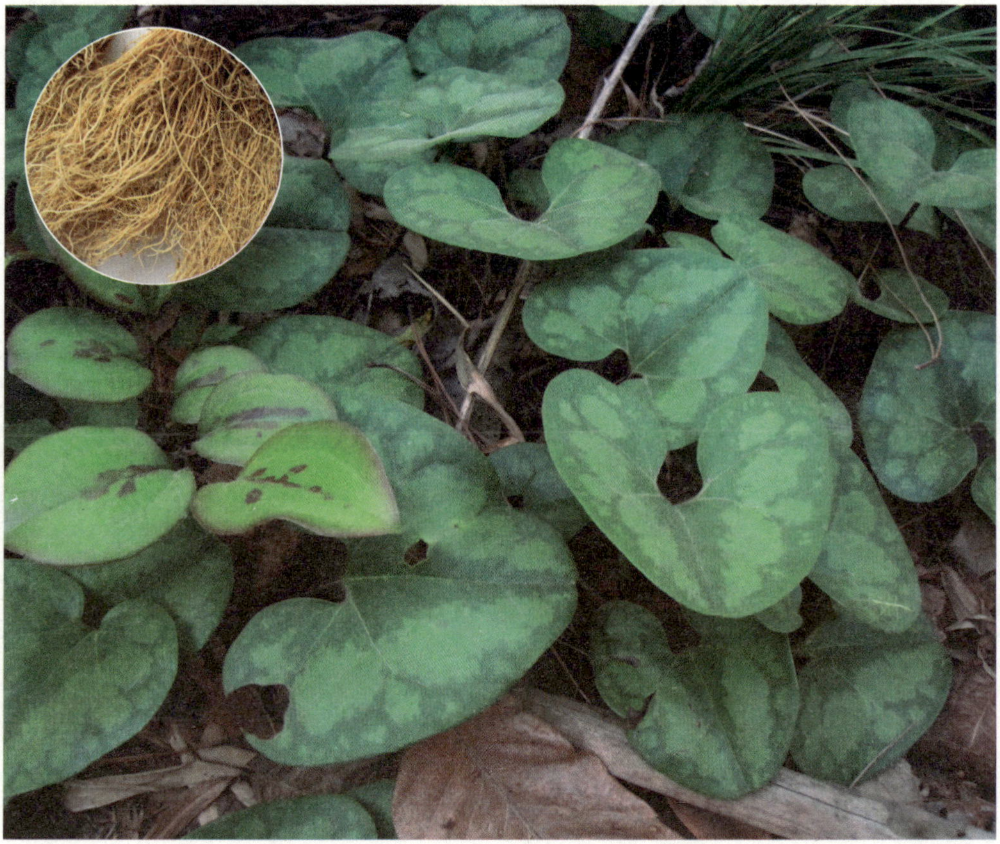

藁本

GAO BEN

别名 藁茇、藁板、薇茎、野芹菜。

来源 本品为伞形科植物藁本 (*Ligusticum sinense* Oliv.) 或辽藁本 (*Ligusticum jeholense* Nakai et Kitag.) 的干燥根茎及根。

生境 生长于湿润的水滩边或向阳山坡草丛中。主产于四川、重庆、湖北、湖南、陕西等地。

采收 秋季茎叶枯萎或次春出苗时采挖，除去地上部分及泥沙，晒干或烘干。

功用 辛，温。归膀胱经。祛风，散寒，除湿，止痛。用于风寒感冒，巅顶疼痛，风湿痹痛。

验方 **①胃痉挛、腹痛：**藁本25克，苍术15克，水煎服。**②头屑多：**藁本、白芷各等份，为末，夜掺发内，早起梳之，垢自去。**③风寒头痛及巅顶痛：**藁本、川芎、细辛、葱头各等份，水煎服。

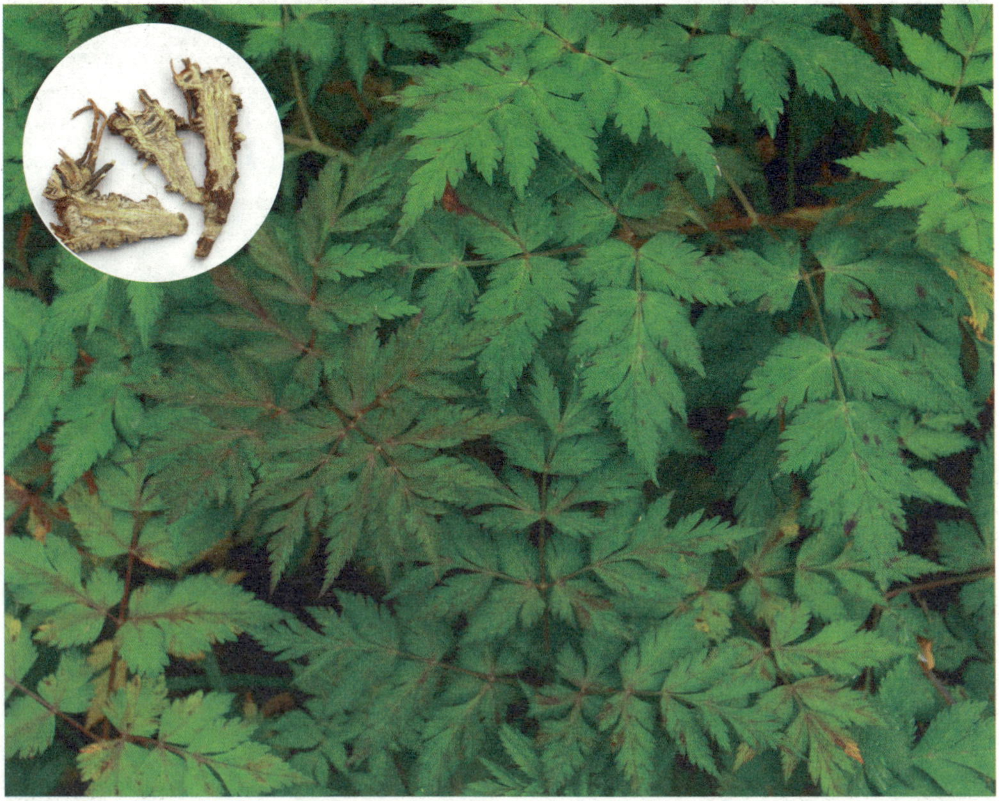

苍耳子

CANG ER ZI

别名 苍耳实、野茄子、苍耳仁、刺儿棵、胡苍子、疔疮草、黏黏葵。

来源 本品为菊科植物苍耳 (*Xanthium sibiricum* Patr.) 的干燥成熟带总苞的果实。

生境 生长于荒地、山坡等干燥向阳处。分布于全国各地。

采收 9—10月割取地上部分，打下果实，晒干，去刺，生用或炒用。

功用 辛、苦，温；有毒。归肺经。散风寒，祛风湿，通鼻窍。用于风寒头痛，鼻塞流涕，风疹瘙痒，湿痹拘挛。

验方 **①腹水：**苍耳子灰、葶苈子末各等份，每次10克，水下，每日2次。**②鼻窦炎流涕：**苍耳子适量，炒研为末，每日白汤点服1次，每次10克。**③鼻窦炎引起的头痛：**苍耳子15克，炒黄，水煎代茶饮。**④顽固性牙痛：**苍耳子6克，焙黄去壳，研末，与1个鸡蛋和匀，不放油盐，炒熟食之，每日1次，连服3剂。

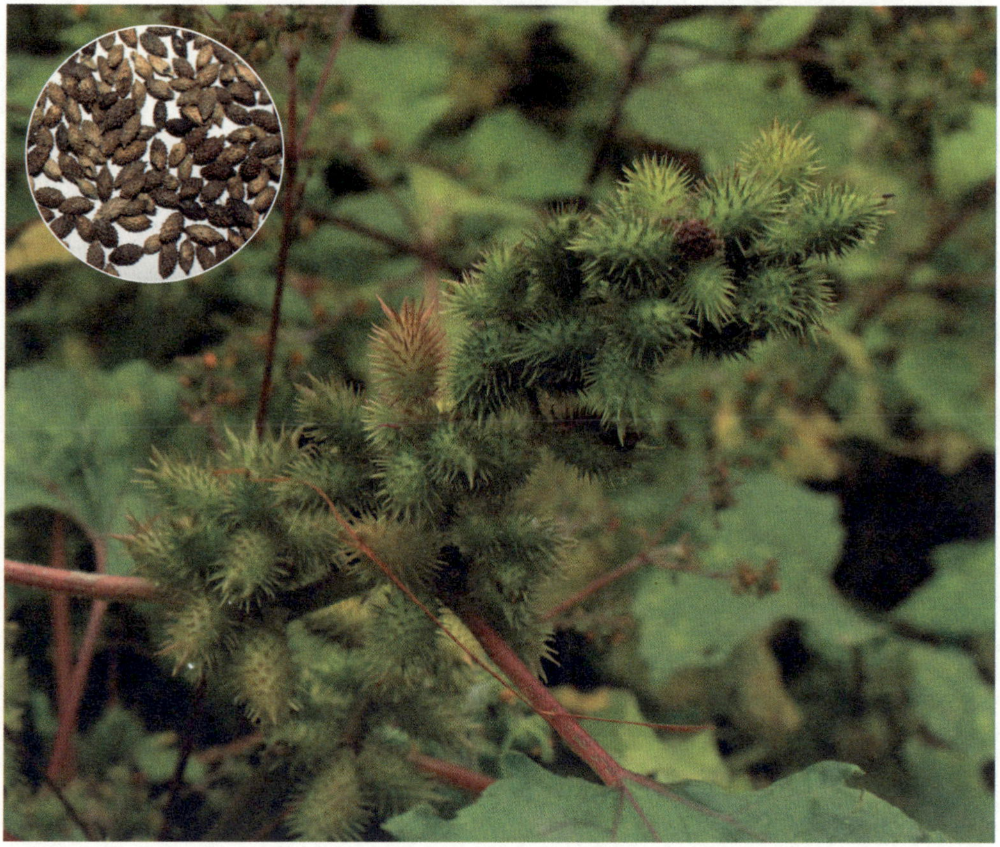

辛夷

XIN YI

别名 房木、木笔花、毛辛夷、姜朴花、紫玉兰。

来源 本品为木兰科植物望春花 (*Magnolia biondii* Pamp.) 、玉兰 (*Magnolia denudata* Desr.) 或武当玉兰 (*Magnolia sprengeri* Pamp.) 的干燥花蕾。

生境 生长于较温暖地区。野生较少，多为庭院栽培。主产于河南、安徽、湖北、四川、陕西等地。

采收 冬末春初花未开放时采收，除去枝梗，阴干。

功用 辛，温。归肺、胃经。散风寒，通鼻窍。用于风寒头痛，鼻塞流涕，鼻渊。

验方 **①感冒头痛鼻塞：** 辛夷、白芷、苍耳子各9克，水煎服。**②鼻炎、鼻窦炎：** 辛夷15克，鸡蛋3个，同煮，吃蛋饮汤。**③鼻塞：** 辛夷、皂荚、石菖蒲各等份，为末，棉裹塞鼻中。**④过敏性鼻炎：** 辛夷3克，广藿香10克，开水冲泡，浸闷5～10分钟，频饮，每日1～2剂。

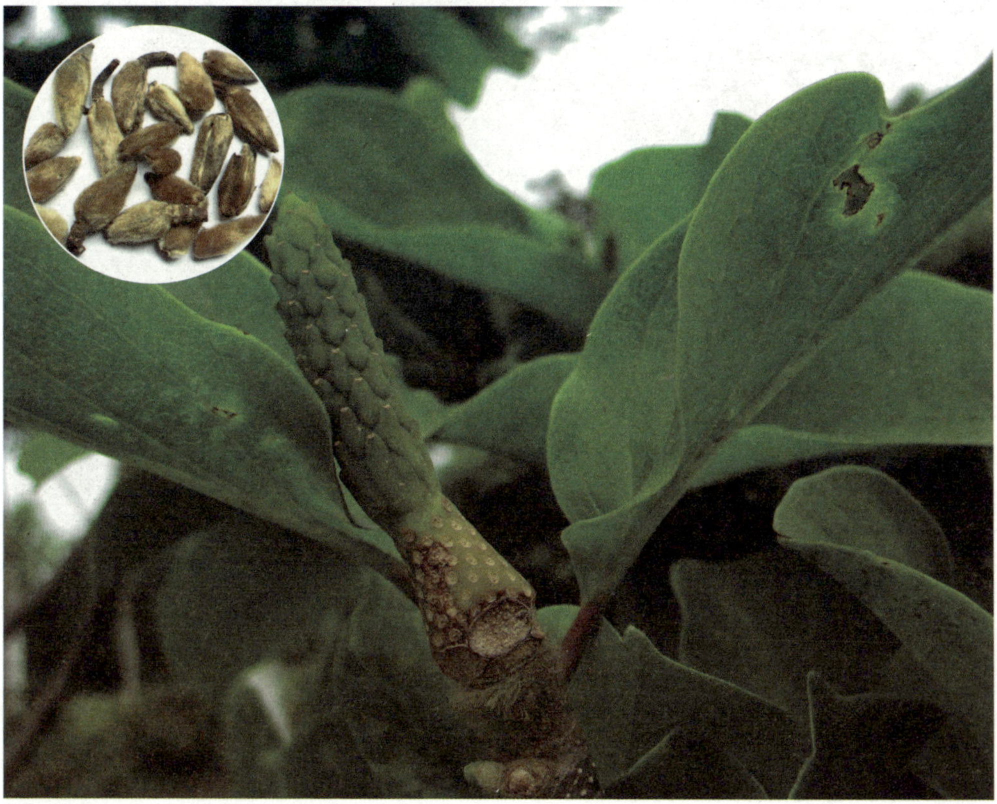

葱白

CONG BAI

别名 葱茎。

来源 本品为百合科植物葱 (*Allium fistulosum* L.) 近根部的鳞茎。

生境 生长于肥沃的沙质壤土里。全国各地均产。

采收 采挖后除去须根和叶，剥去外膜，鲜用。

功用 辛，温。归肺、胃经。辛散温通，用于伤寒寒热头痛，阴寒腹痛，胸痹，小便不通。

验方 **①小儿消化不良：**葱白1根，生姜25克，同捣碎，加入茴香粉15克，混匀后炒热（以皮肤能忍受为度），用纱布包好敷于脐部，每日1～2次，治愈为止。**②蛔虫性急腹痛：**鲜葱白50克，捣烂取汁，用麻油50克调和，空腹1次服下（小儿酌减），每日2次。**③胃痛、胃酸过多、消化不良：**葱白4根，红糖200克，将葱白捣烂，混入红糖，放在盘里用锅蒸熟，每次15克，每日3次。

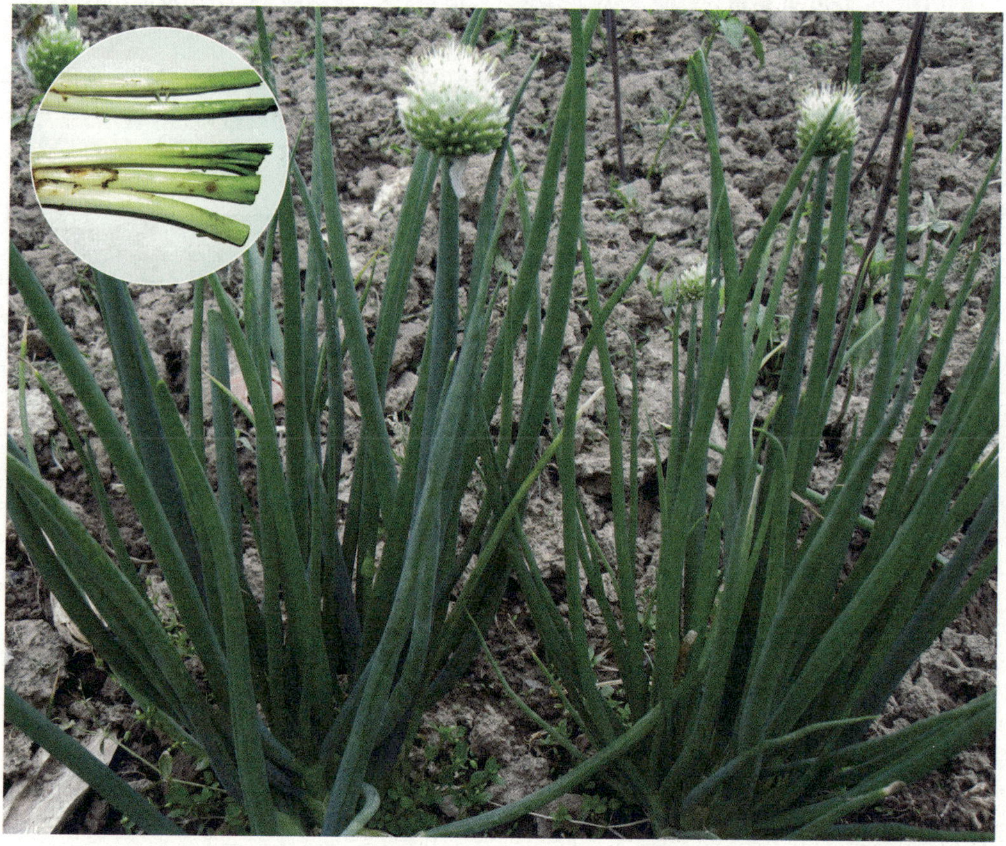

发散风热药

薄荷

BO HE

别名 蕃荷菜、仁丹草、南薄荷、土薄荷、猫儿薄荷。

来源 本品为唇形科植物薄荷 (*Mentha haplocalyx* Briq.) 的干燥地上部分。

生境 生长于河旁、山野湿地。主产于江苏、浙江、湖南等地。

采收 夏、秋二季茎叶茂盛或花开至三轮时，选晴天，分次采割，晒干或阴干。

功用 辛，凉。归肺、肝经。疏散风热，清利头目，利咽，透疹，疏肝行气。用于风热感冒，风温初起，头痛，目赤，喉痹，口疮，风疹，麻疹，胸胁胀闷。

验方 **①牙痛、风热肿痛：**薄荷、樟脑、花椒各等份，研为细末，搽患处。**②小儿感冒：**鲜薄荷5克，钩藤、贝母各3克，水煎服。**③外感发热、咽痛：**薄荷3克，桑叶、菊花各9克，水煎服。**④目赤、咽痛：**薄荷、桔梗各6克，牛蒡子、板蓝根、菊花各10克，水煎服。**⑤鼻出血：**鲜薄荷汁或干薄荷水煮，棉球蘸湿塞鼻。**⑥眼睛红肿：**薄荷、夏枯草、鱼腥草、菊花各10克，黄连5克，水煎服。

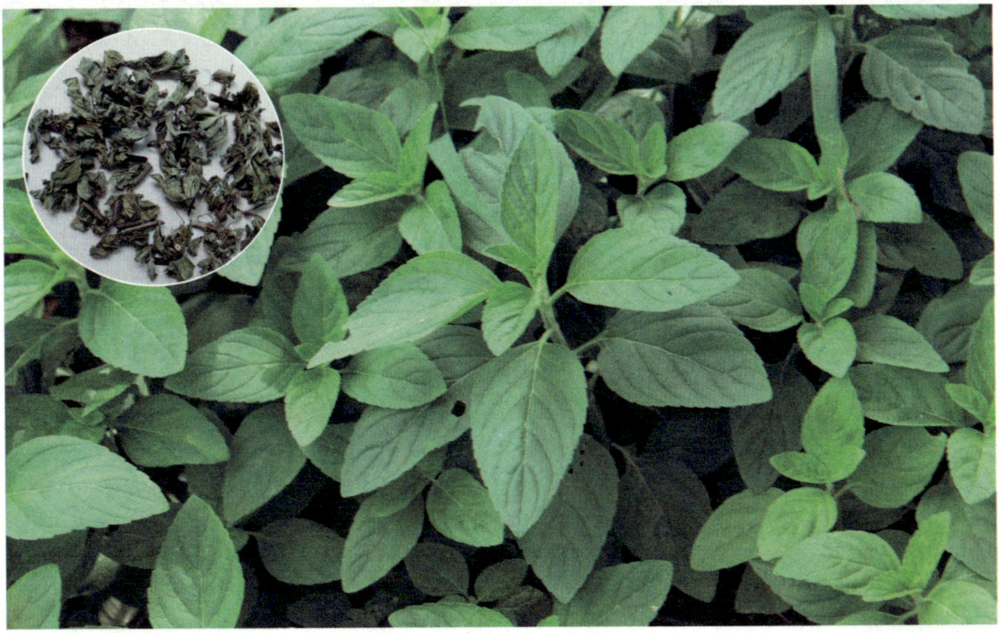

牛蒡子

NIU BANG ZI

别名 恶实、牛子、大力子、鼠黏子。

来源 本品为菊科植物牛蒡（*Arctium lappa* L.）的干燥成熟果实。

生境 生长于沟谷林边、荒山草地中。主产于吉林、辽宁、黑龙江、浙江等地。

采收 秋季果实成熟时采收果序，晒干，打下果实，除去杂质，再晒干。

功用 辛、苦，寒。归肺、胃经。疏散风热，宣肺透疹，解毒利咽。用于风热感冒，咳嗽痰多，麻疹，风疹，咽喉肿痛，痄腮，丹毒，痈肿疮毒。

验方 **①咽喉肿痛：**牛蒡子、板蓝根、桔梗、薄荷、甘草各适量，水煎服。**②麻疹不透：**牛蒡子、葛根各6克，蝉蜕、荆芥各3克，水煎服。

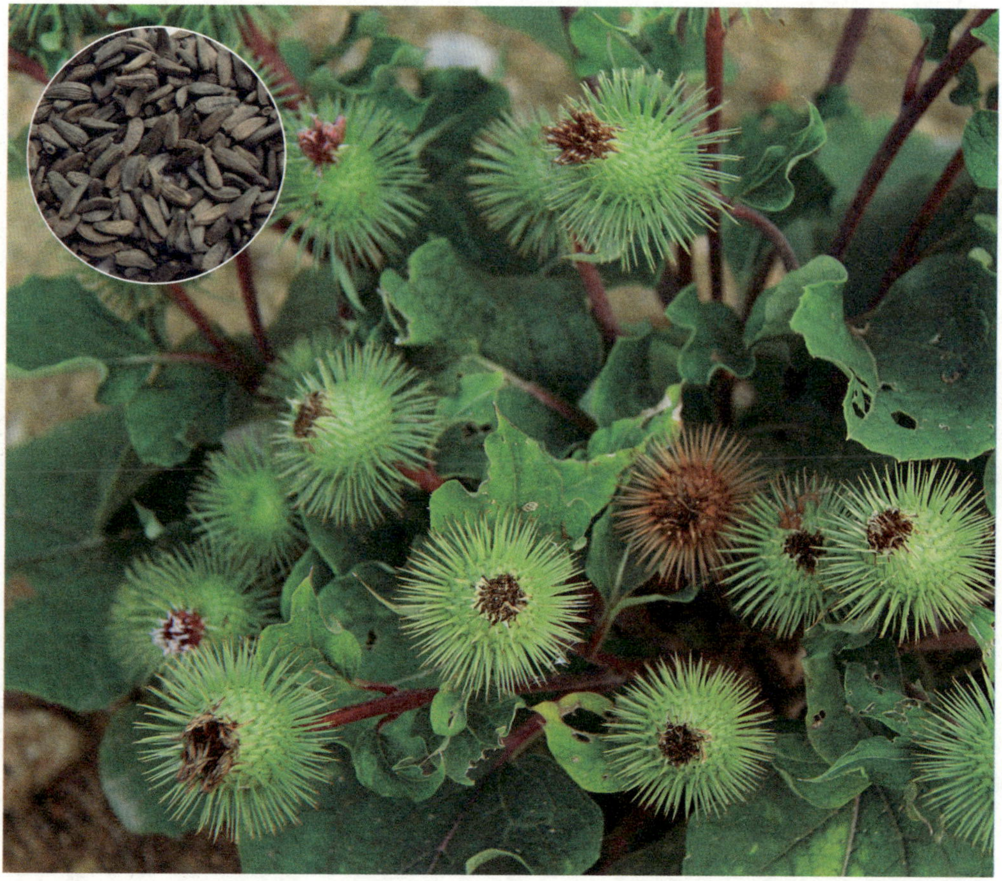

菊花

JU HUA

别名 菊华、真菊、金菊、节花、药菊、金蕊、甘菊。

来源 本品为菊科植物菊 (*Chrysanthemum morifolium* Ramat.) 的干燥头状花序。

生境 生长于平原、山地。主产于浙江、安徽、河南等地。

采收 9—11月花盛开时分批采收，阴干或焙干，或熏、蒸后晒干。药材按产地和加工方法不同，分为“亳菊”“滁菊”“贡菊”“杭菊”。

功用 甘、苦，微寒。归肺、肝经。散风清热，平肝明目。用于风热感冒，头痛眩晕，目赤肿痛，眼目昏花。

验方 **①感冒发热、头昏、目赤、咽喉不利：** 菊花6克，薄荷9克，金银花、桑叶各10克，沸水浸泡，代茶饮。**②发热、咽干唇燥、咳嗽：** 菊花10克，桑叶、枇杷叶各5克，研成粗末，用沸水冲泡代茶饮。**③轻微腋臭：** 菊花、辛夷各9克，苞谷粉、冰片各60克，滑石粉30克，研细末，外用涂抹腋臭处。**④头晕：** 菊花1000克，茯苓500克，共捣为细末，每次服用6克，每日3次，温酒调下。

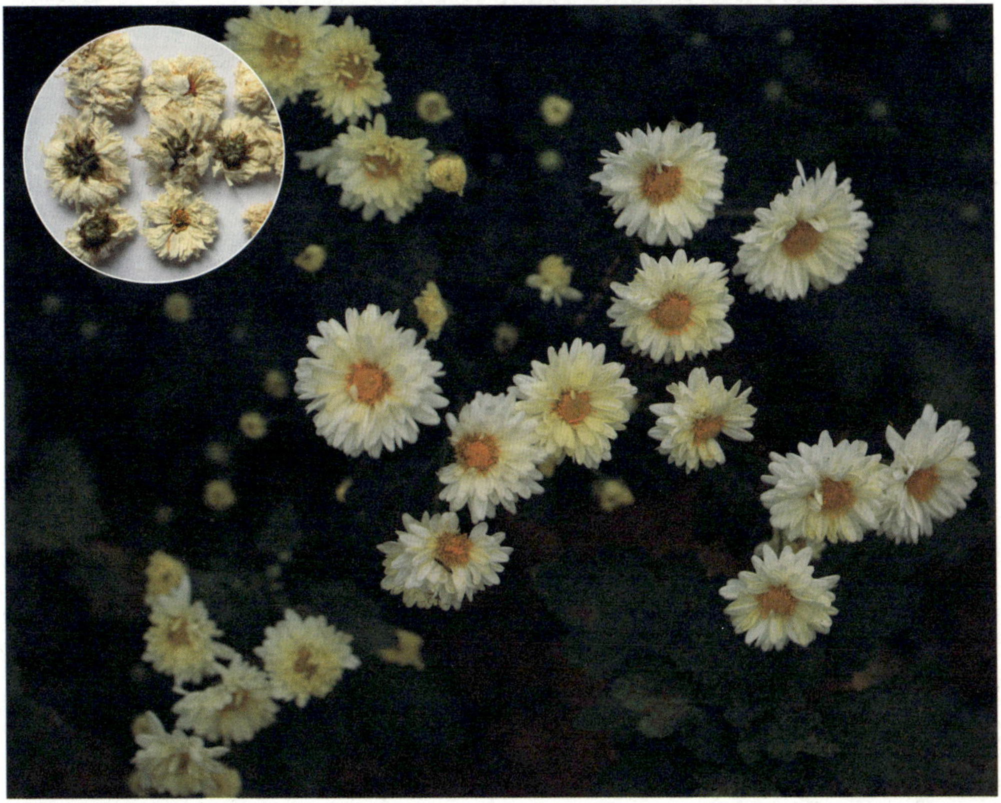

蔓荆子

MAN JING ZI

别名 荆子、荆条子、蔓菁子、白布荆、万荆子。

来源 本品为马鞭草科植物单叶蔓荆 (*Vitex trifolia* L. var. *simplicifolia* Cham.) 或蔓荆 (*Vitex trifolia* L.) 的干燥成熟果实。

生境 生长于海边、河湖沙滩上。主产于山东、江西、浙江、福建等地。

采收 秋季果实成熟时采收，除去杂质，晒干。

功用 辛、苦，微寒。归膀胱、肝、胃经。疏散风热，清利头目。用于风热感冒头痛，齿龈肿痛，目赤多泪，目暗不明，头晕目眩。

验方 **①风寒侵目，肿痛出泪，涩胀畏光：**蔓荆子15克，荆芥、蒺藜各10克，柴胡、防风各5克，甘草2克，水煎服。**②头屑多：**蔓荆子、侧柏叶、川芎、桑白皮、细辛、墨旱莲各50克，菊花100克，水煎去渣滓后洗发。**③急性虹膜炎：**蔓荆子、决明子、菊花各10克，木贼6克，水煎2次，混合后分上、下午服，每日1剂。**④急、慢性鼻炎：**蔓荆子15克，葱须20克，薄荷6克，加水煎，取汁，代茶饮用，每日1剂。

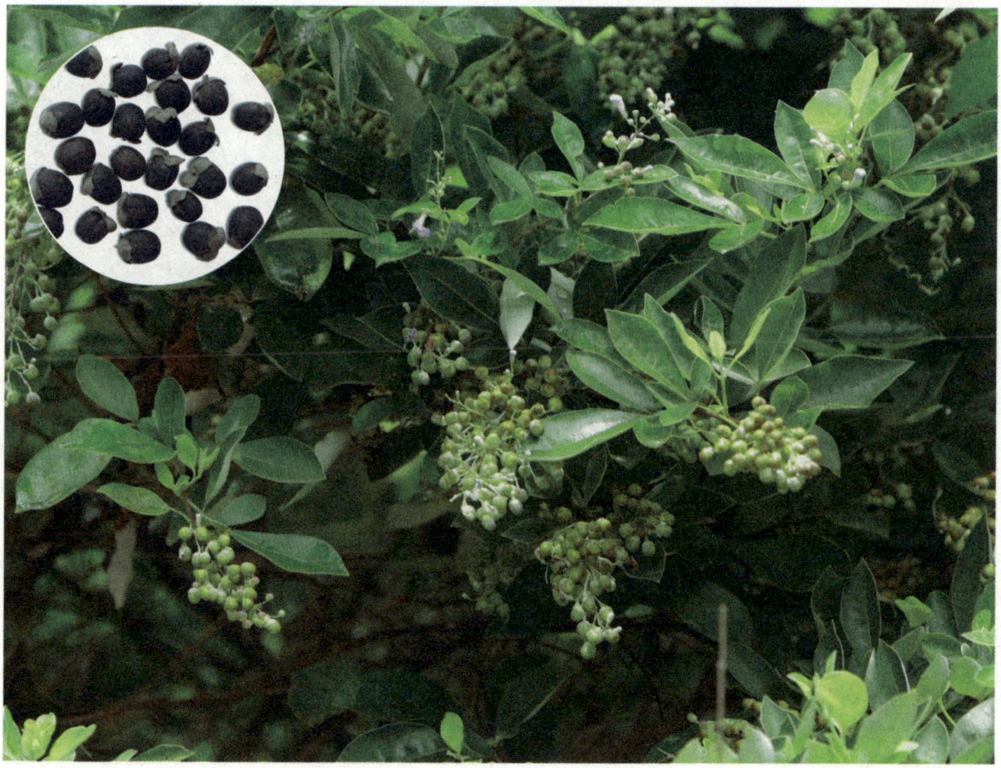

柴胡

CHAI HU

别名 山菜、地薰、茈胡、菇草、柴草。

来源 本品为伞形科植物柴胡 (*Bupleurum chinense* DC.) 或狭叶柴胡 (*Bupleurum scorzonerifolium* Willd.) 的干燥根。

生境 生长于较干燥的山坡、林中空隙地、草丛、路边、沟边。主产于河北、河南、辽宁、湖北、陕西等地。

采收 春、秋二季采挖，除去茎叶及泥沙，干燥。

功用 辛、苦，微寒。归肝、胆、肺经。疏散退热，疏肝解郁，升举阳气。用于感冒发热，寒热往来，胸胁胀痛，月经不调，子宫脱垂，脱肛。

验方 **①黄疸：**柴胡6克，甘草3克，白茅根15克，水煎服。**②黄疸型肝炎：**柴胡10克，茵陈15克，栀子8克，水煎服。**③流行性感冒：**柴胡12克，黄芩、半夏各10克，太子参、炙甘草各5克，生姜6克，大枣（去核）3个，板蓝根15克，水煎服，每日1剂。**④感冒发热：**柴胡、葛根各10克，黄芩8克，石膏15克，水煎服。**⑤疟疾寒热往来：**柴胡10克，黄芩8克，青蒿15克，水煎服。

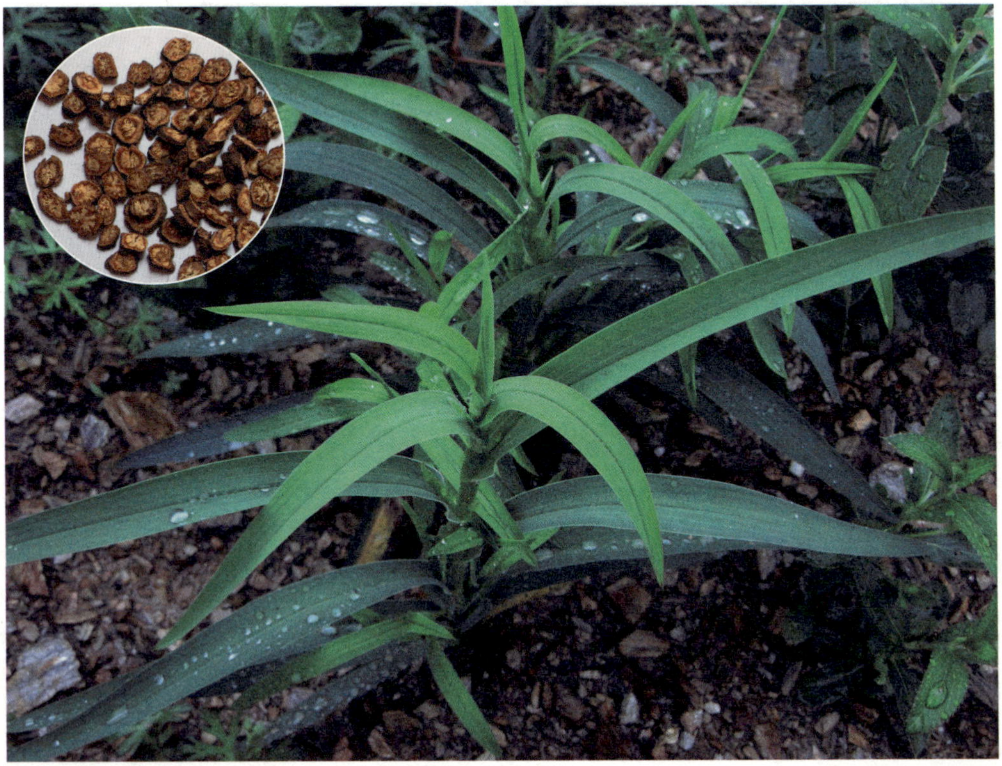

升麻

SHENG MA

别名 周麻、绿升麻、周升麻、鬼脸升麻、鸡骨升麻。

来源 本品为毛茛科植物大三叶升麻 (*Cimicifuga heracleifolia* Kom.)、兴安升麻 [*Cimicifuga dahurica* (Turcz.) Maxim.] 或升麻 (*Cimicifuga foetida* L.) 的干燥根茎。

生境 生长于山坡、沙地。主产于黑龙江、吉林、辽宁等地。

采收 秋季采挖，除去泥沙，晒至须根干时，燎去或除去须根，晒干。

功用 辛、微甘，微寒。归肺、脾、胃、大肠经。发表透疹，清热解毒，升举阳气。用于风热头痛，齿痛，口疮，咽喉肿痛，麻疹不透，阳毒发斑，脱肛，子宫脱垂。

验方 **①子宫脱垂：**升麻、柴胡各10克，黄芪60克，党参12克，山药30克，水煎服，连服1～3个月。**②气虚乏力，中气下陷：**升麻、人参、柴胡、陈皮、当归、白术各6克，黄芪18克，炙甘草9克，水煎服。**③风热头痛，眩晕：**升麻、薄荷各6克，白术10克，水煎服。**④口疮：**升麻6克，黄柏、大青叶各10克，水煎服。**⑤牙周炎：**升麻10克，黄连、知母各6克，水煎服。

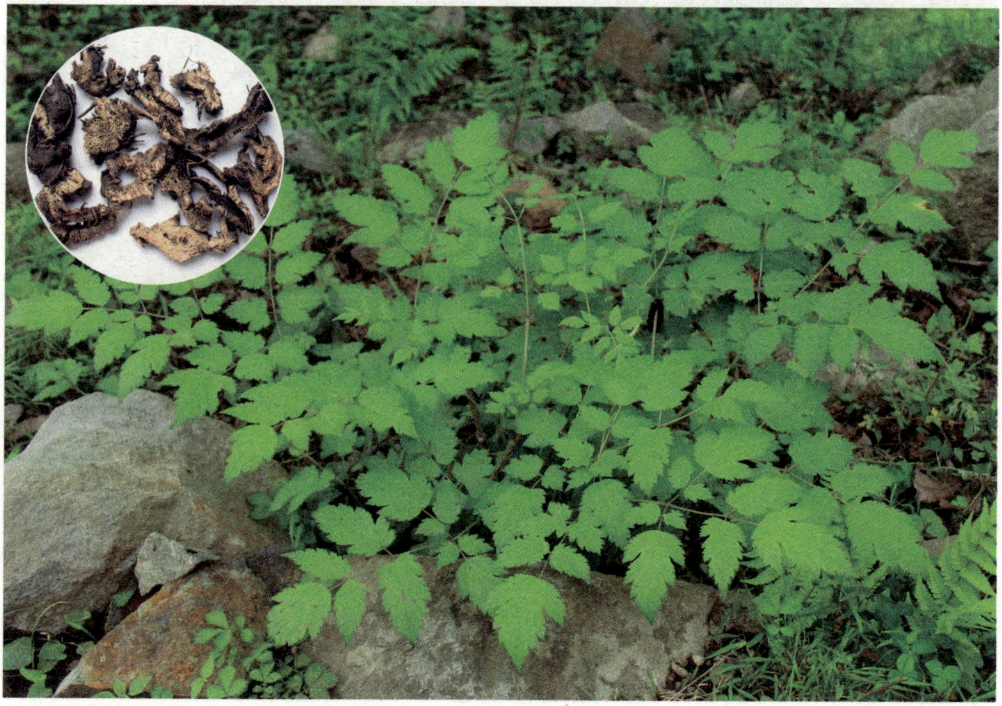

葛根

GE GEN

别名 干葛、粉葛、甘葛、葛麻茹、黄葛根、葛子根。

来源 本品为豆科植物野葛 [*Pueraria lobata* (Willd.) Ohwi] 的干燥根。

生境 生长于山坡、平原。主产于湖南、浙江、河南、广西、广东、四川、重庆等地。

采收 秋、冬二季采挖，趁鲜切成厚片或小块，干燥。

功用 甘、辛，凉。归脾、胃、肺经。解肌退热，生津止渴，透疹，升阳止泻。用于外感发热头痛，项背强痛，口渴，消渴，麻疹不透，热痢，泄泻，眩晕头痛，中风偏瘫。

验方 **①津伤口渴：**葛根粉或葛根适量，煮汤食用，也可葛根煮猪排或鸭肉。**②酒醉不醒：**葛根汁适量，饮之，以酒醒为度。**③妊娠热病心烦：**葛根汁2升，分作3服。**④热痢、泄泻：**葛根、马齿苋各15克，黄连6克，黄芩10克，水煎服。**⑤脑动脉硬化、缺血性中风、脑出血后遗症：**葛根20克，川芎、三七各6克，山楂10克，红花9克，水煎服。**⑥麻疹透发不畅：**葛根、升麻、芍药各6克，甘草3克，水煎服。

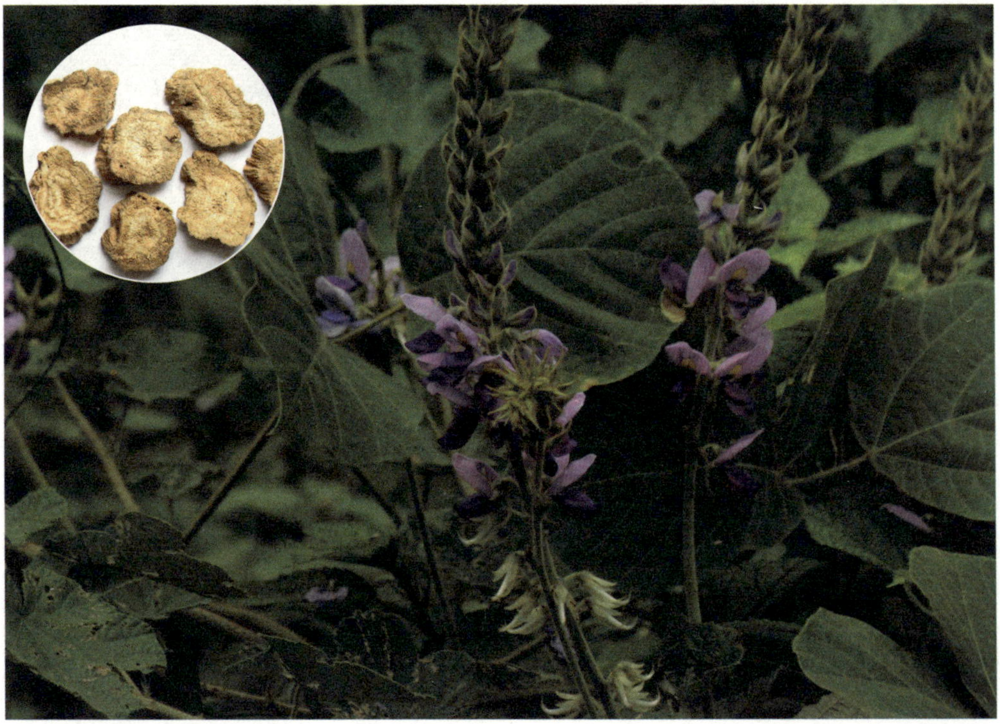

淡豆豉

DAN DOU CHI

别名 豆豉、香豉、淡豉、大豆豉。

来源 本品为豆科植物大豆 [*Glycine max* (L.) Merr.] 的干燥成熟种子的发酵加工品。

生境 生长于肥沃的田野。全国各地广泛栽培。

采收 取桑叶、青蒿各70～100克，加水煎煮，过滤，煎汁拌入1000克净大豆中，待吸尽后，蒸透，取出，稍晾，再置容器内，用煎过的桑叶、青蒿渣覆盖，闷之，当发酵至黄衣上遍时取出，除去药渣，洗净，置容器内再闷15～20日，充分发酵，至香气逸出时取出，略蒸，干燥，即得。

功用 苦、辛，凉。归肺、胃经。解表，除烦，宣发郁热。用于感冒，寒热头痛，烦躁胸闷，虚烦不眠。

验方 **①风寒感冒：**淡豆豉10克，葱白5克，生姜3片，水煎服，每日1剂。**②感冒初期头痛：**淡豆豉20克，生姜6～7片，煮汤1碗，趁热饮之，饮后覆被小睡。

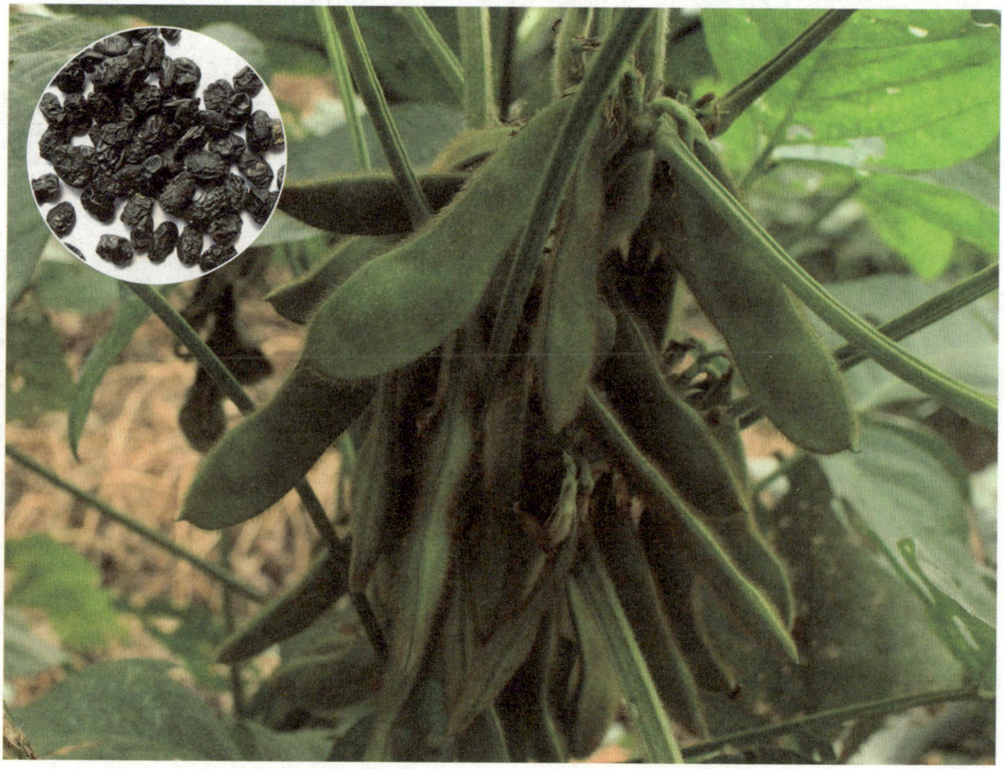

木贼

MU ZEI

别名 擦草、锉草、无心草、节骨草、木贼草、节节草。

来源 本品为木贼科植物木贼 (*Equisetum hyemale* L.) 的干燥地上部分。

生境 生长于河岸湿地、坡林下阴湿处、溪边等阴湿的环境。主产于陕西、吉林、辽宁、湖北、黑龙江等地。以陕西产量大，辽宁品质好。均为野生。

采收 夏、秋二季采割，除去杂质，晒干或阴干。

功用 甘、苦，平。归肺、肝经。疏散风热，明目退翳。用于风热目赤，迎风流泪，目生云翳。

验方 **①肠风下血：**木贼（去节，炒）30克，木馒头（炒）、枳壳（制）、槐角（炒）、茯苓、荆芥各15克，共研为末，每次6克，浓煎枣汤调下。**②翳膜遮睛：**木贼6克，蝉蜕、谷精草、黄芩、苍术各9克，蛇蜕、甘草各3克，水煎服。**③目昏多泪：**木贼、苍术各等份，共研为末，温开水调服，每次6克，或为蜜丸服。**④胎动不安：**木贼（去节）、川芎各等份，共研为末，每次9克，水1盏，入金银花3克煎服。**⑤风热目赤、急性黄疸型肝炎：**木贼30克，板蓝根、茵陈各15克，水煎服。

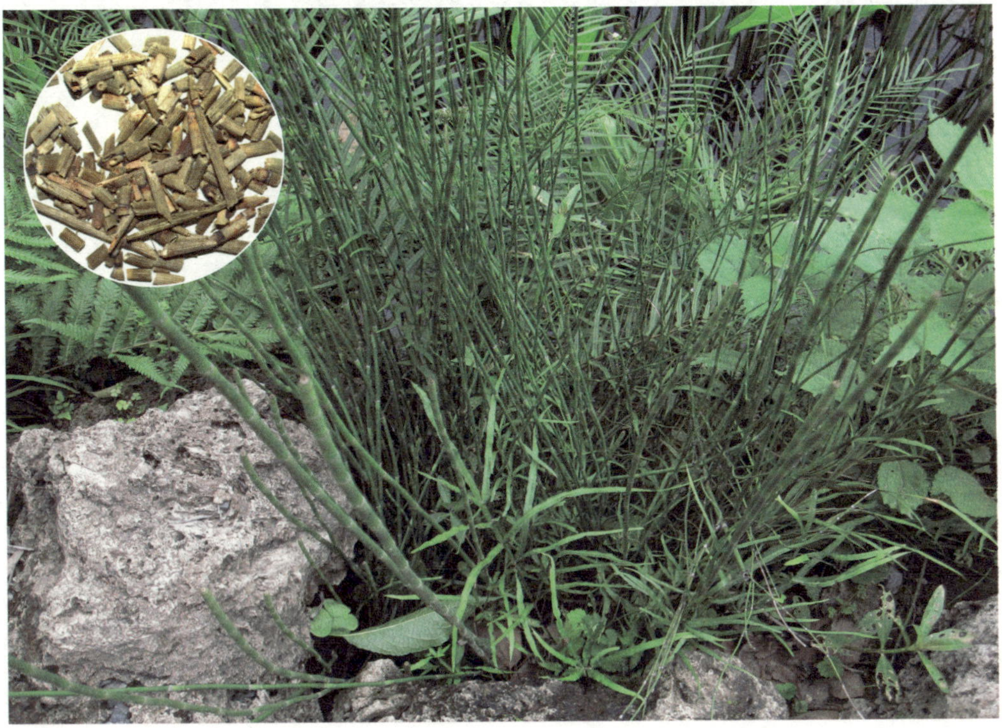

谷精草

GU JING CAO

别名 天星草、文星草、戴星草、流星草、移星草、谷精子。

来源 本品为谷精草科植物谷精草 (*Eriocaulon buergerianum* Koern.) 的干燥带花茎的头状花序。

生境 生长于溪沟、田边阴湿地带。主产于江苏、浙江、湖北等地。

采收 秋季采收，将花序连同花茎拔出，晒干。

功用 辛、甘，平。归肝、肺经。疏散风热，明目退翳。用于风热目赤，肿痛畏光，眼生翳膜，风热头痛。

验方 **①偏头痛：**谷精草适量，研末，加白面糊调匀摊纸上贴痛处，干了再换。**②鼻血不止：**谷精草为末，每次10克，熟面汤送下。**③夜盲症：**谷精草、苍术各15克，夜明砂9克，猪肝200克，同煮，空腹食猪肝喝汤。**④中心性视网膜脉络膜炎：**谷精草、党参（或土党参）、车前子、决明子、甘草各6克，白茅根9克，加水500毫升，煎成100～150毫升，每日1剂，分2次服用，10～15日为1个疗程。停药5～7日，可继续第2个疗程。

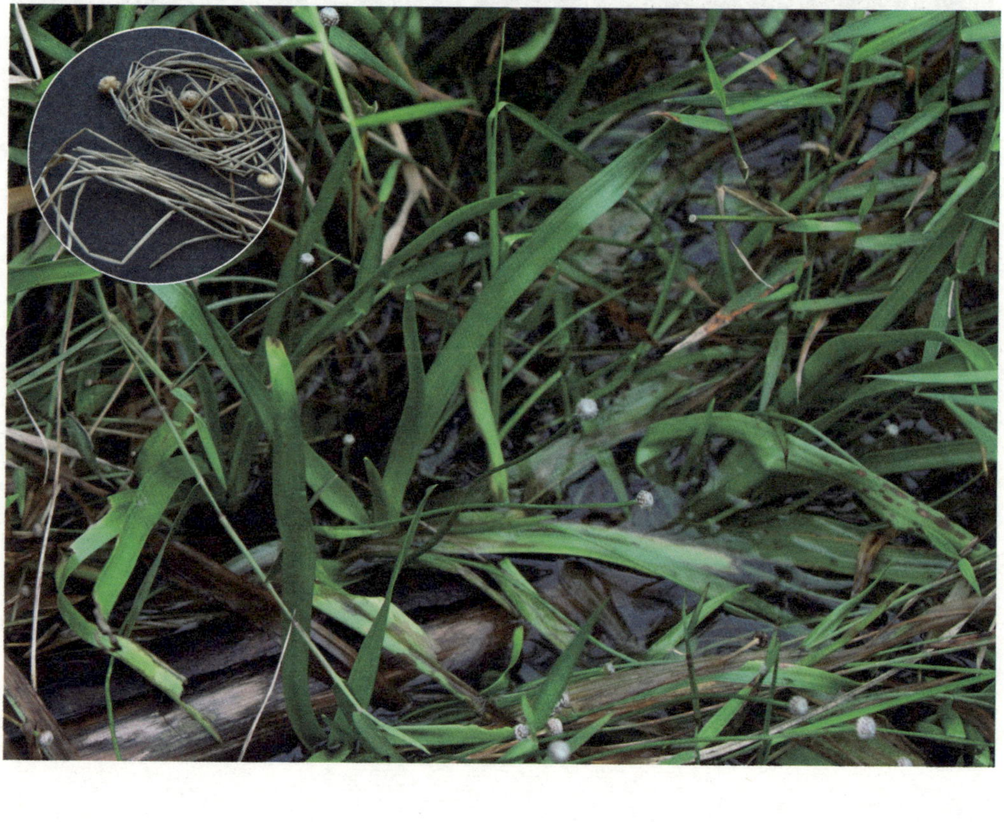

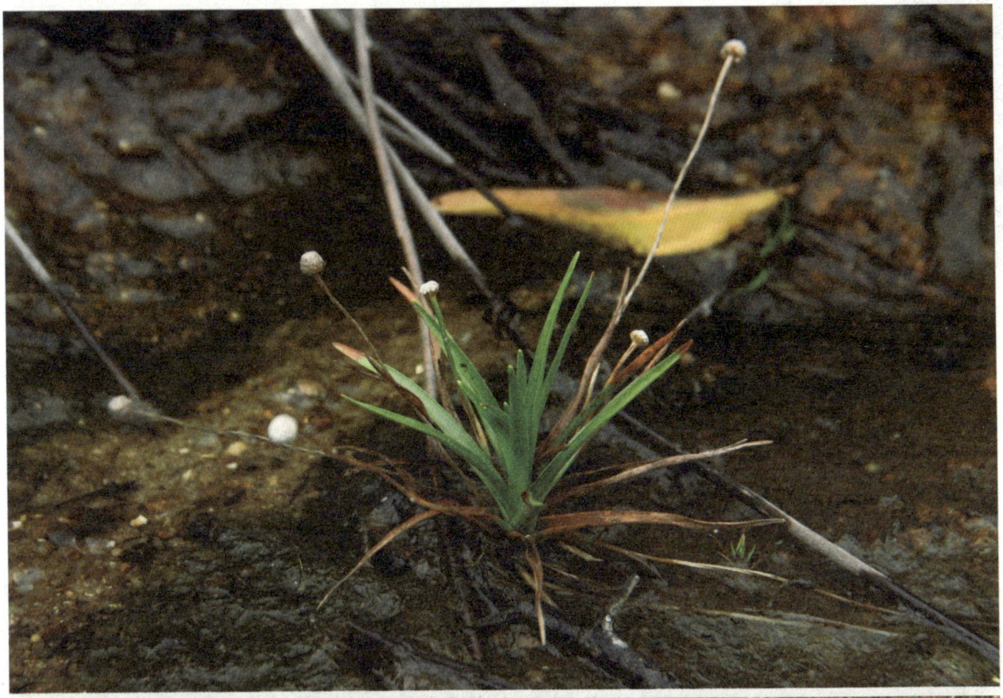

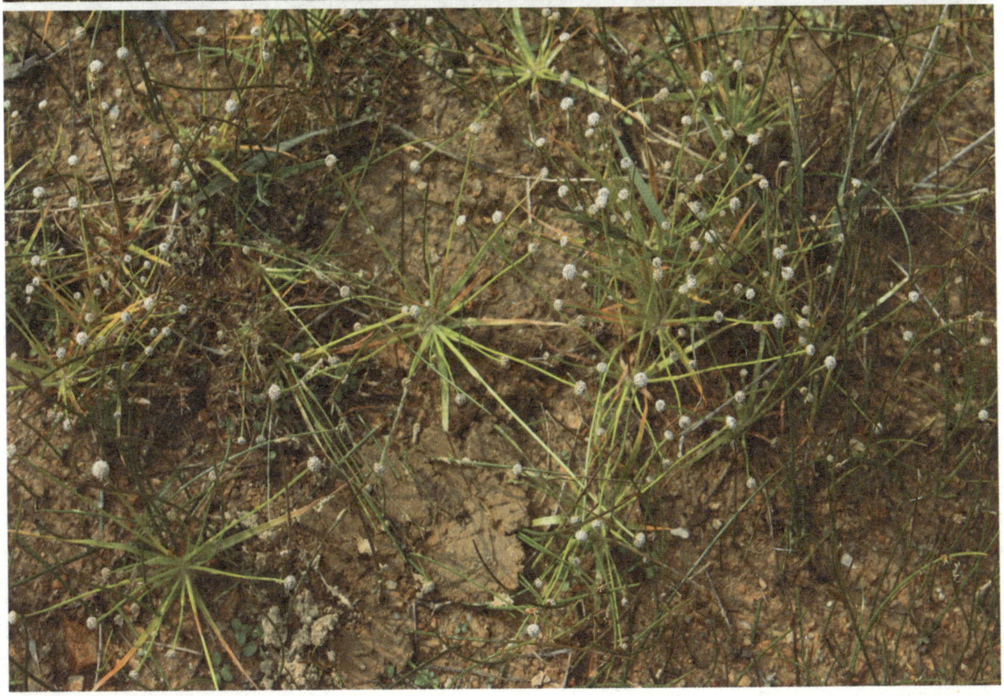

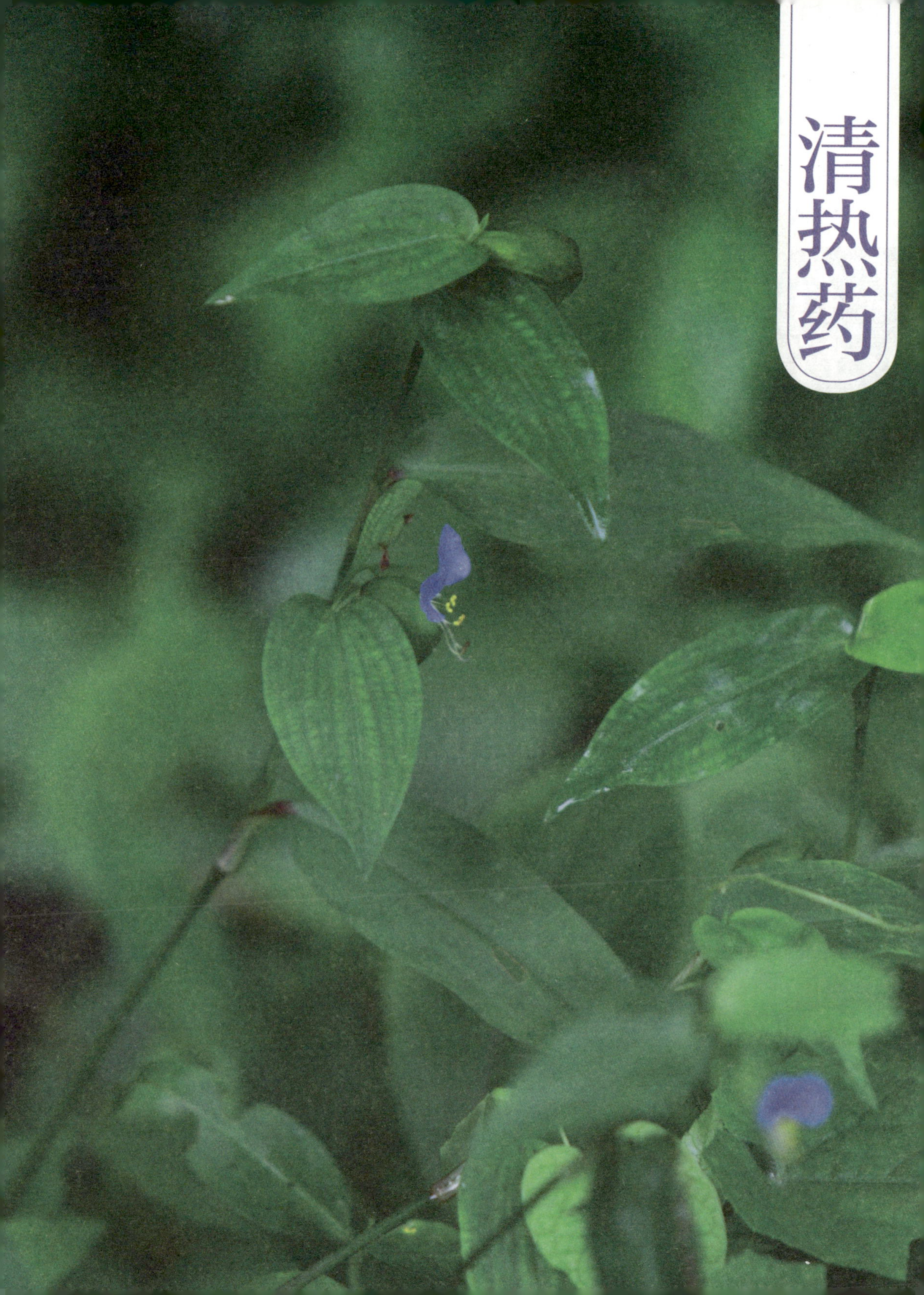

清热药

清热泻火药

石膏

SHI GAO

别名 细石、冰石、软水石、细理石。

来源 本品为硫酸盐类矿物硬石膏族石膏，主要成分为含水硫酸钙（$CaSO_4 \cdot 2H_2O$）。

生境 主产于湖北、安徽、河南、山东、四川、重庆、湖南、广西、广东、云南、新疆等地。

采收 采挖后，除去泥沙及杂石。

功用 甘、辛，大寒。归肺、胃经。清热泻火，除烦止渴。用于外感热病，高热烦渴，肺热喘咳，胃火亢盛，头痛，牙痛。

验方 **①胃火、头痛、牙痛、口疮：**生石膏15克，升麻12克，水煎服。**②热盛喘嗽：**生石膏100克，炙甘草25克，为末，每次15克，生姜、蜜调下。**③痰热而喘：**生石膏、寒水石等量，研为细末，煎人参汤，调下3克，饭后服。**④乳腺炎、腮腺炎、淋巴管炎：**生石膏30克，新鲜败酱草叶适量，共捣烂，加鸡蛋清调敷患处，每日2次。**⑤风湿热（风湿病急性活动期）：**生石膏30克，生地黄9～15克，赤芍15克，羌活、黄柏、知母、防己、防风各9克，水煎服。

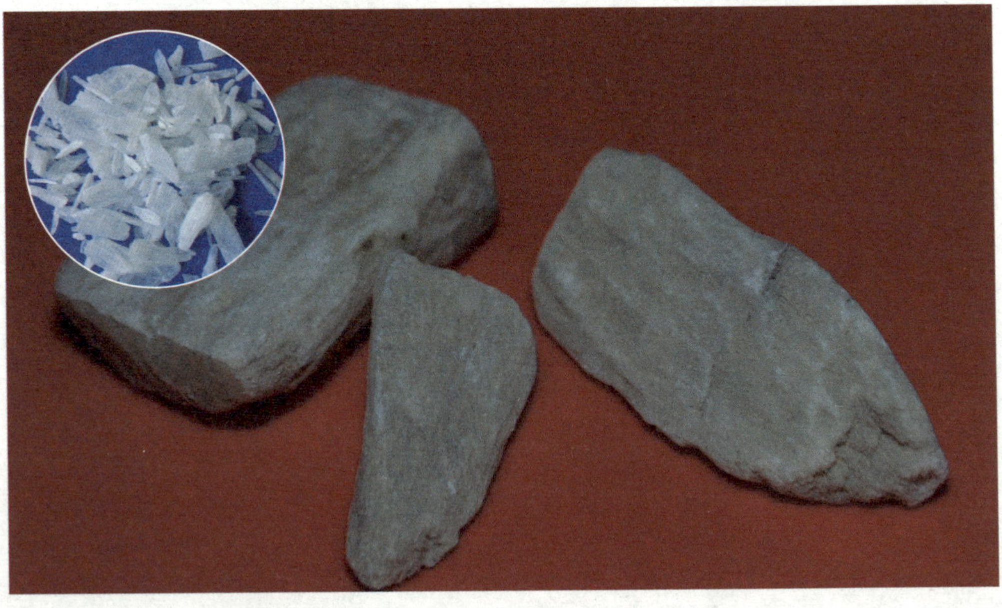

知母

ZHI MU

别名 地参、水须、淮知母、穿地龙。

来源 本品为百合科植物知母 (*Anemarrhena asphodeloides* Bge.) 的干燥根茎。

生境 生长于山地、干燥丘陵或草原地带。主产于山西、河北、内蒙古等地。

采收 春、秋二季采挖，除去须根及泥沙，晒干，习称“毛知母”，或除去外皮，晒干。

功用 苦、甘，寒。归肺、胃、肾经。清热泻火，滋阴润燥。用于外感热病，高热烦渴，肺热燥咳，骨蒸潮热，内热消渴，肠燥便秘。

验方 **①咳嗽（肺热痰黄黏稠）：**知母12克，黄芩9克，鱼腥草、瓜蒌各15克，水煎服。**②骨蒸潮热、五心烦热：**知母、熟地黄各12克，鳖甲、银柴胡各10克，水煎服。**③烦渴不止：**知母18克，生山药30克，生黄芪15克，生鸡内金6克，葛根5克，五味子、天花粉各9克，水煎服，每日1剂。**④前列腺肥大：**知母、黄柏、牛膝各20克，丹参30克，大黄15克，益母草50克，水煎服，每日1剂。

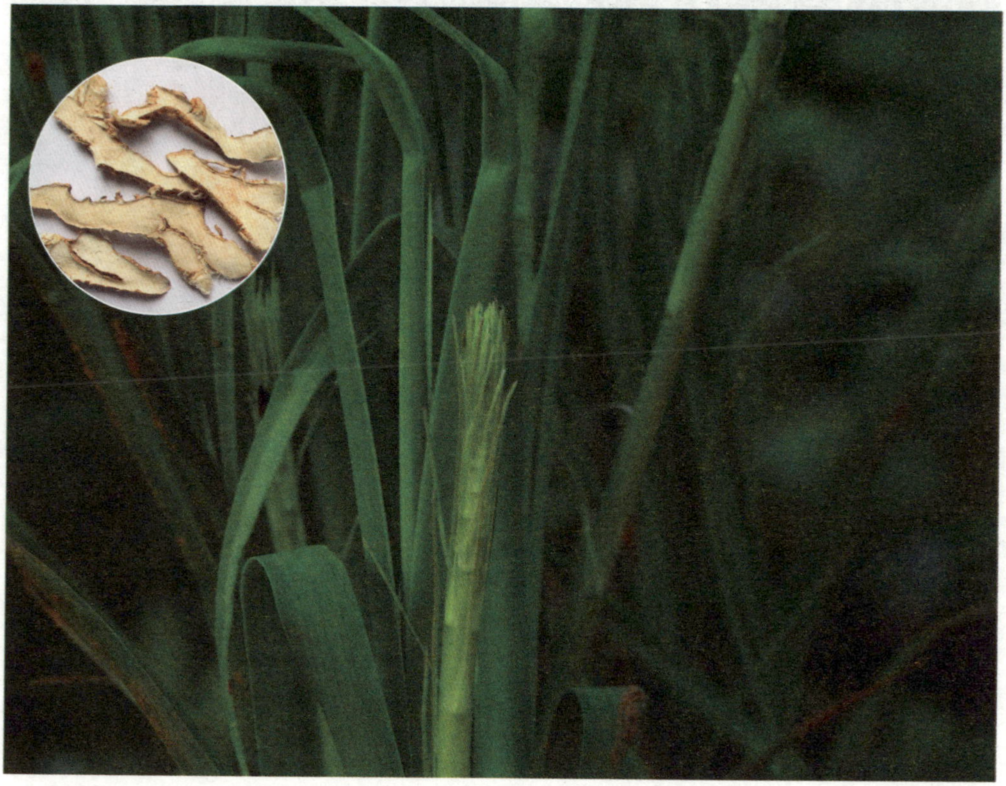

芦根

LU GEN

别名 苇根、芦头、苇子根、甜梗子、芦茅根、芦柴头。

来源 本品为禾本科植物芦苇（*Phragmites communis* Trin.）的新鲜或干燥根茎。

生境 生长于池沼地、河溪地、湖边及河流两岸沙地及湿地等处。多为野生。我国大部分地区均产。

采收 全年均可采挖，除去芽、须根及膜状叶，鲜用或晒干。

功用 甘，寒。归肺、胃经。清热泻火，生津止渴，除烦，止呕，利尿。用于热病烦渴，胃热呕哕，肺热咳嗽，肺痈吐脓，热淋涩痛。

验方 **①肺热咳嗽、痰多黄稠：**芦根、瓜蒌各12克，半夏、黄芩各10克，甘草6克，水煎服。**②麻疹不透：**芦根、西河柳各30克，水煎服。**③胃热呕吐：**芦根15克，竹茹、葛根各10克，生姜、甘草各3克，水煎服。**④胃热呃逆、呕吐：**芦根汁、姜汁各适量，口服。**⑤肺脓肿，咳嗽胸痛，吐腥臭脓痰：**芦根30克，薏苡仁20克，桃仁6克，冬瓜子9克，水煎服。

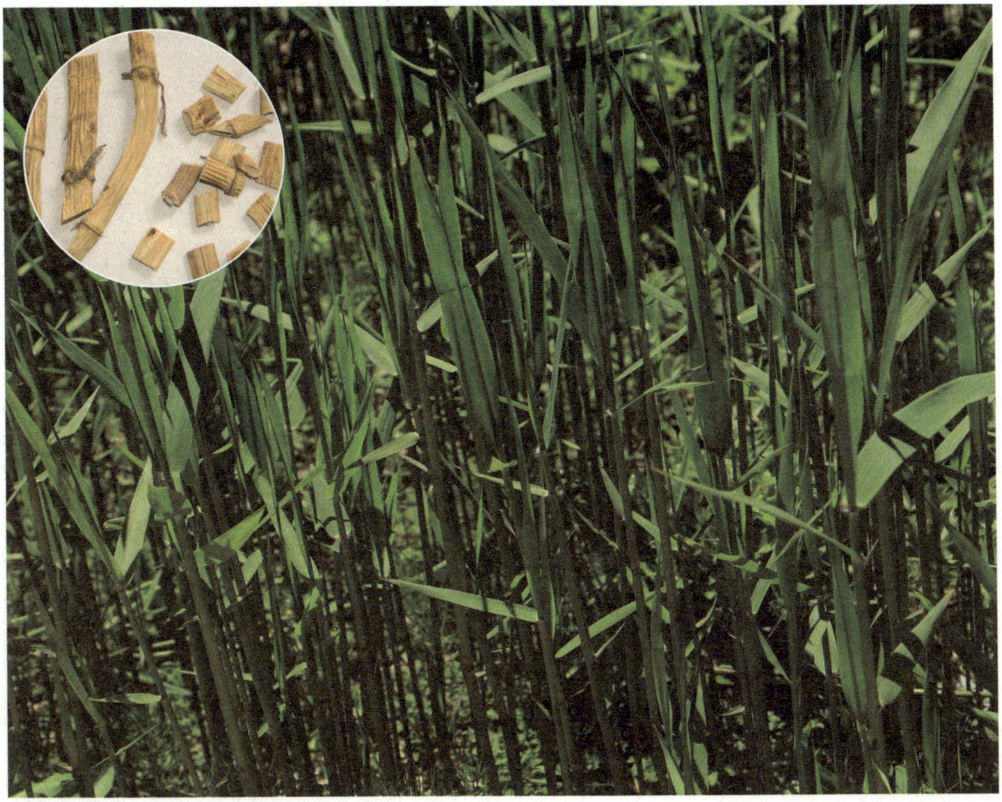

天花粉

TIAN HUA FEN

别名 蒌根、白药、蒌粉、栝楼根、栝蒌粉、天瓜粉。

来源 本品为葫芦科植物双边栝楼 (*Trichosanthes rosthornii* Harms) 或栝楼 (*Trichosanthes kirilowii* Maxim.) 的干燥根。

生境 生长于向阳山坡、石缝、山脚、田野草丛中。主产于河南、山东、江苏、安徽等地。

采收 秋、冬二季采挖，洗净，除去外皮，切段或纵剖成瓣，干燥。

功用 甘、微苦，微寒。归肺、胃经。清热泻火，生津止渴，消肿排脓。用于热病烦渴，肺热燥咳，内热消渴，疮疡肿毒。

验方 **①肺燥咳嗽：**天花粉、天冬、麦冬、生地黄、白芍、秦艽各等份，水煎服。**②胃及十二指肠溃疡：**天花粉10克，贝母6克，鸡蛋壳5个，共研粉，每次6克，每日3次。

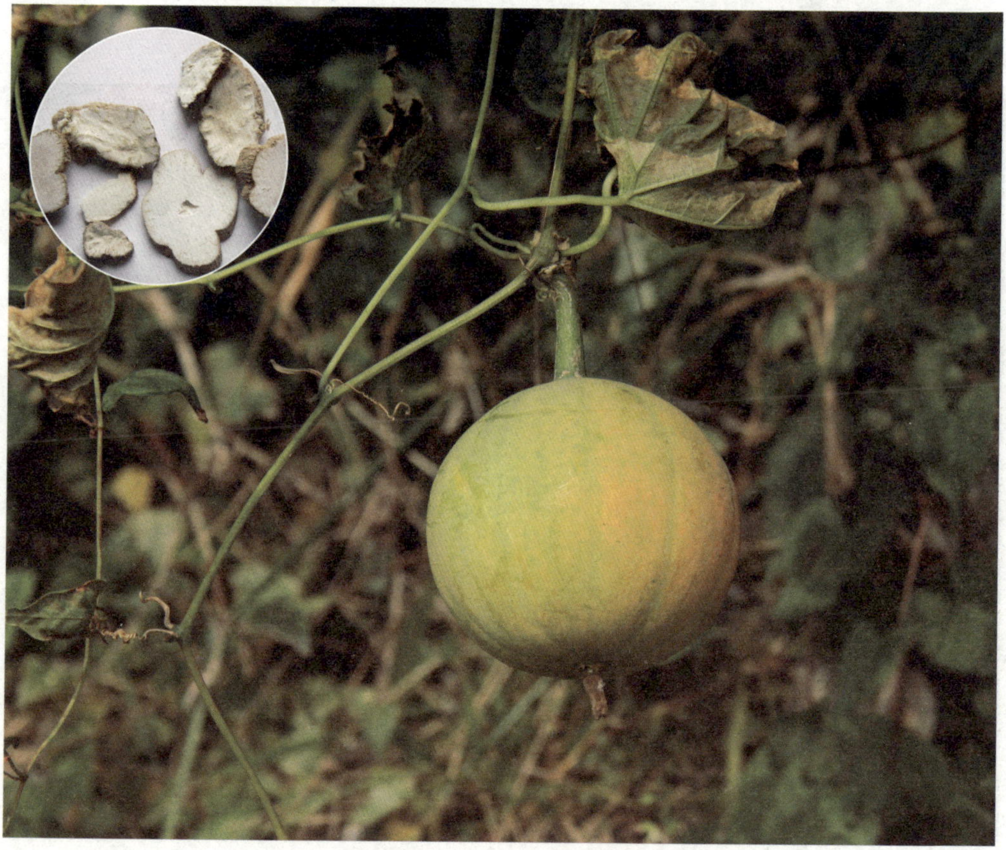

淡竹叶

DAN ZHU YE

别名 长竹叶、山鸡米、竹叶麦冬。

来源 本品为禾本科植物淡竹叶 (*Lophatherum gracile* Brongn.) 的干燥茎叶。

生境 生长于林下或沟边阴湿处。主产于浙江、安徽、湖南、四川、重庆、湖北、广东、江西等地。

采收 夏季未抽花穗前采割，晒干。

功用 甘、淡，寒。归心、胃、小肠经。清热泻火，除烦止渴，利尿通淋。用于热病烦渴，小便短赤涩痛，口舌生疮。

验方 **①发热心烦：**淡竹叶10～15克，水煎服。**②肺炎高热咳嗽：**淡竹叶30克，麦冬15克，水煎，冲蜜服，每日2～3次。**③尿血（热性疾病引起的）：**淡竹叶12克，鲜白茅根30克，仙鹤草15克，水煎服。**④风热牙痛、牙龈溃烂：**淡竹叶50克，生姜5克，食盐2克，生石膏30克，水煎，药汁频频含咽。**⑤脂溢性皮炎：**淡竹叶、茵陈、白花蛇舌草各20克，水煎取汁，洗头或涂抹患处，每日1～2次，每日1剂。

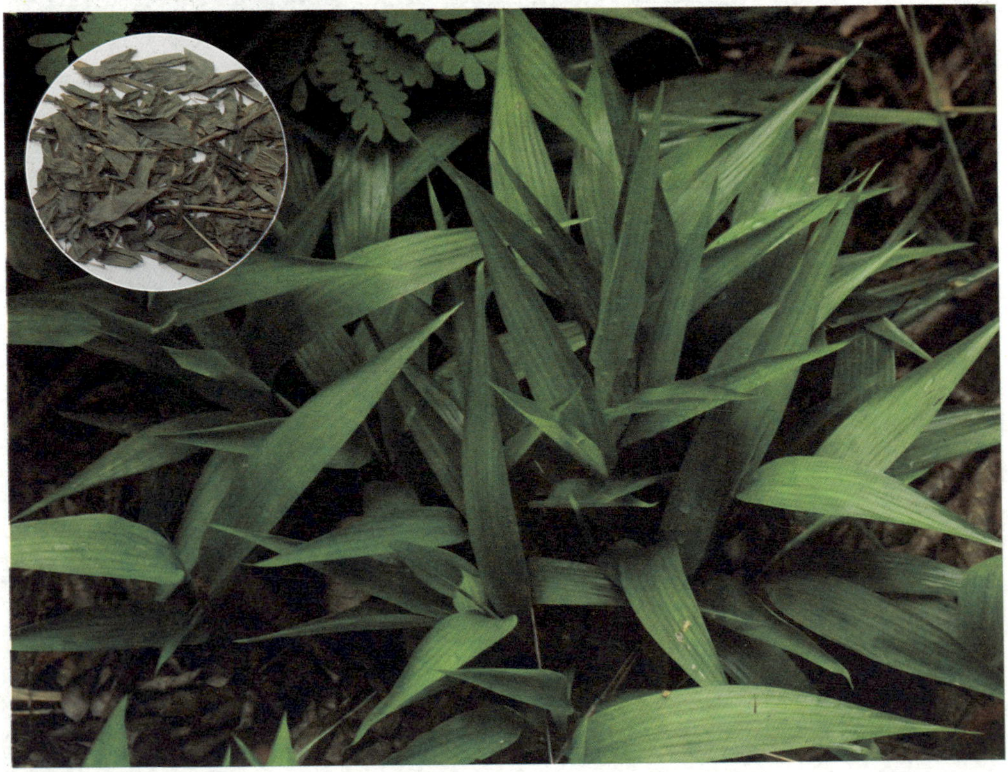

鸭跖草

YA ZHI CAO

别名 鸡舌草、竹叶草、鸭脚草、竹节草。

来源 本品为鸭跖草科植物鸭跖草 (*Commelina communis* L.) 的干燥地上部分。

生境 生长于田野间。我国大部分地区有分布。

采收 夏、秋二季采收，晒干。

功用 甘、淡，寒。归肺、胃、小肠经。清热泻火，解毒，利水消肿。用于感冒发热，热病烦渴，咽喉肿痛，水肿尿少，热淋涩痛，痈肿疔毒。

验方 **①小便不通：**鸭跖草、车前草各50克，同捣汁，入蜜少许，空腹服。**②感冒：**鸭跖草60克，水煎，温服，每日2～3次。**③水肿：**鸭跖草80克，白茅根30克，鸭肉100克，水煎，喝汤吃鸭肉，每日1次。**④急性病毒性肝炎：**鸭跖草6克，海金沙根30克，荸荠5个，甘蔗1段，水煎服，每日2次。**⑤外伤出血：**鲜鸭跖草捣烂，外敷患处。

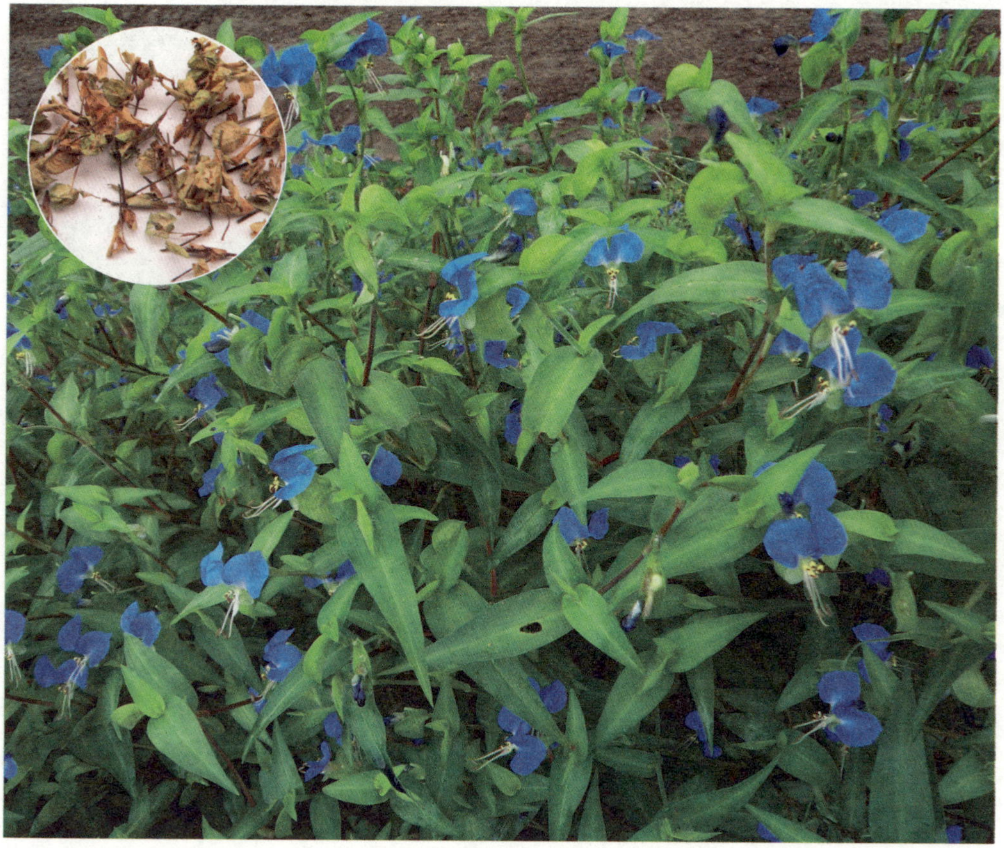

栀子

ZHI ZI

别名 木丹、枝子、黄栀子、山栀子。

来源 本品为茜草科植物栀子 (*Gardenia jasminoides* Ellis) 的干燥成熟果实。

生境 生长于山坡、路旁。南方各地有野生。我国大部分地区有栽培。

采收 9—11月果实成熟呈红黄色时采收，除去果梗及杂质，蒸至上气或置沸水中略烫，取出，干燥。

功用 苦，寒。归心、肺、三焦经。泻火除烦，清热利湿，凉血解毒。用于热病心烦，湿热黄疸，淋证涩痛，血热吐衄，目赤肿痛，火毒疮疡；外治扭挫伤痛。

验方 **①尿血尿痛(热性疾病引起的)：**生栀子末、滑石各等份，葱汤下。**②热毒下血：**栀子30枚，水3升，煎取1升，去渣服。**③软组织挫伤：**栀子粉适量，用食醋或凉茶调成糊状，外涂患处，干后即换。

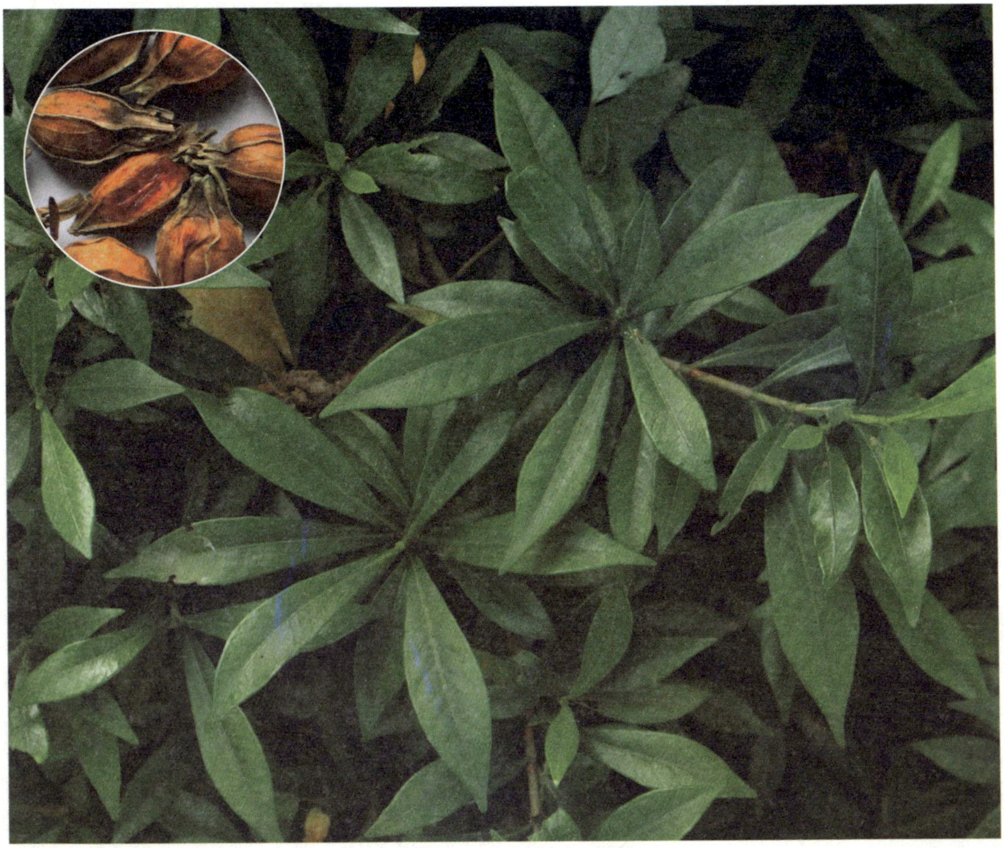

夏枯草

XIA KU CAO

别名 铁色草、春夏草、棒槌草、羊肠菜、夏枯头、白花草。

来源 本品为唇形科植物夏枯草 (*Prunella vulgaris* L.) 的干燥果穗。

生境 生长于荒地或路旁草丛中。分布于我国各地。

采收 夏季果穗呈棕红色时采收，除去杂质，晒干。

功用 辛、苦，寒。归肝、胆经。清肝泻火，明目，散结消肿。用于目赤肿痛，头痛眩晕，瘿瘤，乳痈，瘰疬，乳癖，高血压。

验方 **①肝虚目痛：**夏枯草25克，香附50克，共研为末，每次5克，茶汤调下。**②跌打损伤、刀伤：**夏枯草适量，捣烂后敷在伤处。**③巩膜炎：**夏枯草、野菊花各30克，水煎，分2～3次服用。**④急性乳腺炎：**夏枯草、败酱草各30克，赤芍18克，水煎服，每日2次。**⑤急、慢性结膜炎：**夏枯草、菊花各18克，栀子15克，蝉蜕9克，甘草6克，水煎服，每日2次。**⑥头晕目眩：**夏枯草（鲜）100克，冰糖25克，开水冲炖，饭后服。

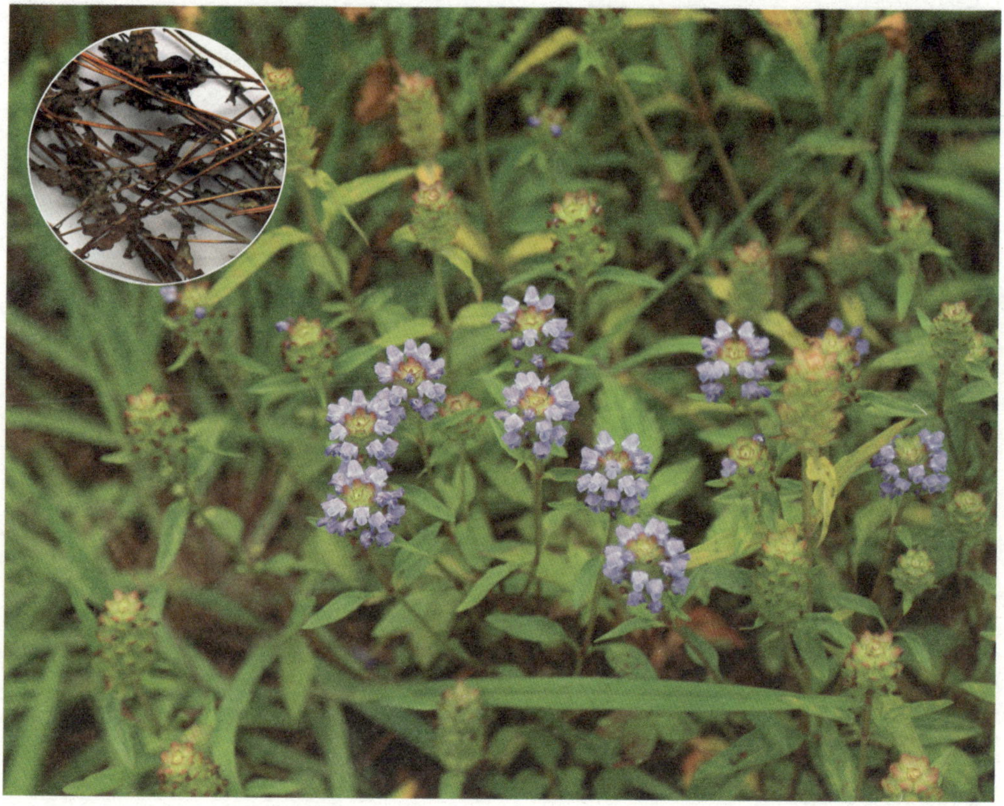

决明子

JUE MING ZI

别名 决明、羊明、草决明、还瞳子、羊角豆、假绿豆。

来源 本品为豆科植物钝叶决明 (*Cassia obtusifolia* L.) 或小决明 (*Cassia tora* L.) 的干燥成熟种子。

生境 生长于村边、路旁和旷野等处。主产于安徽、江苏、浙江、广东、广西、四川等地。

采收 秋季采收成熟果实，晒干，打下种子，除去杂质。

功用 甘、苦、咸，微寒。归肝、大肠经。清热明目，润肠通便。用于目赤涩痛，畏光多泪，头痛眩晕，目暗不明，大便秘结。

验方 **①急性结膜炎：**决明子、菊花、蝉蜕、青葙子各15克，水煎服。**②夜盲症：**决明子、枸杞子各9克，猪肝适量，水煎，食猪肝喝汤。**③高血压：**决明子适量，炒黄捣成粗粉，加糖后开水冲服，每次3克，每日3次；或决明子15克，夏枯草9克，水煎服，连服30日。

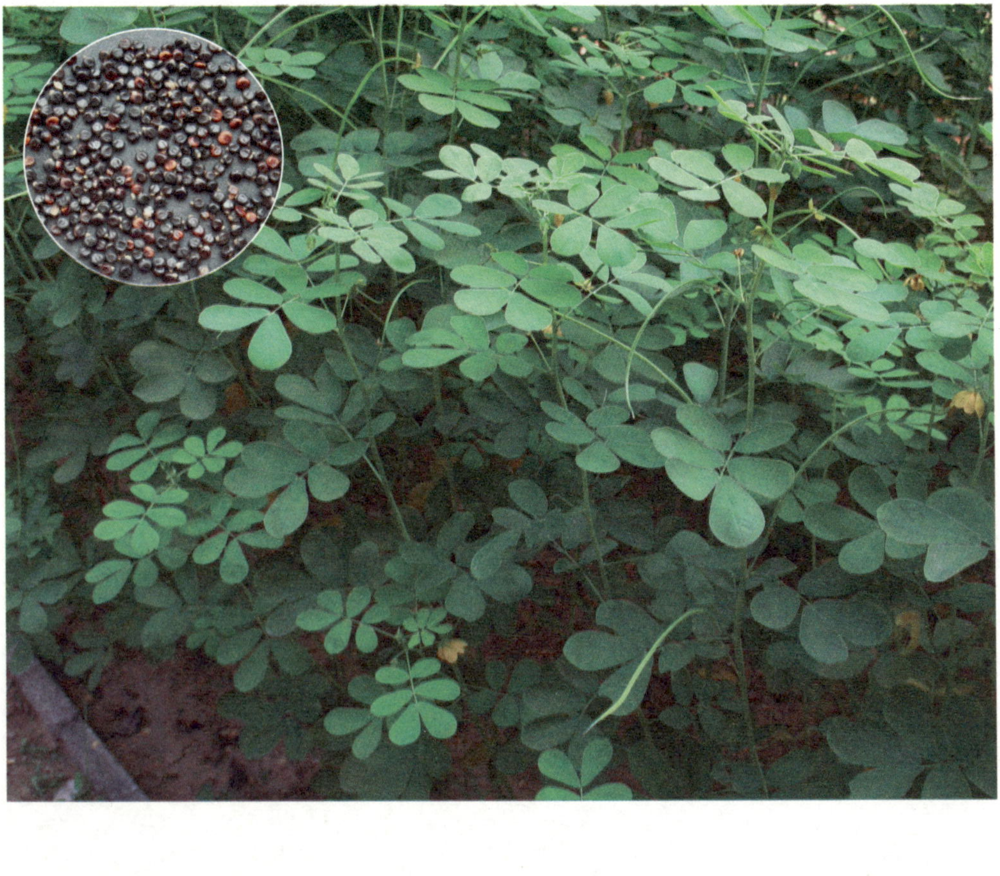

密蒙花

MI MENG HUA

别名 蒙花、蒙花珠、糯米花、老蒙花、水锦花、鸡骨头花。

来源 本品为马钱科植物密蒙花 (*Buddleja officinalis* Maxim.) 的干燥花蕾和花序。

生境 生长于山坡、河边、丘陵的灌木丛或草丛中。主产于湖北、四川、陕西、河南、云南等地。

采收 春季花未开放时采收，除去杂质，干燥。

功用 甘，微寒。归肝经。清热泻火，养肝明目，退翳。用于目赤肿痛，多泪畏光，眼生翳膜，肝虚目暗，视物昏花。

验方 **①眼翳障：**密蒙花、黄柏根（洗锉）各50克，上二味捣为末，炼蜜为丸，如梧桐子大，每次10～15丸，睡前服。**②眼底出血：**密蒙花、菊花各10克，红花3克，开水冲泡，加冰糖适量，代茶饮。**③角膜薄翳：**密蒙花、石决明（先煎）各9克，菊花、木贼、蒺藜各8克，水煎服。

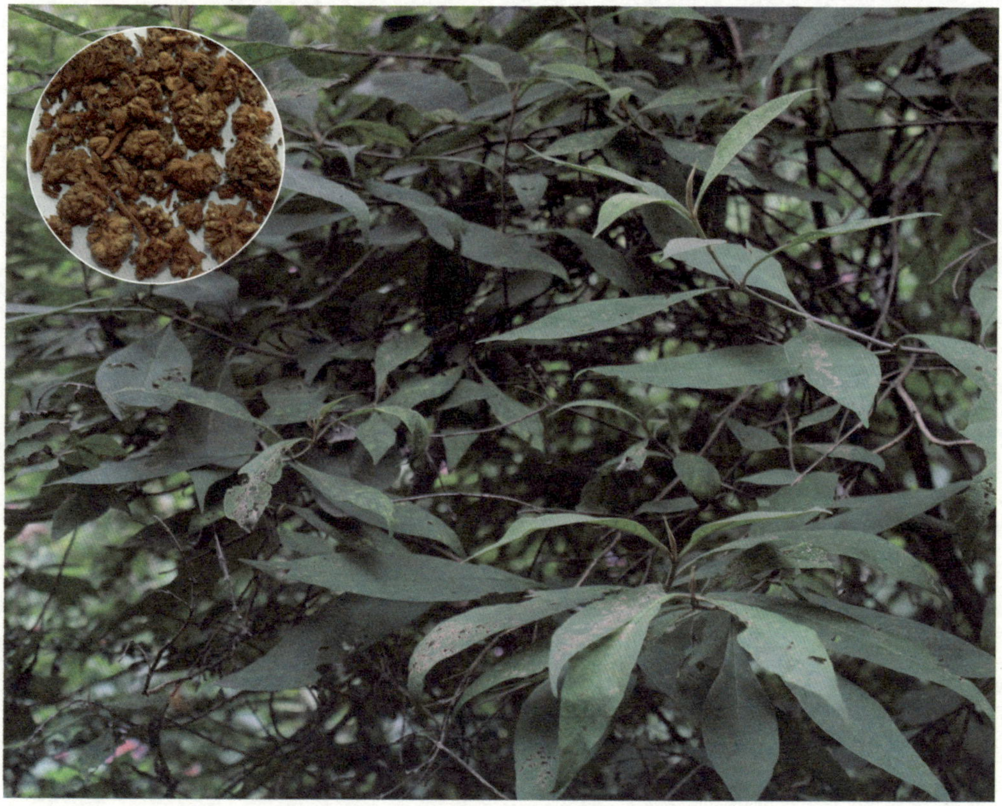

青葙子

QING XIANG ZI

别名 草决明、狗尾巴子、牛尾花子、野鸡冠花子。

来源 本品为苋科植物青葙 (*Celosia argentea* L.) 的干燥成熟种子。

生境 生长于平原或山坡。我国大部分地区有栽培。

采收 秋季果实成熟时采割植株或摘取果穗，晒干，收集种子，除去杂质。

功用 苦，微寒。归肝经。清肝泻火，明目退翳。用于肝热目赤，目生翳膜，视物昏花，肝火眩晕。

验方 **①慢性葡萄膜炎：**青葙子、白扁豆各15克，玄明粉（冲）4.5克，酸枣仁、茯苓各12克，密蒙花、决明子各9克，水煎服。**②急性结膜炎：**青葙子、黄芩、龙胆各9克，菊花12克，生地黄15克，水煎服。**③夜盲症：**青葙子10克，乌枣30克，水煎服，饭前服用。**④高血压：**青葙子、夏枯草、菊花、决明子各9克，石决明12克，水煎服。**⑤红眼病：**青葙子、金银花、黄芩、菊花、牡丹皮各15克，生地黄20克，防风、薄荷各12克，夏枯草、赤芍各18克，红花10克，甘草3克，随症加减，每日1剂，不拘时服，代茶饮。

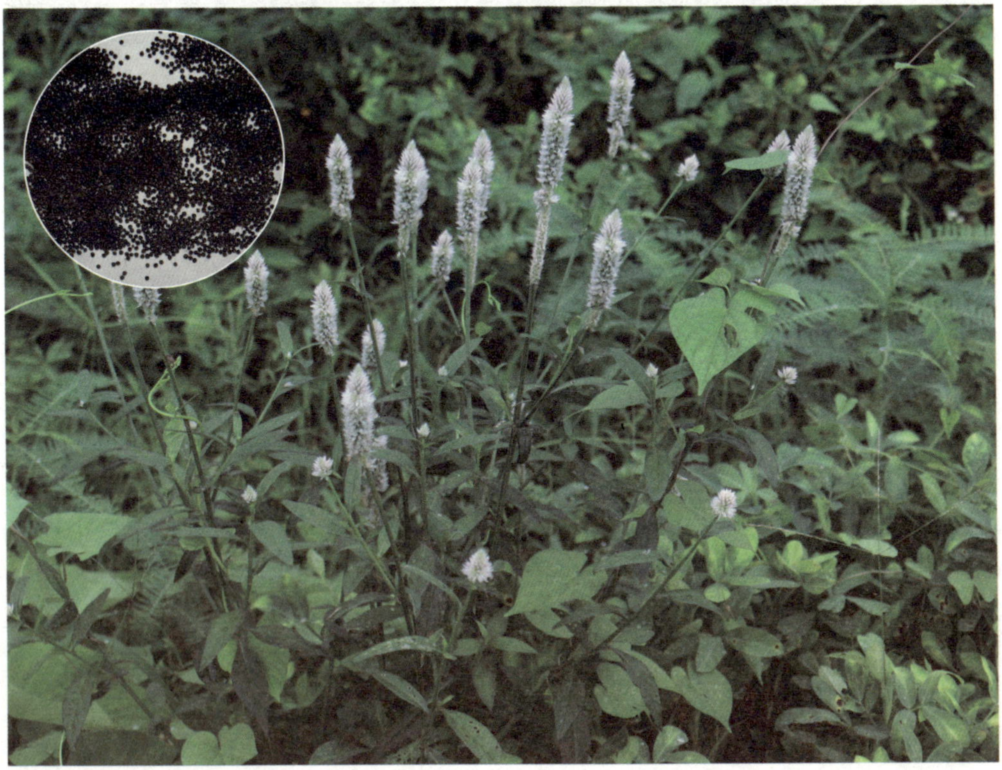

清热燥湿药

黄芩

HUANG QIN

别名 腐肠、子芩、宿肠、条芩、土金茶根、黄金茶根。

来源 本品为唇形科植物黄芩 (*Scutellaria baicalensis* Georgi) 的干燥根。

产地 生长于山顶、林缘、路旁、山坡等向阳较干燥的地方。主产于河北、山西、内蒙古等地。以河北承德所产质量最佳。

采收 春、秋二季采挖，除去须根及泥沙，晒后撞去粗皮，晒干。

功用 苦，寒。归肺、胆、脾、大肠、小肠经。清热燥湿，泻火解毒，止血，安胎。用于湿温、暑温，胸闷呕恶，湿热痞满，泻痢，黄疸，肺热咳嗽，高热烦渴，血热吐衄，痈肿疮毒，胎动不安。

验方 **①泄泻热痢：**黄芩、白芍、葛根各10克，白头翁15克，水煎服。**②偏头痛：**黄芩片适量，酒浸透，晒干为末，每次3克，茶、酒下。**③慢性气管炎：**黄芩、葶苈子各等份，共为细末，糖衣为片，每片含生药0.8克，每次5片，每日3次。**④胎热胎动不安：**黄芩10克，生地黄、竹茹各15克，水煎服。**⑤尿路感染、血尿：**黄芩24克，水煎，分3次服用。**⑥孕妇有热，胎动不安：**黄芩、白术、芍药、当归各9克，水煎服。

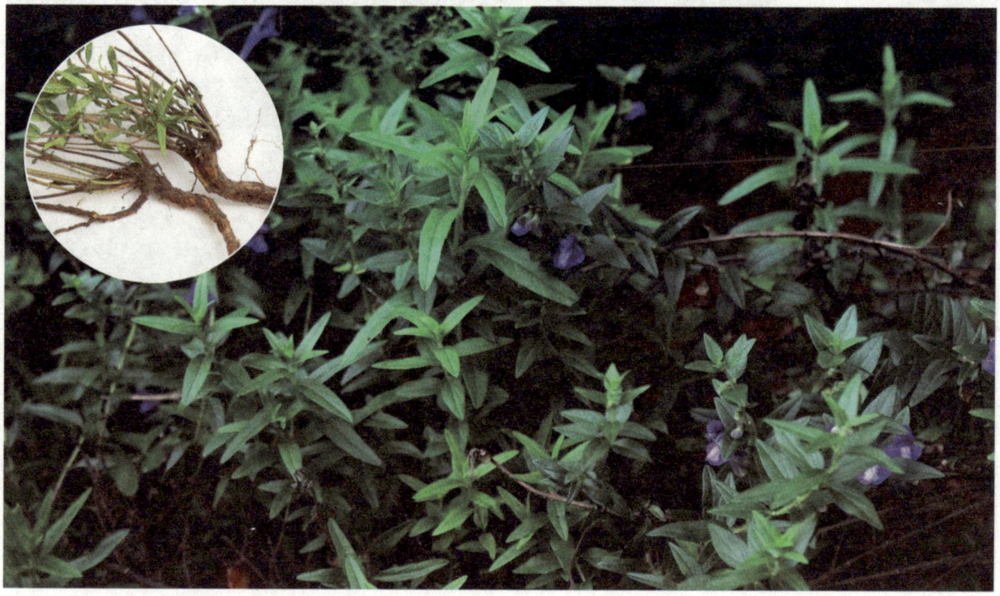

黄连

HUANG LIAN

别名 味连、王连、雅连、支连、云连、川连。

来源 本品为毛茛科植物黄连 (*Coptis chinensis* Franch.) 、三角叶黄连 (*Coptis deltoidea* C. Y. Cheng et Hsiao) 或云连 (*Coptis teeta* Wall.) 的干燥根茎。

生境 生长于海拔1000～1900米的山谷、凉湿荫蔽密林中。主产于四川、湖北、山西、甘肃等地。

采收 秋季采挖，除去须根及泥沙，干燥，撞去残留须根。

功用 苦，寒。归心、脾、胃、肝、胆、大肠经。清热燥湿，泻火解毒。用于湿热痞满，呕吐吞酸，泻痢，黄疸，高热神昏，心火亢盛，心烦不寐，血热吐衄，目赤，牙痛，消渴，痈肿疔疮；外治湿疹，湿疮，耳道流脓。

验方 **①黄疸：**黄连5克，茵陈15克，栀子10克，水煎服。**②皮肤瘙痒：**黄连15克，置100毫升 50%的乙醇内，浸泡40小时后，取药液涂擦患处，每日3次。**③胃热呕吐：**黄连3克，紫苏叶9克，水煎服。**④胃溃疡：**黄连8克，连翘、鸡内金各10克，红豆蔻5克，水煎服，每日1剂，分3次服用。**⑤糖尿病：**黄连30克，天花粉135克，薏苡仁150克，茯苓125克，知母90克，麦冬60克，将各药装入猪肚内，蒸熟后将其焙干，研为细末，制丸如梧桐子大，温水送服，每次20丸，每日2次。**⑥小儿目赤：**黄连适量，研为细末，水调敷贴于两足心。

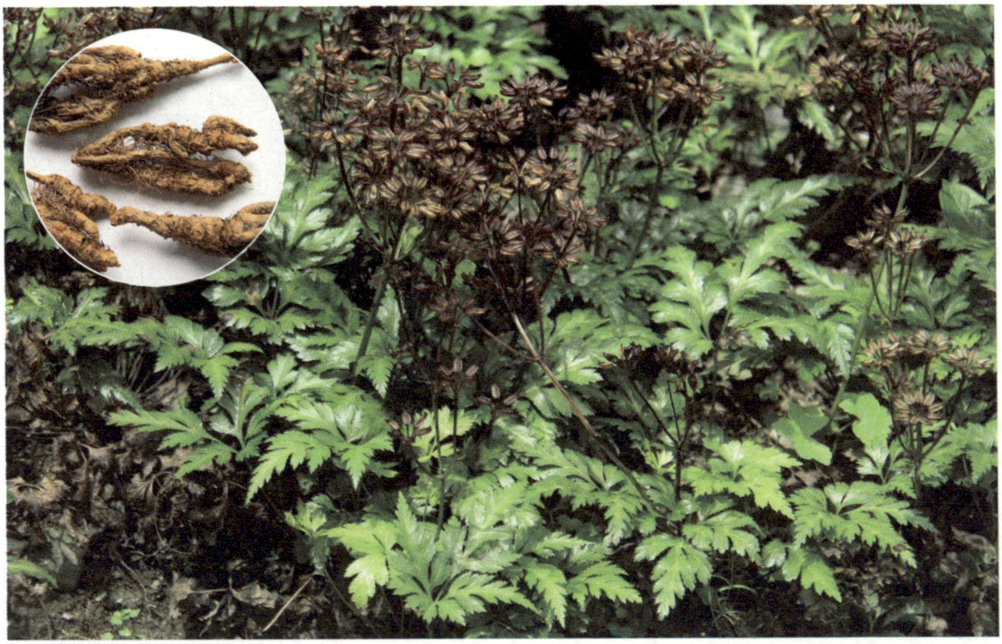

黄柏

HUANG BO

别名 黄檗、元柏、檗木。

来源 本品为芸香科植物黄皮树 (*Phellodendron chinense* Schneid.) 的干燥树皮。

生境 生长于沟边、路旁，土壤比较肥沃的潮湿地。主产于四川、湖北、贵州、云南、江西、浙江等地。

采收 剥取树皮后，除去粗皮，晒干。

功用 苦，寒。归肾、膀胱经。清热燥湿，泻火除蒸，解毒疗疮。用于湿热泻痢，黄疸尿赤，带下阴痒，热淋涩痛，脚气痿躄，骨蒸劳热，盗汗，遗精，疮疡肿毒，湿疹瘙痒。盐黄柏滋阴降火，用于阴虚火旺，盗汗骨蒸。

验方 **①脓疱疮：** 黄柏、煅石膏各30克，枯矾12克，共研细粉，茶油调涂患处，每日1～2次。**②糖尿病：** 黄柏500克，水1升，煮三五沸，渴即饮之。**③新生儿脐炎：** 黄柏5克，煅石膏1克，枯矾1克，共研极细末，涂患处，每日2～3次。**④下肢足膝肿痛：** 黄柏、苍术、牛膝各12克，水煎服。**⑤烧烫伤：** 黄柏、白及、地榆各等份，焙干研粉，香油（麻油）调成稀糊状，外敷伤处。

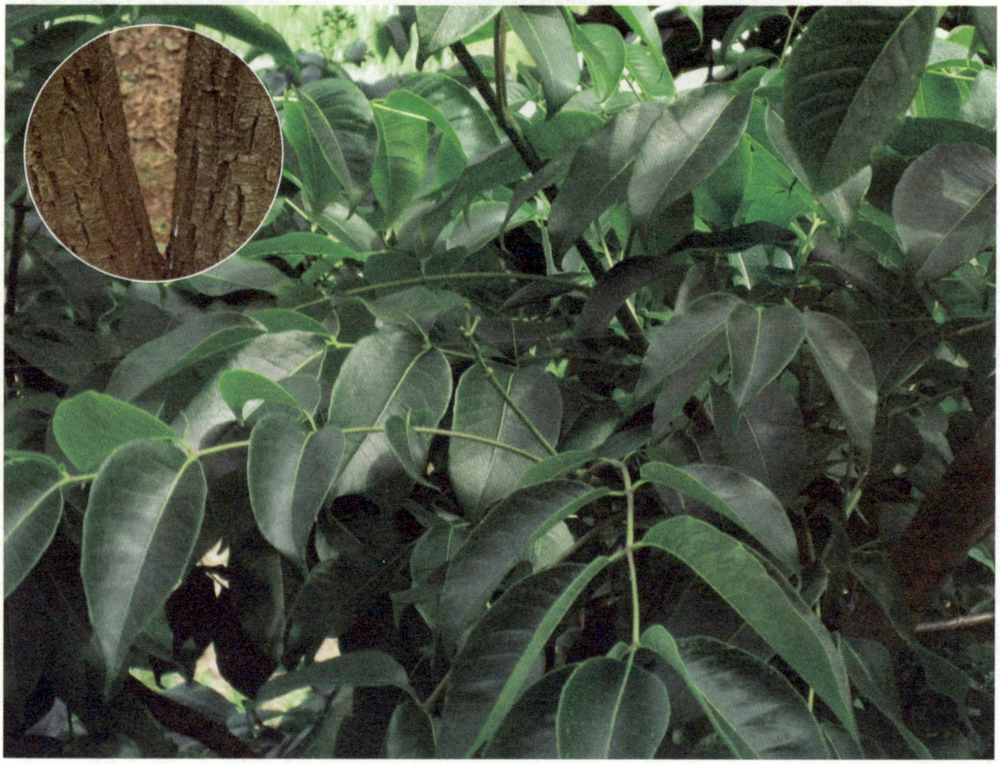

龙胆

LONG DAN

别名 胆草、草龙胆、水龙胆、龙胆草、山龙胆、龙须草。

来源 本品为龙胆科植物龙胆 (*Gentiana scabra* Bge.) 、条叶龙胆 (*Gentiana manshurica* Kitag.)、三花龙胆 (*Gentiana triflora* Pall.) 或坚龙胆 (*Gentiana rigescens* Franch.) 的干燥根及根茎。

生境 生长于山坡草地、河滩灌木丛中、路边以及林下草甸。主产于东北。

采收 春、秋二季采挖，洗净，干燥。

功用 苦，寒。归肝、胆经。清热燥湿，泻肝胆火。用于湿热黄疸，阴肿阴痒，带下，湿疹瘙痒，肝火目赤，耳鸣耳聋，胁痛口苦，强中，惊风抽搐。

验方 **①皮肤刀伤肿痛：**龙胆适量，加茶油，捶烂，贴患处。**②带状疱疹：**龙胆30克，丹参15克，川芎10克，水煎服。**③腮腺炎：**龙胆、鸭舌草各适量，加红糖共捶烂，贴患处。**④滴虫性阴道炎：**龙胆、苦参各15克，百部、枯矾、黄柏、花椒各10克，水煎，热熏。

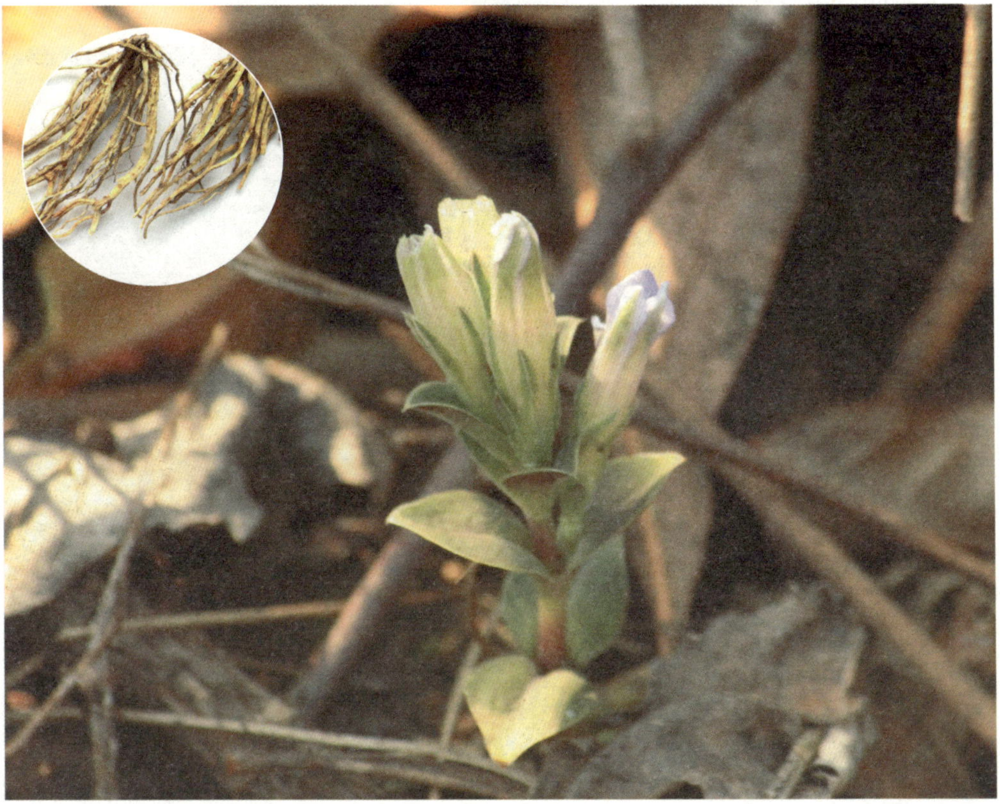

秦皮

QIN PI

别名 秦白皮、鸡糠树、青榔木、白荆树。

来源 本品为木犀科植物白蜡树 (*Fraxinus chinensis* Roxb.)、苦枥白蜡树 (*Fraxinus rhynchophylla* Hance)、尖叶白蜡树 (*Fraxinus szaboana* Lingelsh.) 或宿柱白蜡树 (*Fraxinus stylosa* Lingelsh.) 的干燥枝皮或干皮。

生境 生长于山沟、山坡及丛林中。主产于陕西、四川、宁夏、云南、贵州、河北等地。

采收 春、秋二季剥取，晒干。

功用 苦、涩，寒。归肝、胆、大肠经。清热燥湿，收涩止痢，止带，明目。用于热痢泄泻，赤白带下，目赤肿痛，目生翳膜。

验方 **①腹泻：**秦皮15克，水煎加糖，分服。**②睑腺炎，大便干燥：**秦皮15克，大黄10克，水煎服。孕妇忌服。**③小儿惊痫发热：**秦皮、茯苓各5克，甘草2克，灯心草20根，水煎服。**④阴道炎：**秦皮12克，乌梅30克，加水煎煮，去渣取汁，临用时加白糖，每日2次，空腹服用。**⑤痢疾：**秦皮、委陵菜、黄柏各9克，水煎服。**⑥慢性气管炎：**秦皮制成浸膏片，每片含浸膏0.3克，每次2片，每日3次，10日为1个疗程。

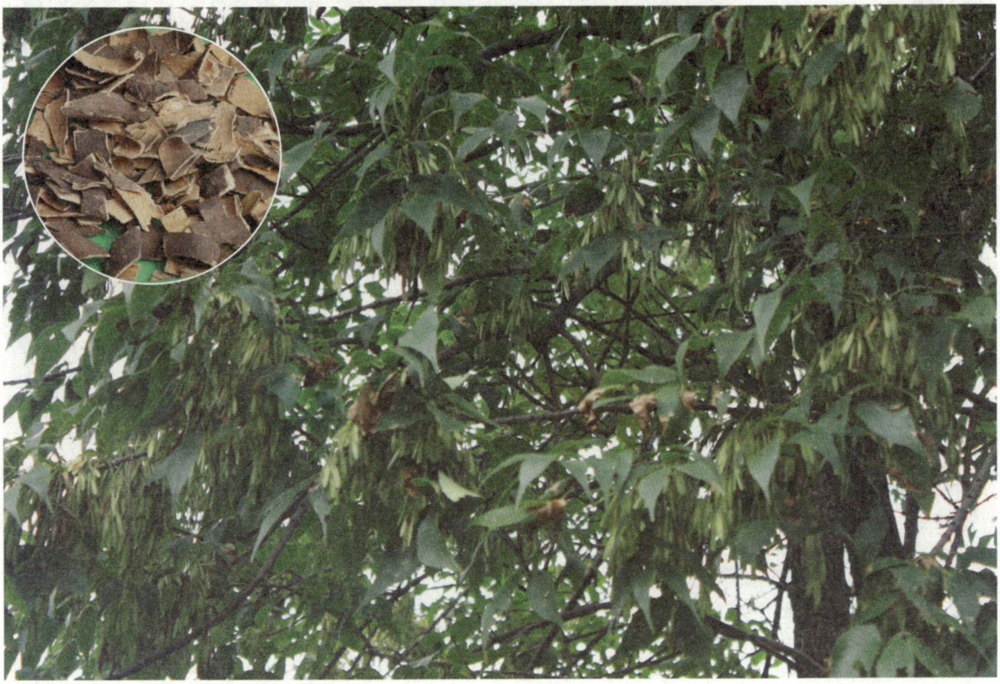

苦参

KU SHEN

别名 苦骨、川参、地参、牛参、地骨、凤凰爪、山槐根。

来源 本品为豆科植物苦参 (*Sophora flavescens* Ait.) 的干燥根。

生境 生长于沙地或向阳山坡草丛中及溪沟边。分布于全国各地。

采收 春、秋二季采挖，除去根头及小支根，洗净，干燥，或趁鲜切片，干燥。

功用 苦，寒。归心、肝、胃、大肠、膀胱经。清热燥湿，杀虫，利尿。用于热痢，便血，黄疸，尿闭，赤白带下，阴肿阴痒，湿疹，湿疮，皮肤瘙痒，疥癣麻风；外治滴虫性阴道炎。

验方 **①心悸：**苦参20克，水煎服。**②婴儿湿疹：**先将苦参30克浓煎取汁，去渣，再将打散的鸡蛋1个及红糖30克同时加入，煮熟即可，饮汤，每日1次，连用6日。**③阴道滴虫：**苦参、黄柏、木槿皮各250克，枯矾21.5克，共研细粉，每50克药粉加凡士林100克，蛇床子油适量，调成软膏，每次用1～2克，纱布包扎塞阴道，每日2次，连用15日。

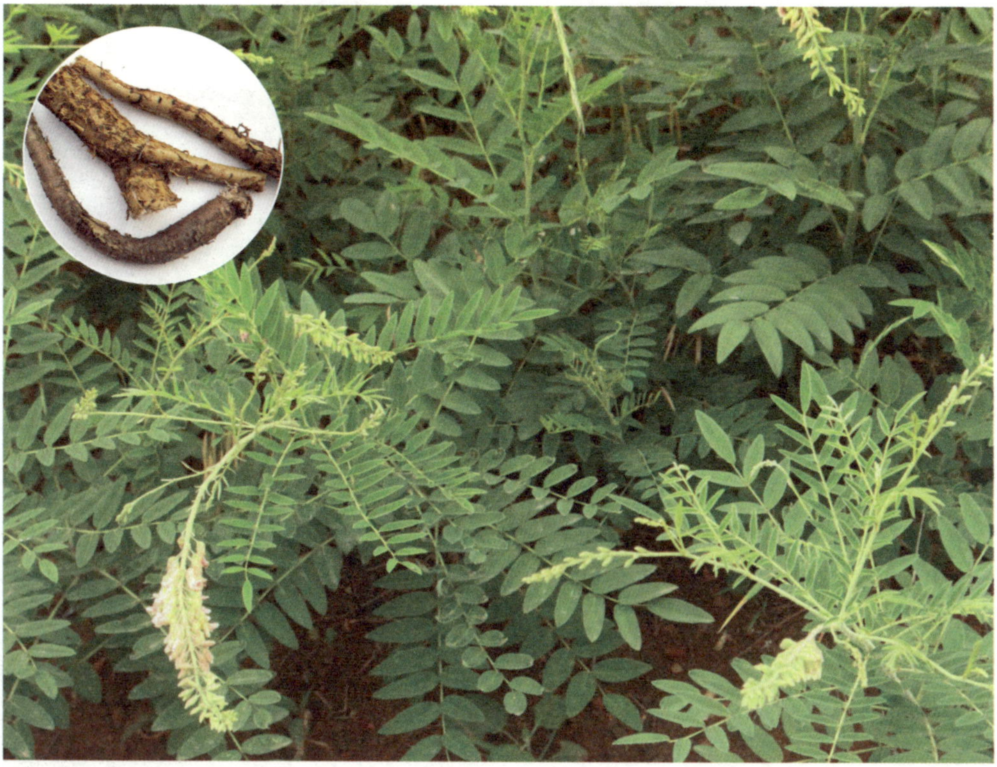

白鲜皮

BAI XIAN PI

别名 藓皮、臭根皮、北鲜皮、白膻皮。

来源 本品为芸香科植物白鲜 (*Dictamnus dasycarpus* Turcz.) 的干燥根皮。

生境 生长于土坡、灌木丛中、森林中及山坡阳坡。均为野生。主产于辽宁、河北、山东、江苏等地。

采收 春、秋二季采挖根部，除去泥沙及粗皮，剥取根皮，干燥。

功用 苦，寒。归脾、胃、膀胱经。清热燥湿，祛风解毒。用于湿热疮毒，黄水淋漓，湿疹，风疹，疥癣疮癞，风湿热痹，黄疸尿赤。

验方 **①慢性湿疹：**白鲜皮、防风各9克，当归、薄荷、甘草各6克，沙苑子12克，水煎服。**②疥癣、慢性湿疹：**白鲜皮、地肤子、苦参、蛇床子各10克，水煎熏洗患处。**③湿热黄疸：**白鲜皮、茵陈各9克，水煎服。**④脚癣、湿疹、疥癣：**白鲜皮50克，鲜木槿皮150克，加95%乙醇1000毫升浸泡数日即得，每日外涂患处数次。

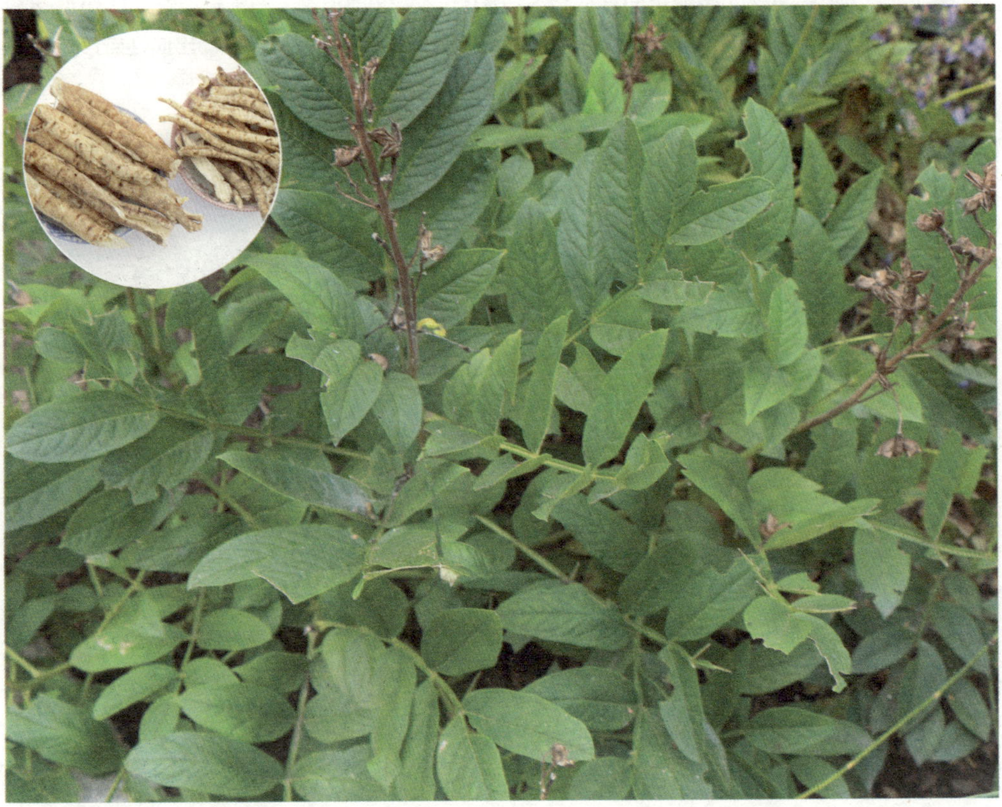

清热解毒药

金银花

JIN YIN HUA

别名 银花、忍冬花、二宝花、金银藤。

来源 本品为忍冬科植物忍冬 (*Lonicera japonica* Thunb.) 的干燥花蕾或带初开的花。

生境 生长于路旁、山坡灌木丛或疏林中。我国大部分地区有分布。

采收 夏初花开放前采收，干燥。

功用 甘，寒。归肺、心、胃经。清热解毒，疏散风热。用于痈肿疔疮，喉痹，丹毒，热毒血痢，风热感冒，温病发热。

验方 **①咽喉炎：** 金银花15克，生甘草3克，煎水含漱。**②感冒发热、头痛咽痛：** 金银花60克，山楂20克，煎水代茶饮。**③痢疾：** 金银花15克，焙干研末，水调服。**④胆囊炎胁痛：** 金银花50克，花茶叶20克，沏水代茶饮。**⑤慢性咽喉炎：** 金银花、人参叶各15克，甘草3克，开水泡，代茶饮。**⑥出血性麻疹：** 金银花、赤芍、紫草、牡丹皮、生地黄各9克，生甘草4.5克，水煎服。

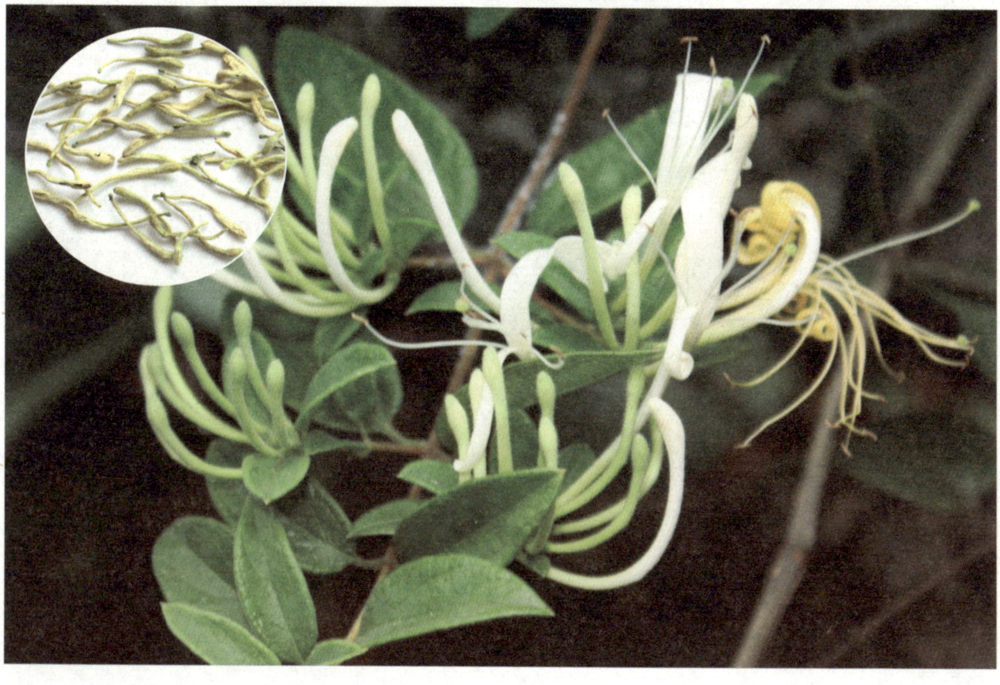

连翘

LIAN QIAO

别名 空壳、空翘、落翘、黄花条、旱莲子。

来源 本品为木犀科植物连翘 [*Forsythia suspensa* (Thunb.) Vahl] 的干燥果实。

生境 生长于山野荒坡。主产于山西、河南、陕西等地。

采收 秋季果实初熟尚带绿色时采收，除去杂质，蒸熟，晒干，习称“青翘”；果实熟透时采收，晒干，除去杂质，习称“老翘”。

功用 苦，微寒。归肺、心、小肠经。清热解毒，消肿散结，疏散风热。用于痈疽，瘰疬，乳痈，丹毒，风热感冒，温病初起，温热入营，高热烦渴，神昏发斑，热淋涩痛。

验方 **①急、慢性阑尾炎：**连翘15克，黄芩、栀子各12克，金银花18克，水煎服。**②口舌生疮：**连翘25克，黄柏15克，甘草10克，水煎含漱。**③麻疹：**连翘6克，牛蒡子5克，绿茶1克，研末，沸水冲泡饮。**④风热感冒：**连翘、金银花各10克，薄荷6克，水煎服。

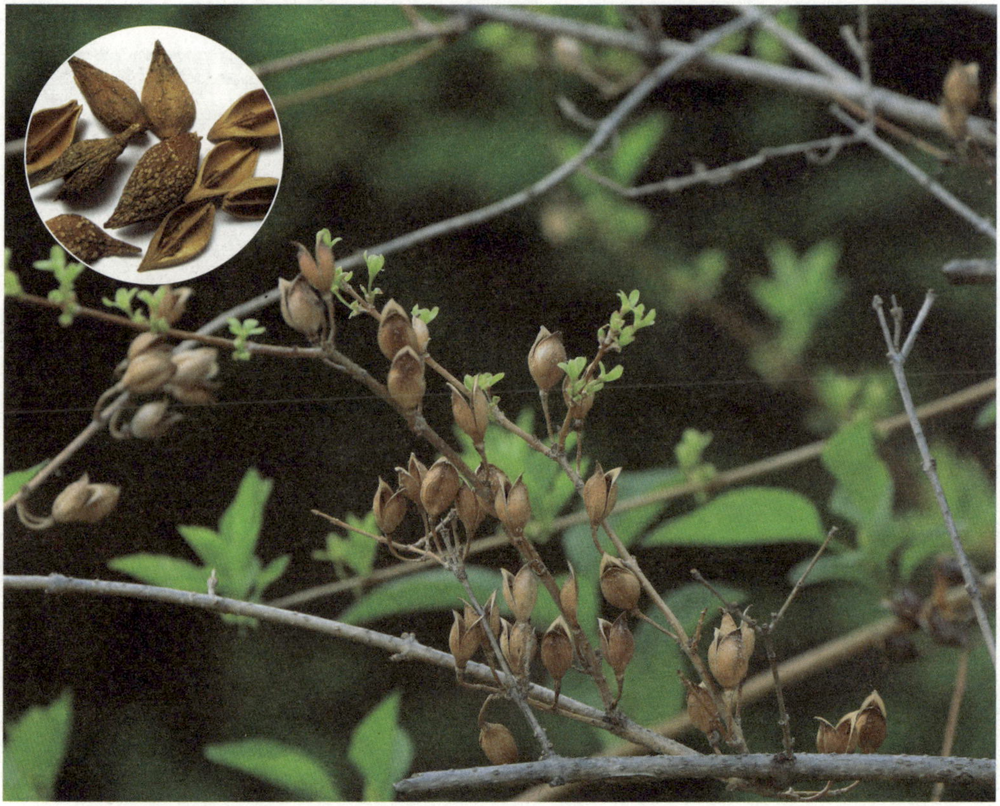

穿心莲

CHUAN XIN LIAN

别名 一见喜、斩蛇剑、苦胆草、榄核莲、四方莲。

来源 本品为爵床科植物穿心莲 [*Andrographis paniculata* (Burm. f.) Nees] 的干燥地上部分。

生境 生长于湿热的丘陵、平原地区。主要栽培于广东、广西、福建等地。

采收 秋初茎叶茂盛时采割，晒干。

功用 苦，寒。归心、肺、大肠、膀胱经。清热解毒，凉血，消肿。用于感冒发热，咽喉肿痛，口舌生疮，顿咳劳嗽，泄泻痢疾，热淋涩痛，痈肿疮疡，毒蛇咬伤。

验方 **①多种炎症及感染：**穿心莲9～15克，水煎服。**②上呼吸道感染：**穿心莲、车前草各15克，水煎浓缩至30毫升，稍加冰糖，分3次服用，每日1剂。**③支气管肺炎：**穿心莲、功劳木各15克，陈皮10克，水煎取汁100毫升，分早、晚各服1次，每日1剂。**④阴囊湿疹：**穿心莲干粉20克，纯甘油100毫升，调匀搽患处，每日3～4次。

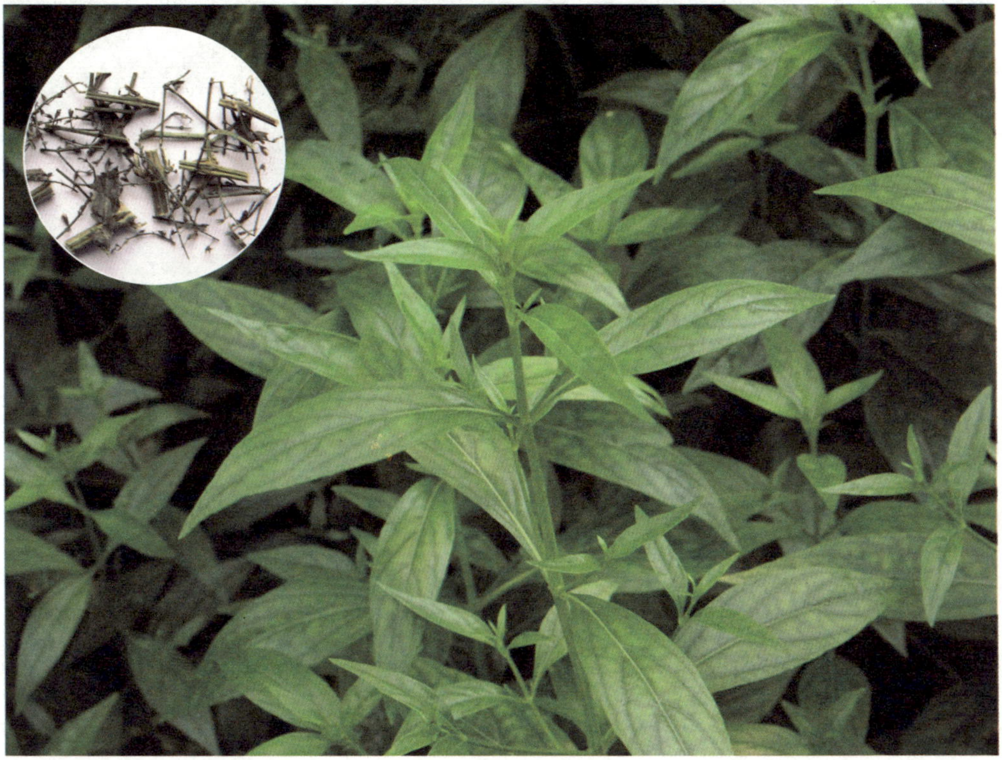

大青叶

DA QING YE

别名 蓝菜、大青、蓝叶、菘蓝叶、靛青叶、板蓝根叶。

来源 本品为十字花科植物菘蓝 (*Isatis indigotica* Fort.) 的干燥叶。

生境 多为栽培。主产于河北、陕西、河南、江苏、安徽等地。

采收 夏、秋二季分2～3次采收，除去杂质，晒干。

功用 苦，寒。归心、胃经。清热解毒，凉血消斑。用于温病高热，神昏，发斑发疹，痄腮，喉痹，丹毒，痈肿。

验方 **①预防流行性乙型脑炎、流行性脑脊髓膜炎：**大青叶25克，黄豆50克，水煎服，每日1剂，连服7日。**②感冒发热、腮腺炎：**大青叶25～50克，海金沙根50克，水煎服，每日2剂。**③热甚黄疸：**大青叶100克，茵陈、秦艽各50克，天花粉40克，水煎服。**④无黄疸型肝炎：**大青叶100克，丹参50克，大枣10枚，水煎服。**⑤防治暑疖、痱子：**鲜大青叶50克，水煎代茶饮。

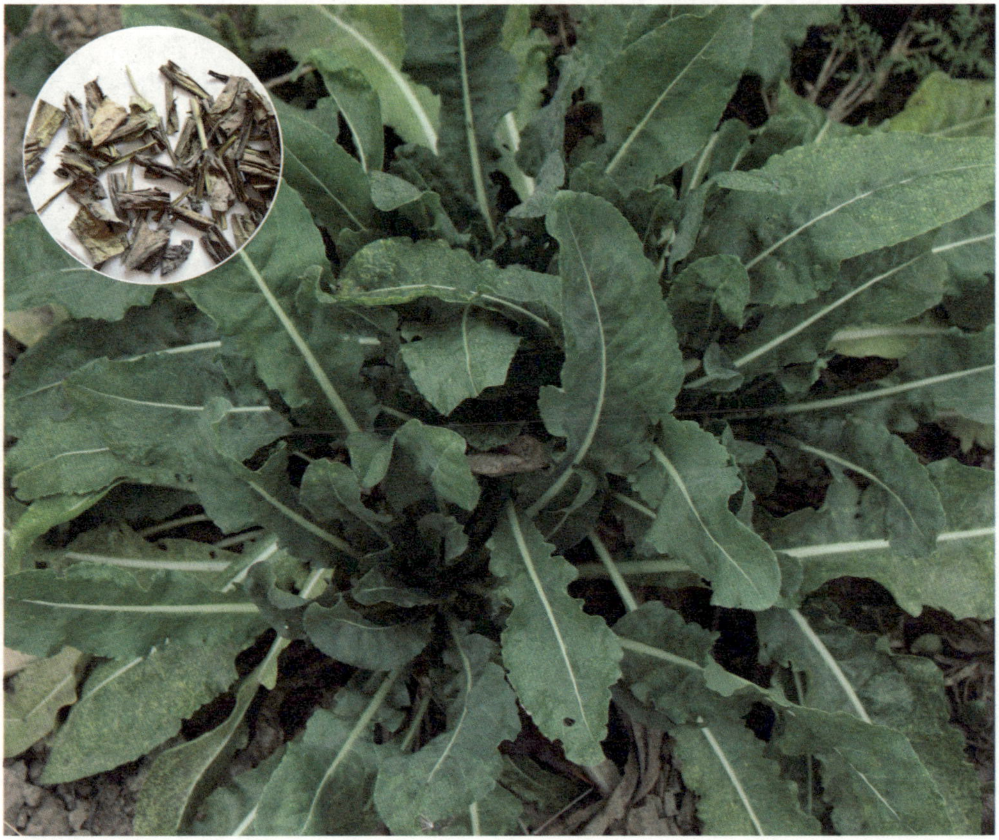

板蓝根

BAN LAN GEN

别名 靛青根、菘蓝根、蓝靛根、大蓝根、北板蓝根。

来源 本品为十字花科植物菘蓝 (*Isatis indigotica* Fort.) 的干燥根。

生境 多为栽培。主产于河北、陕西、河南、江苏、安徽等地。

采收 秋季采挖，除去泥沙，晒干。

功用 苦，寒。归心、胃经。清热解毒，凉血利咽。用于瘟疫时毒，发热咽痛，温毒发斑，痄腮，喉痹，烂喉丹痧，大头瘟疫，丹毒，痈肿。

验方 **①流行性感冒：** 板蓝根50克，羌活25克，煎汤，每日2次分服，连服2～3日。**②肝炎：** 板蓝根50克，水煎服。**③肝硬化：** 板蓝根50克，茵陈20克，郁金10克，薏苡仁15克，水煎服。**④流行性乙型脑炎：** 板蓝根15克，煎服，每日1剂，连服5日。**⑤偏头痛：** 板蓝根30克，生石膏15克，淡豆豉10克，水煎，分2次服用，每日1剂。**⑥病毒性肺炎高热：** 板蓝根30克，鱼腥草20克，菊花25克，甘草10克，水煎服。

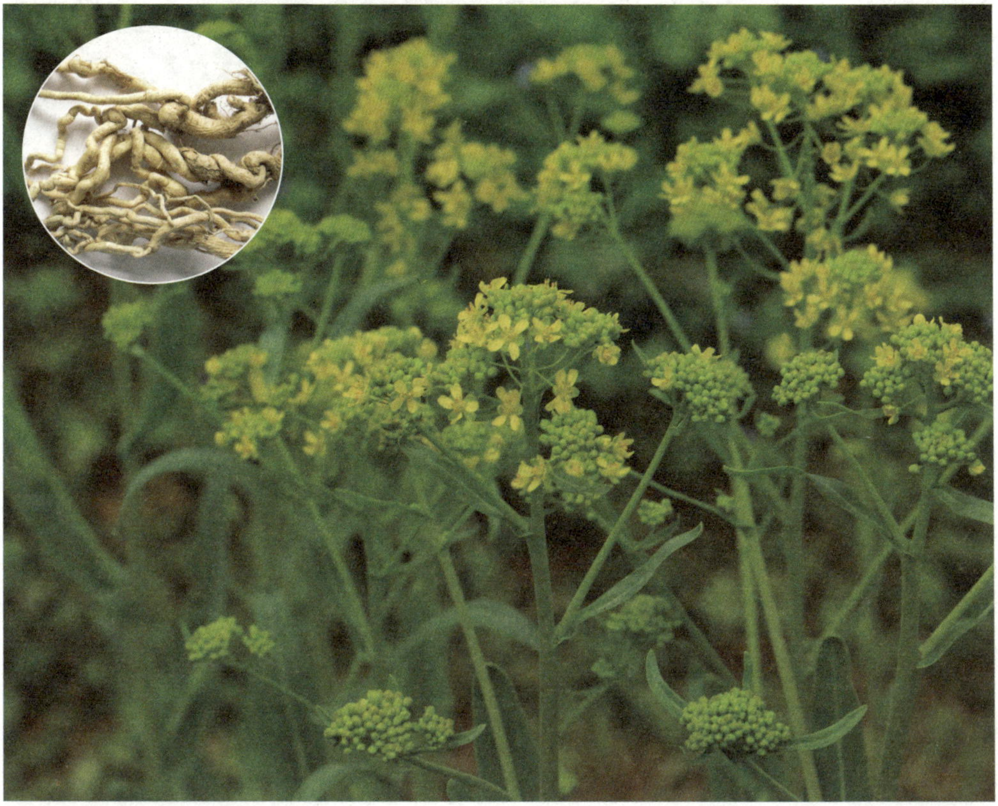

青黛

QING DAI

别名 花露、靛花、淀花、蓝靛、青缸花、青蛤粉。

来源 本品为爵床科植物马蓝 [*Baphicacanthus cusia* (Nees) Bremek.] 的叶或茎叶经加工制得的干燥粉末或团块。

生境 生长于路旁、山坡、草丛及林边潮湿处。主产于福建、广东、江苏、河北、云南等地。

采收 夏、秋二季当植物的叶生长茂盛时，割取茎叶，置大缸或木桶中，加入清水，浸泡2~3个昼夜，至叶腐烂、茎脱皮时，捞去茎叶渣，每100千克茎叶加石灰8~10千克，充分搅拌，待浸液由乌绿色转变为紫红色时，捞取液面泡沫状物，晒干。

功用 咸，寒。归肝经。清热解毒，凉血消斑，泻火定惊。用于温毒发斑，血热吐衄，胸痛咯血，口疮，痄腮，喉痹，小儿惊痫。

验方 **①湿疹溃烂：**青黛、煅石膏各适量，外撒患处。**②百日咳：**青黛、蛤蜊粉各30克，川贝母、甘草各15克，共研为末，每次1.5克，每日3次，饭后服。**③腮腺炎：**青黛10克，芒硝30克，醋调，外敷患处。**④湿疹、带状疱疹：**青黛20克，蒲黄、滑石各30克，共研粉，患处渗液者，干粉外扑，无渗液者，麻油调搽。

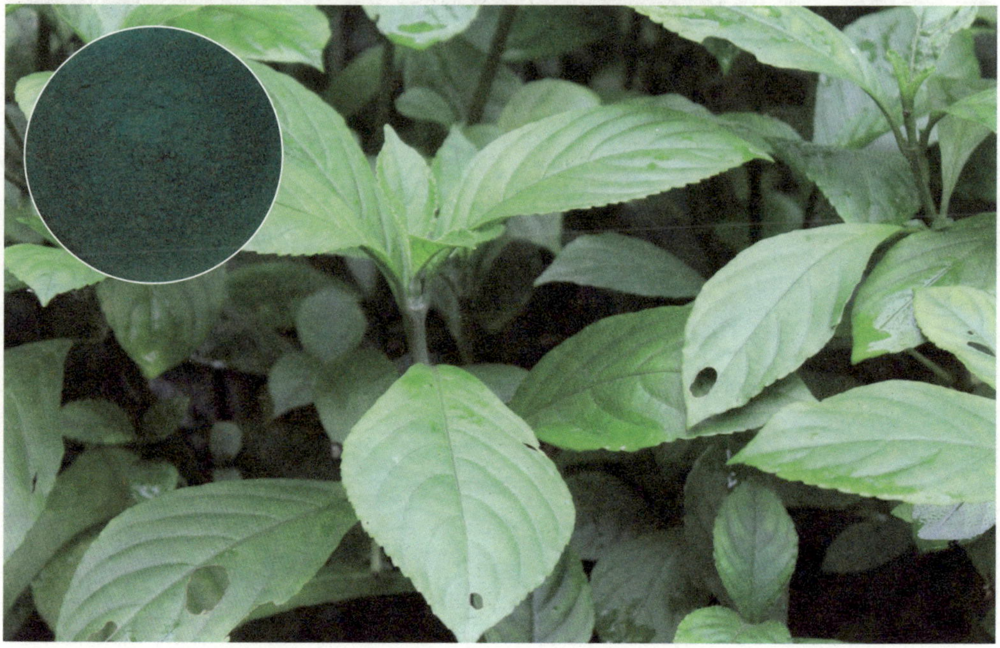

蒲公英

PU GONG YING

别名 蒲公草、黄花草、蒲公丁、婆婆丁、黄花地丁。

来源 本品为菊科植物蒲公英 (*Taraxacum mongolicum* Hand. -Mazz.)、碱地蒲公英 (*Taraxacum borealisinense* Kitam.) 或同属数种植物的干燥全草。

生境 生长于道旁、荒地、庭园等处。全国大部分地区均产，主产于山西、河北、山东等地。

采收 春至秋季花初开时采挖，除去杂质，洗净，晒干。

功用 苦、甘，寒。归肝、胃经。清热解毒，消肿散结，利尿通淋。用于疔疮肿毒，乳痈，瘰疬，目赤，咽痛，肺痈，肠痈，湿热黄疸，热淋涩痛。

验方 **①感冒伤风：**蒲公英30克，防风、荆芥各10克，大青叶15克，水煎服。**②结膜炎：**蒲公英15克，黄连3克，夏枯草12克，水煎服。**③腮腺炎：**蒲公英30～60克，水煎服或捣烂外敷。**④小便淋沥涩痛：**蒲公英、白茅根、金钱草各15克，水煎服。**⑤尿路感染：**蒲公英、白头翁各30克，车前子、滑石、小蓟、知母各15克，水煎服。

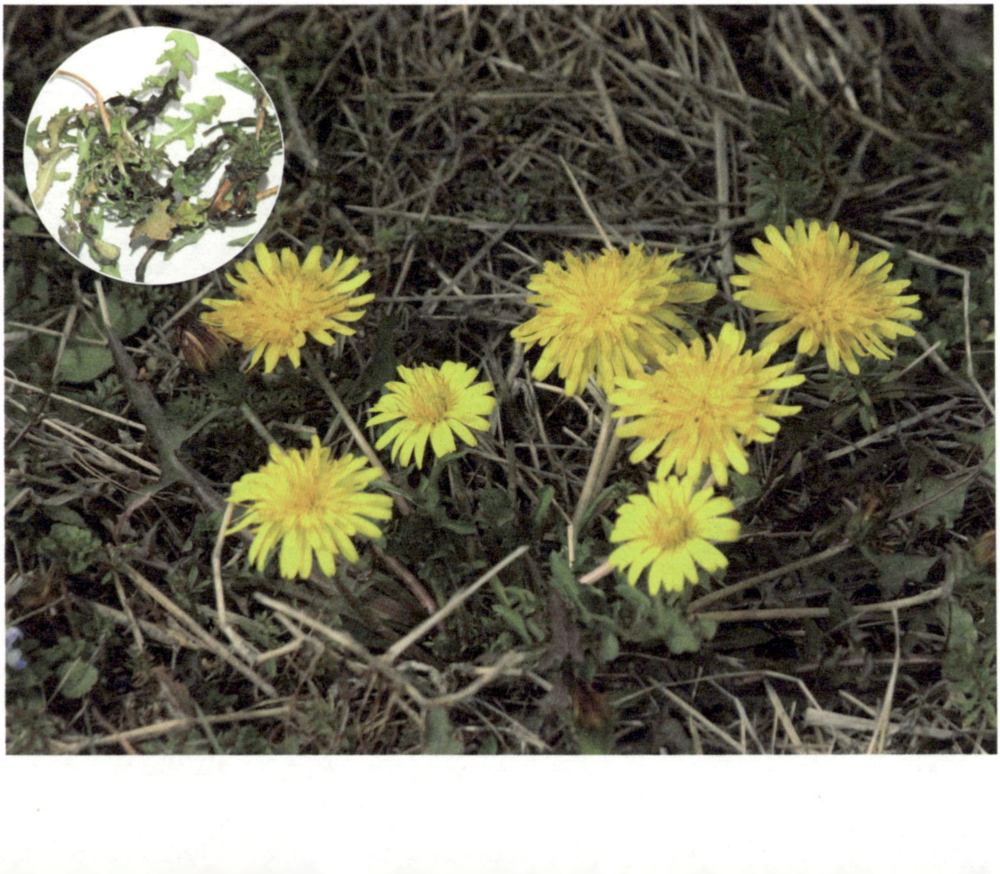

紫花地丁

ZI HUA DI DING

别名 地丁、紫地丁、地丁草、堇堇草。

来源 本品为堇菜科植物紫花地丁 (*Viola yedoensis* Makino) 的干燥全草。

生境 生长于路旁、田埂和圃地中。主产于江苏、浙江等地。

采收 春、秋二季采收，除去杂质，晒干。

功用 苦、辛，寒。归心、肝经。清热解毒，凉血消肿。用于疔疮肿毒，痈疽发背，丹毒，毒蛇咬伤。

验方 **①中耳炎：** 紫花地丁12克，蒲公英10克（鲜者加倍），将上药捣碎，置热水瓶中，以沸水冲泡大半瓶，盖闷10多分钟后，1日内分数次饮完。**②前列腺炎：** 紫花地丁16克，车前草12克，海金沙10克，水煎服，每日1剂，分早、晚2次服用，6日为1个疗程。**③疔肿疮毒：** 鲜紫花地丁100克，捣碎成泥，调米泔水过滤，将滤液分早、中、晚3次内服，每日1剂，连服3～6日；药渣外敷患处。

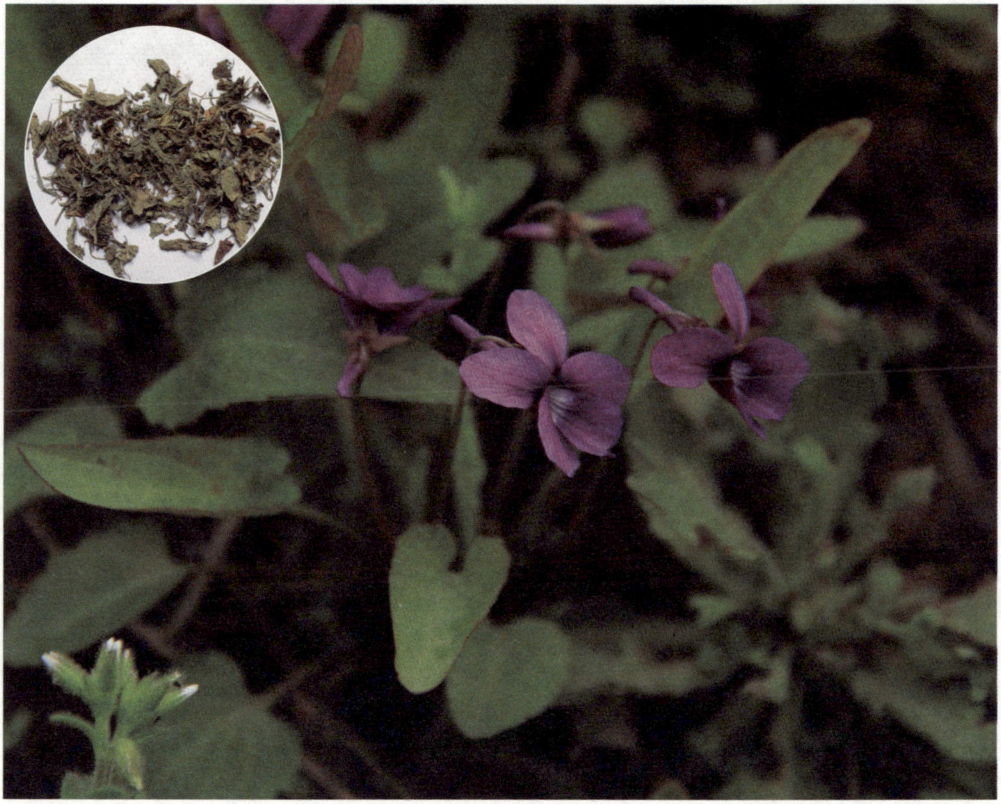

野菊花

YE JU HUA

别名 苦薏、黄菊花、山菊花、甘菊花、路边菊、千层菊。

来源 本品为菊科植物野菊 (*Chrysanthemum indicum* L.) 的干燥头状花序。

生境 生长于山坡、路旁、原野。全国大部分地区有分布。

采收 秋、冬二季花初开放时采摘，晒干，或蒸后晒干。

功用 苦、辛，微寒。归肝、心经。清热解毒，泻火平肝。用于疔疮痈肿，目赤肿痛，头痛眩晕。

验方 **①疔疮：**野菊花和红糖适量，捣烂贴患处，如疔疮生于发际，加梅片、生地龙同敷。**②风热感冒：**野菊花、积雪草各15克，水煎服。**③头癣、湿疹、天疱疮：**野菊花、苦楝皮、苦参各适量，水煎外洗。**④毒蛇咬伤：**野菊花15～30克，水煎代茶饮。**⑤预防感冒：**野菊花（干品）6克，用沸水浸泡1小时，煎30分钟，待药液稍凉时内服。经常接触感冒人群者，一般每日服药1次，经常感冒者每周服1次。

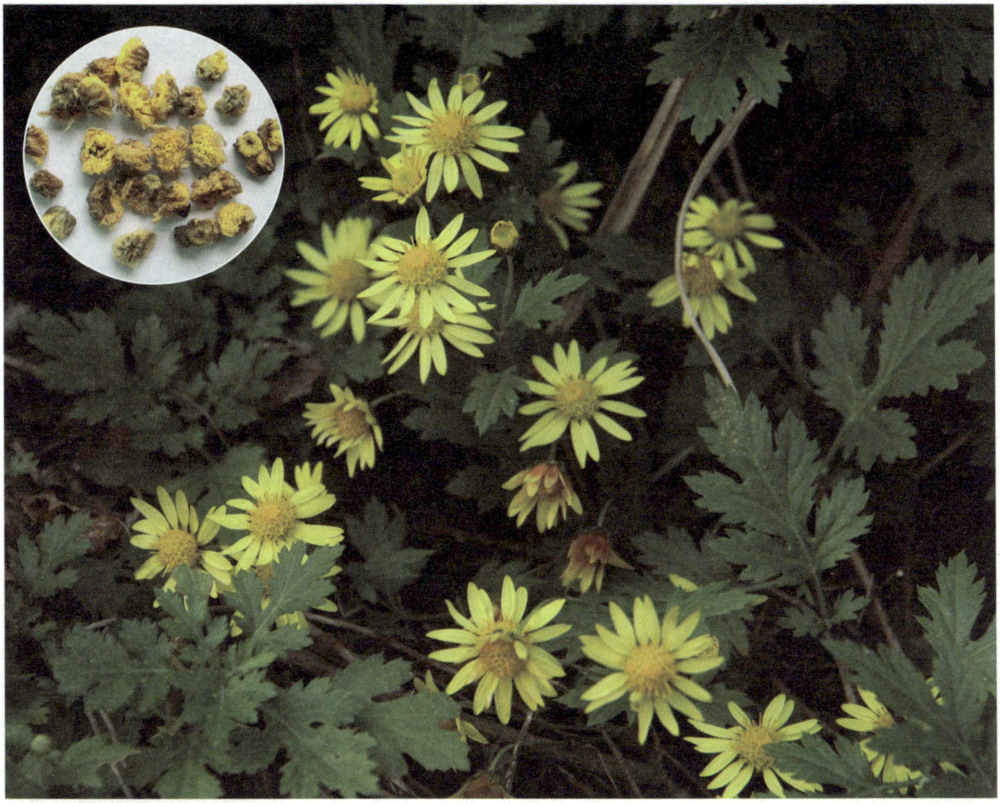

拳参

QUAN SHEN

别名 石蚕、紫参、牡参、刀枪药、红三七、活血莲。

来源 本品为蓼科植物拳参 (*Polygonum bistorta* L.) 的干燥根茎。

产地 生长于草丛、阴湿山坡或林间草甸中。主产于山东、江苏、湖北等地。

采收 春初发芽时或秋季茎叶将枯萎时采挖，除去泥沙，晒干，去须根。

功用 苦、涩，微寒。归肺、肝、大肠经。清热解毒，消肿，止血。用于赤痢热泻，肺热咳嗽，痈肿瘰疬，口舌生疮，血热吐衄，痔疮出血，毒蛇咬伤。

验方 **①细菌性痢疾、肠炎：**拳参50克，水煎服，每日1~2次。**②肺结核：**拳参洗净，晒干，粉碎，加淀粉调匀，压成0.3克的片剂，成人每次4~6片，小儿酌减。**③阴虚久咳、喘嗽：**拳参、蜜百合各9克，沙参、炙甘草各6克，水煎服。**④毒蛇咬伤：**鲜拳参捣烂外敷，随干随换药。**⑤细菌性痢疾：**鲜拳参、鲜蒲公英各12克，鲜黄芩9克，水煎服，小儿酌减。

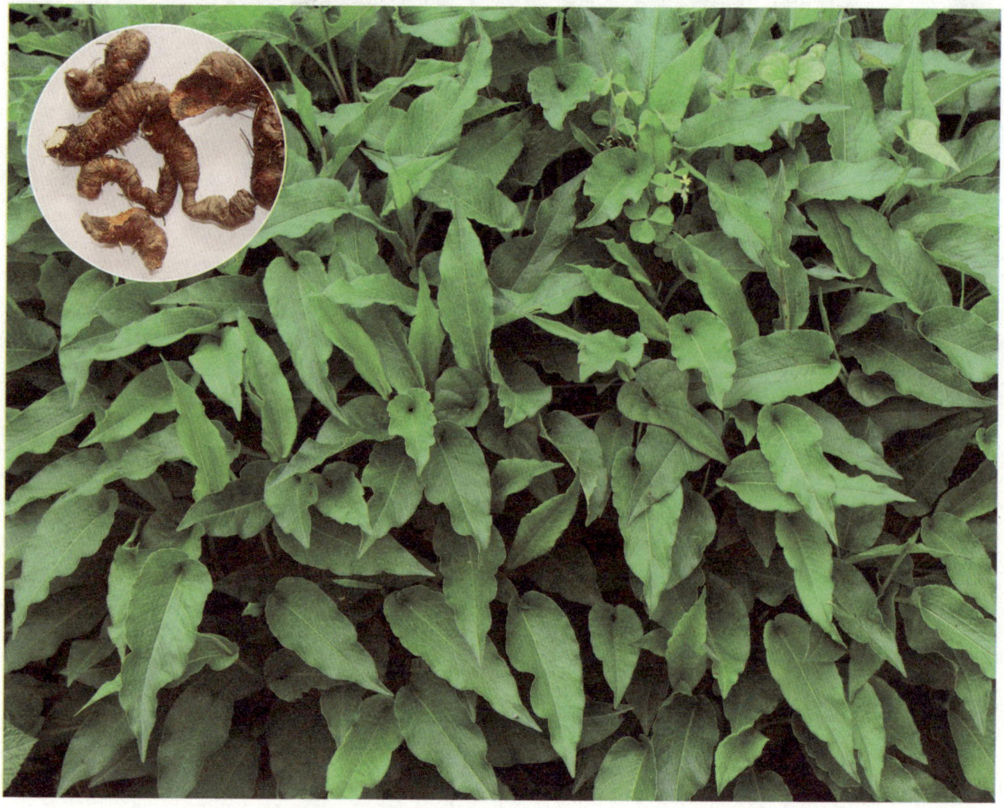

漏芦

LOU LU

别名 野兰、毛头、大头翁、鬼油麻、大花蓟、龙葱根。

来源 本品为菊科植物祁州漏芦 [*Rhaponticum uniflorum* (L.) DC.] 的干燥根。

生境 生长于向阳的草地、路边、山坡。主产于河北、辽宁、山西等地。

采收 春、秋二季采挖，除去须根及泥沙，晒干。

功用 苦，寒。归胃经。清热解毒，消痈，下乳，舒筋通脉。用于痈疽发背，瘰疬疮毒，乳汁不通，乳痈肿痛，湿痹拘挛。

验方 **①产后乳汁不下：**漏芦12克，鸡蛋2个，水煎冲蛋服。**②乳腺炎：**漏芦、白芷、当归、青皮、柴胡各9克，金银花、蒲公英各30克，全瓜蒌15克，橘核12克，甘草6克，水煎服。**③痈肿疮疡：**漏芦、金银花、蒲公英各15克，连翘9克，黄柏12克，甘草6克，水煎服。

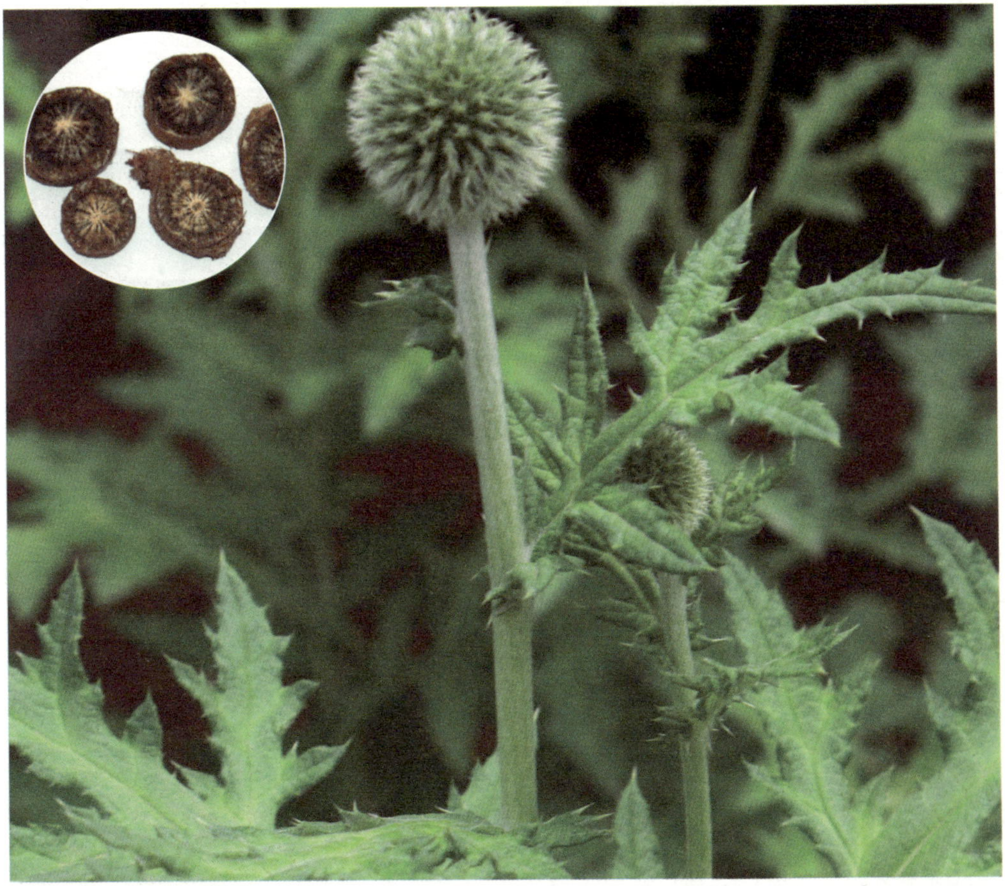

土茯苓

TU FU LING

别名 过山龙、山地栗、地茯苓、土太片、冷饭团。

来源 本品为百合科植物光叶菝葜 (*Smilax glabra* Roxb.) 的干燥根茎。

生境 生长于林下或山坡。主产于广东、湖南、湖北、浙江、四川、重庆、安徽等地。

采收 夏、秋二季采挖，除去须根，洗净，干燥，或趁鲜切成薄片，干燥。

功用 甘、淡，平。归肝、胃经。除湿，解毒，通利关节。用于湿热淋浊，带下，痈肿，瘰疬，疥癣，梅毒及汞中毒所致的肢体拘挛、筋骨疼痛。

验方 **①疮疖：**土茯苓30克，苍耳子、大黄、金银花、蒲公英各9克，水煎服；或土茯苓适量，研末，醋调敷。**②阴痒：**土茯苓、蛇床子、地肤子各30克，白矾、花椒各9克，煎水，早晚熏洗或坐浴。

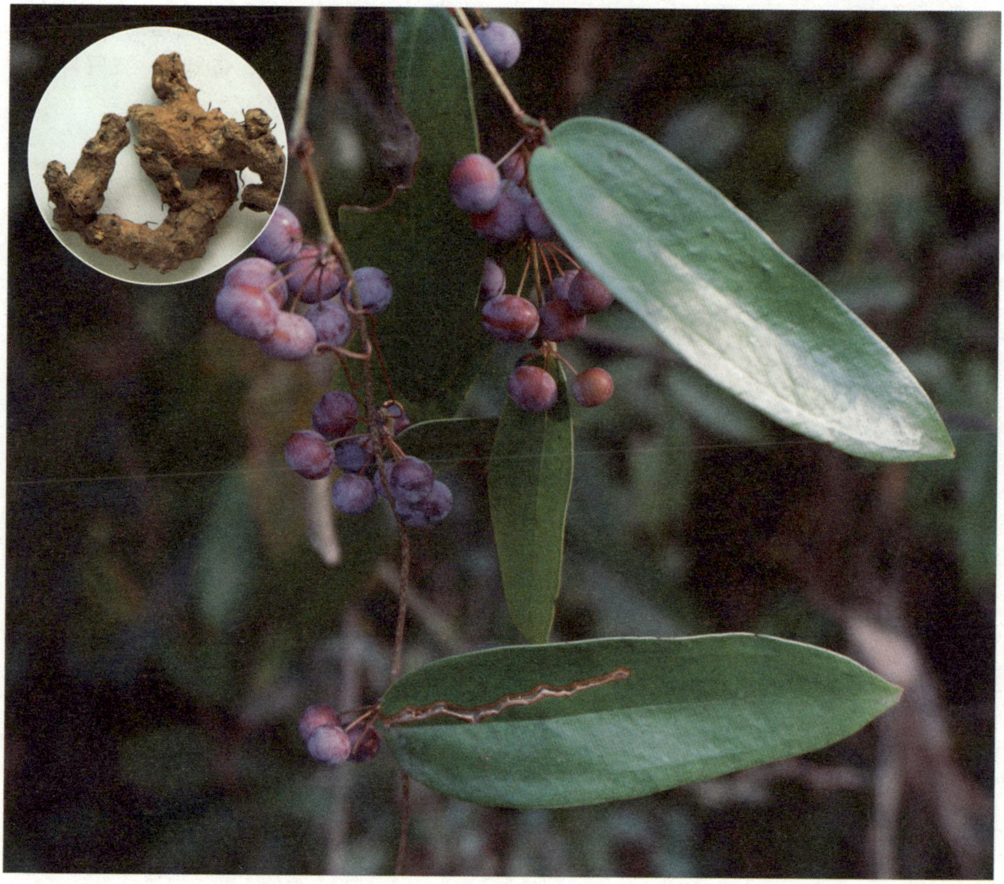

鱼腥草

YU XING CAO

别名 蕺菜、紫蕺、蕺子、臭猪巢、九节莲、折耳根。

来源 本品为三白草科植物蕺菜 (*Houttuynia cordata* Thunb.) 的干燥地上部分或新鲜全草。

生境 生长于沟边、溪边及潮湿的疏林下。主产于陕西、甘肃及长江流域以南各地。

采收 鲜品全年均可采割；干品夏季茎叶茂盛花穗多时采割，除去杂质，晒干。

功用 辛，微寒。归肺经。清热解毒，消痈排脓，利尿通淋。用于肺痈吐脓，痰热喘咳，热痢，热淋，痈肿疮毒。

验方 **①肺热咳嗽、咳痰带血：**鱼腥草18克（鲜品36克），甘草6克，车前草30克，水煎服。**②黄疸发热：**鱼腥草150～180克，水煎温服。**③咳嗽痰黄：**鱼腥草15克，桑白皮、浙贝母各8克，石韦10克，水煎服。**④慢性膀胱炎：**鱼腥草60克，猪瘦肉200克，加水同炖，每日1剂，连服1～2周。**⑤肺炎、支气管炎：**鱼腥草、半边莲各30克，甘草20克，水煎服。

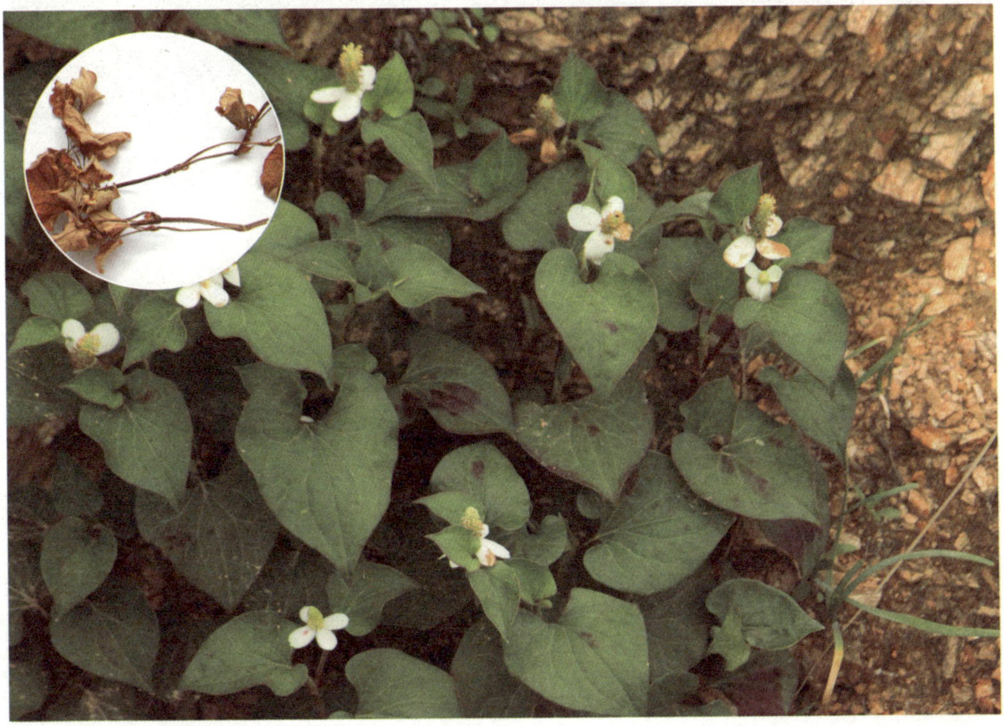

大血藤

DA XUE TENG

别名 血通、红藤、红皮藤、红血藤、千年健、血木通。

来源 本品为木通科植物大血藤 [*Sargentodoxa cuneata* (Oliv.) Rehd. et Wils.] 的干燥藤茎。

生境 生长于溪边、山坡疏林等地。主产于湖北、四川、江西、河南、江苏等地。

采收 秋、冬二季采收，除去侧枝，截段，干燥。

功用 苦，平。归大肠、肝经。清热解毒，活血，祛风止痛。用于肠痈腹痛，热毒疮疡，经闭，痛经，风湿痹痛，跌打肿痛。

验方 **①风湿筋骨疼痛、经闭腰痛：**大血藤30～50克，水煎服。**②血崩（阴道大出血）：**大血藤、仙鹤草、白茅根各25克，水煎服。**③盆腔腹膜炎：**大血藤30克，败酱草、金钱草各20克，金银花、连翘各15克，水煎服，每日1剂。**④急性阑尾炎：**大血藤60克，蒲公英30克，生大黄、厚朴各6克，每日1剂，分2次煎服。**⑤闭经：**大血藤鲜根100克，益母草50克，水煎服。

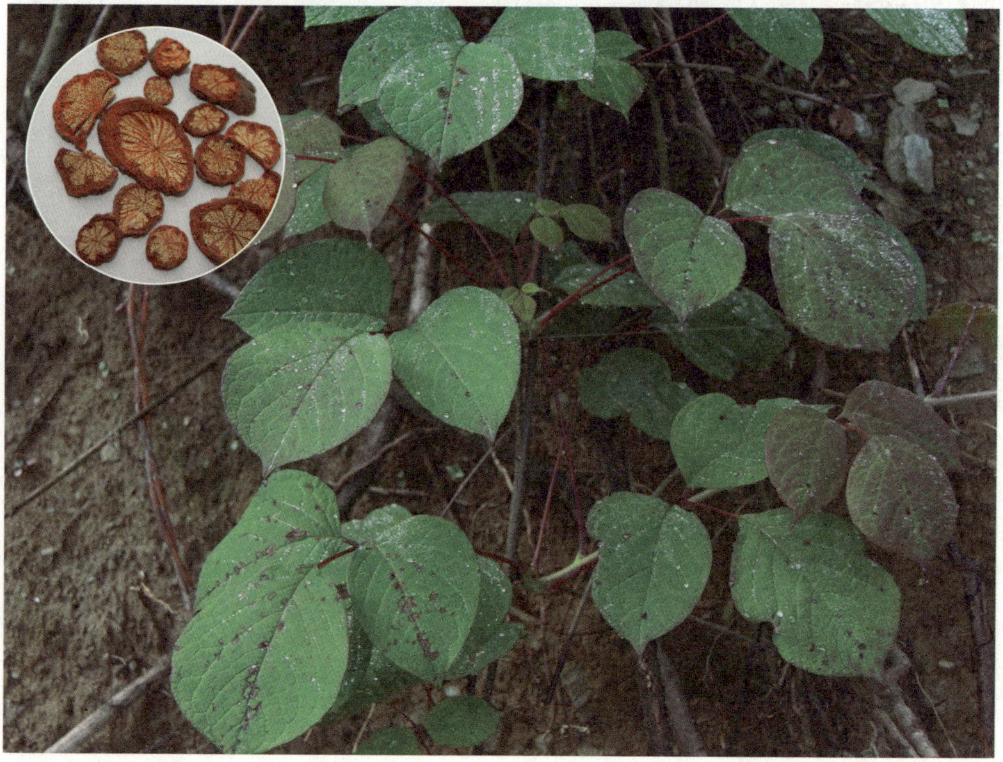

射干

SHE GAN

别名 寸干、乌扇、鬼扇、乌蒲、山蒲扇、野萱花、金蝴蝶。

来源 本品为鸢尾科植物射干 [*Belamcanda chinensis* (L.) DC.] 的干燥根茎。

生境 生长于林下或山坡。主产于湖北、河南、江苏、安徽等地。

采收 春初刚发芽或秋末茎叶枯萎时采挖，除去须根及泥沙，干燥。

功用 苦，寒。归肺经。清热解毒，消痰，利咽。用于热毒痰火郁结，咽喉肿痛，痰涎壅盛，咳嗽气喘。

验方 **①血瘀闭经：**射干、莪术各9克，当归、川芎各10克，水煎服。**②淋巴结核肿痛：**射干9克，玄参、夏枯草各15克，水煎服。**③慢性咽喉炎：**射干、金银花、玉竹、麦冬、知母各10克，红糖适量，水煎服，10日为1个疗程。**④风热郁结、咽喉红肿热痛：**射干12克，水煎服。**⑤跌打损伤：**鲜射干60克，捣烂敷患处。**⑥腮腺炎：**射干鲜根3～5克，水煎，饭后服，每日2次。

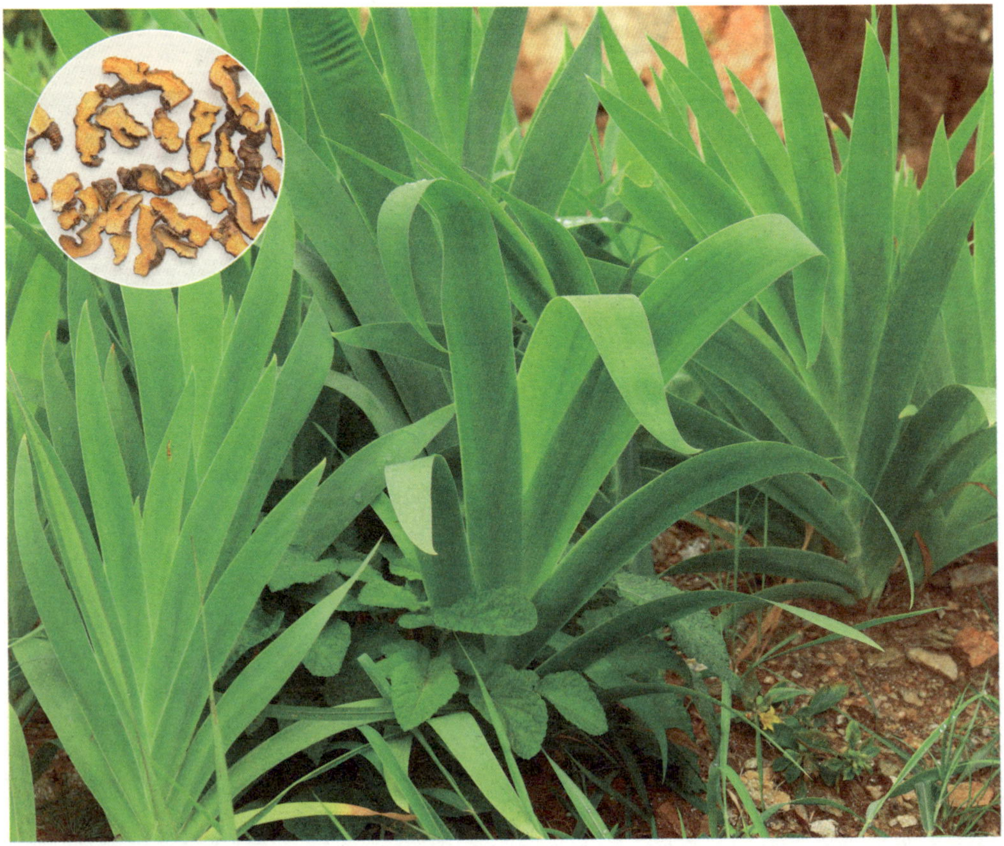

山豆根

SHAN DOU GEN

别名 豆根、黄结、广豆根、南豆根、小黄连、山大豆根。

来源 本品为豆科植物越南槐 (*Sophora tonkinensis* Gagnep.) 的干燥根及根茎。

产地 生长于坡地、平原等地。主产于广西、广东、贵州、云南等地。

采收 秋季采挖，除去杂质，洗净，晒干。

功用 苦，寒；有毒。归肺、胃经。清热解毒，消肿利咽。用于火毒蕴结，咽喉肿痛，齿龈肿痛，口舌生疮。

验方 **①急性咽喉炎、扁桃体炎：**山豆根、板蓝根各10克，金银花、连翘各12克，桔梗6克，甘草5克，水煎服。**②慢性咽炎：**山豆根、板蓝根、玄参各30克，麦冬、生地黄、牛蒡子、黄芩各15克，桔梗、化橘红各12克，水煎服。**③咽喉肿痛、口舌生疮、大便不通：**山豆根12克，大黄、芒硝、升麻各6克，水煎服。

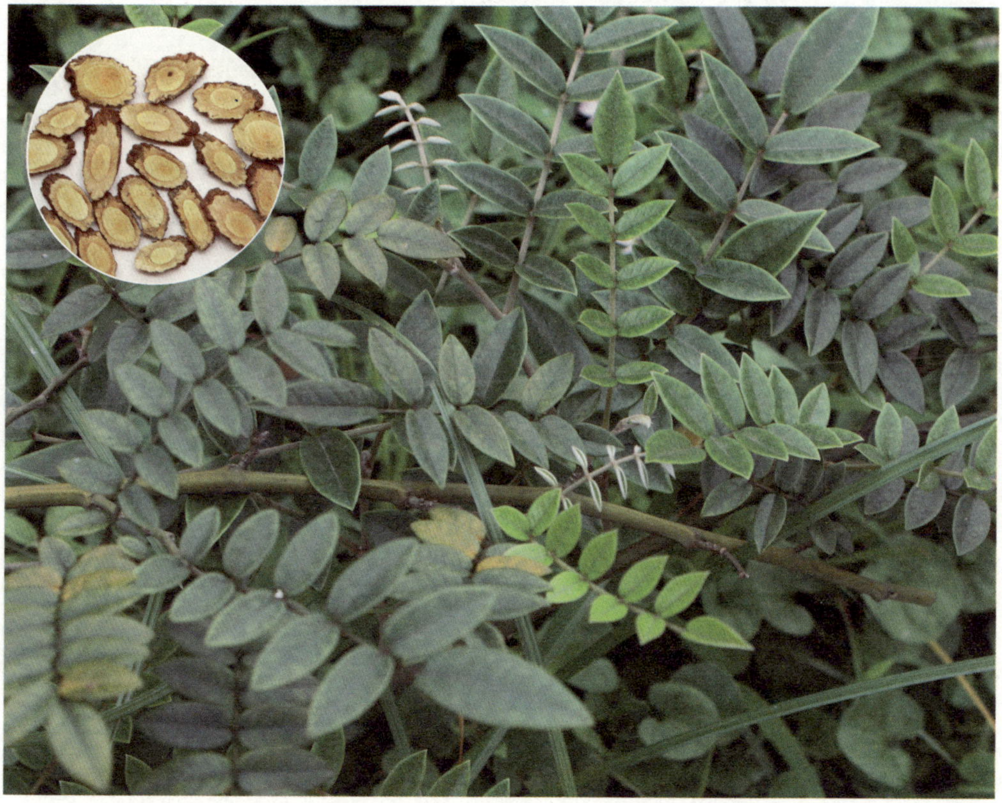

马勃

MA BO

别名 灰包、马粪包、灰色菌。

来源 本品为灰包科真菌脱皮马勃 (*Lasiosphaera fenzlii* Reich.)、大马勃 [*Calvatia gigantea* (Batsch ex Pers.) Lloyd] 或紫色马勃 [*Calvatia lilacina* (Mont. et Berk.) Lloyd] 的干燥子实体。

生境 生长于园中久腐处和湿地腐木上。主产于辽宁、甘肃、江苏、安徽等地。

采收 夏、秋二季子实体成熟时及时采收，除去泥沙，干燥。

功用 辛，平。归肺经。清肺利咽，止血。用于风热郁肺咽痛，咳嗽，音哑；外治鼻衄，创伤出血。

验方 **①外伤出血、鼻出血、拔牙后出血：**马勃撕去皮膜，取内部海绵绒样物压迫出血部位。**②痈疽疮疖：**马勃孢子粉适量，以蜂蜜调和涂敷患处。**③积热吐血：**马勃研为末，加砂糖做成丸子，如弹子大，每次半丸，冷水化下。**④失音：**马勃、芒硝等份为末，加砂糖做成丸子，如芡子大，含服。**⑤久咳：**马勃研为末，加蜜做成丸子，如梧桐子大，每次20丸，白汤送下。**⑥混合痔、肛瘘切除后出血：**马勃海绵2～3片贴于创面。**⑦直肠黏膜大量出血：**马勃裹在凡士林纱布内纳入直肠黏膜出血处。

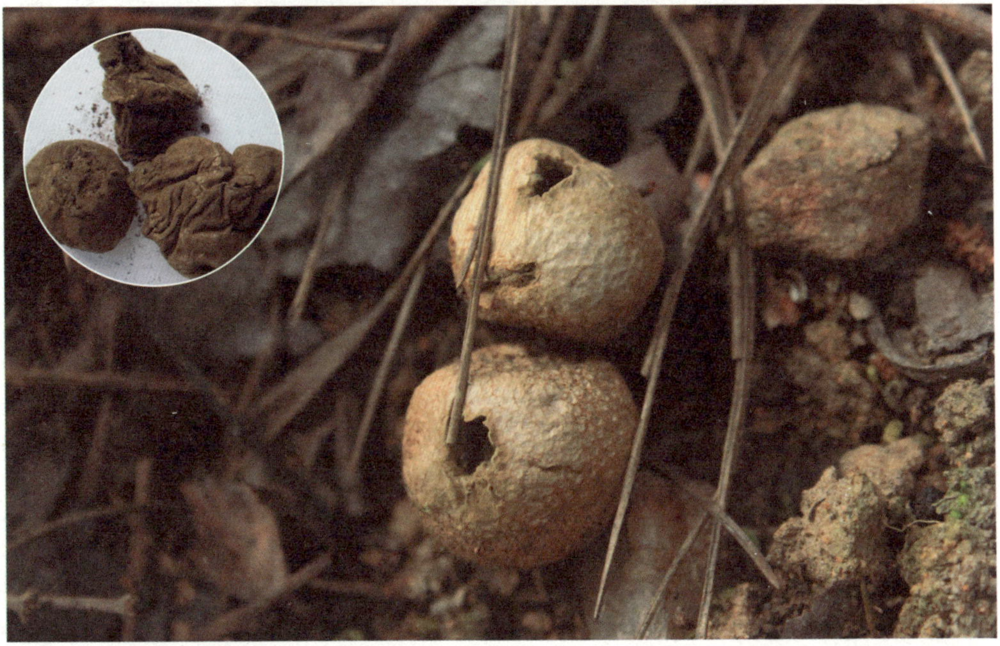

青果

QING GUO

别名 橄榄、甘榄、余甘子、干青果、青橄榄。

来源 本品为橄榄科植物橄榄 (*Canarium album* Raeusch.) 的干燥成熟果实。

生境 生长于低海拔的杂木林中，多为栽培。主产于广东、广西、福建、云南、四川等地。

采收 秋季果实成熟时采收，干燥。

功用 甘、酸，平。归肺、胃经。清热解毒，利咽，生津。用于咽喉肿痛，咳嗽痰黏，烦热口渴，鱼蟹中毒。

验方 **①肺胃热毒壅盛、咽喉肿痛：**鲜青果15克，鲜萝卜250克，切碎或切片，加水煎汤服。**②癫痫：**青果500克，郁金25克，加水煎取浓汁，放入白矾（研末）25克，混匀再煎，煎至500毫升，每次20毫升，早、晚分服，温开水送下。**③呕逆腹泻：**青果适量，绞汁，煎浓汤服。**④咽喉肿痛：**青果适量，噙含。**⑤饮酒过度：**青果适量，绞汁或熬膏服。

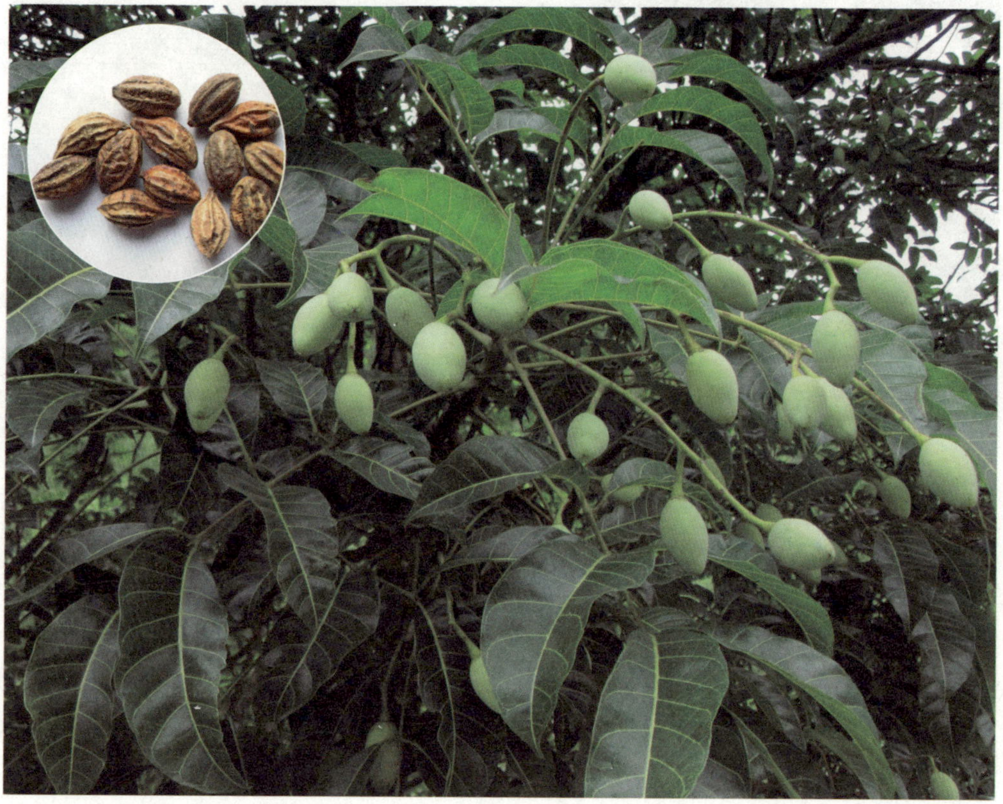

锦灯笼

JIN DENG LONG

别名 酸浆、酢浆、酸浆实、灯笼果、金灯笼、天灯笼。

来源 本品为茄科植物酸浆 [*Physalis alkekengi* L. var. *franchetii* (Mast.) Makino] 的干燥宿萼或带果实的宿萼。

生境 生长于山野、林缘，多为野生。全国大部地区均产，以东北、华北产量大、质量好。

采收 秋季果实成熟、宿萼呈红色或橙红色时采收，晒干。

功用 苦，寒。归肺经。清热解毒，利咽化痰，利尿通淋。用于咽痛音哑，痰热咳嗽，小便不利，热淋涩痛；外治天疱疮，湿疹。

验方 **①天疱疮：**锦灯笼鲜果捣烂外敷，或干果研末调油外敷。**②热咳咽痛：**锦灯笼草研末，温开水送服；同时以醋调药末敷喉外。**③痔疮：**锦灯笼叶贴疮上。

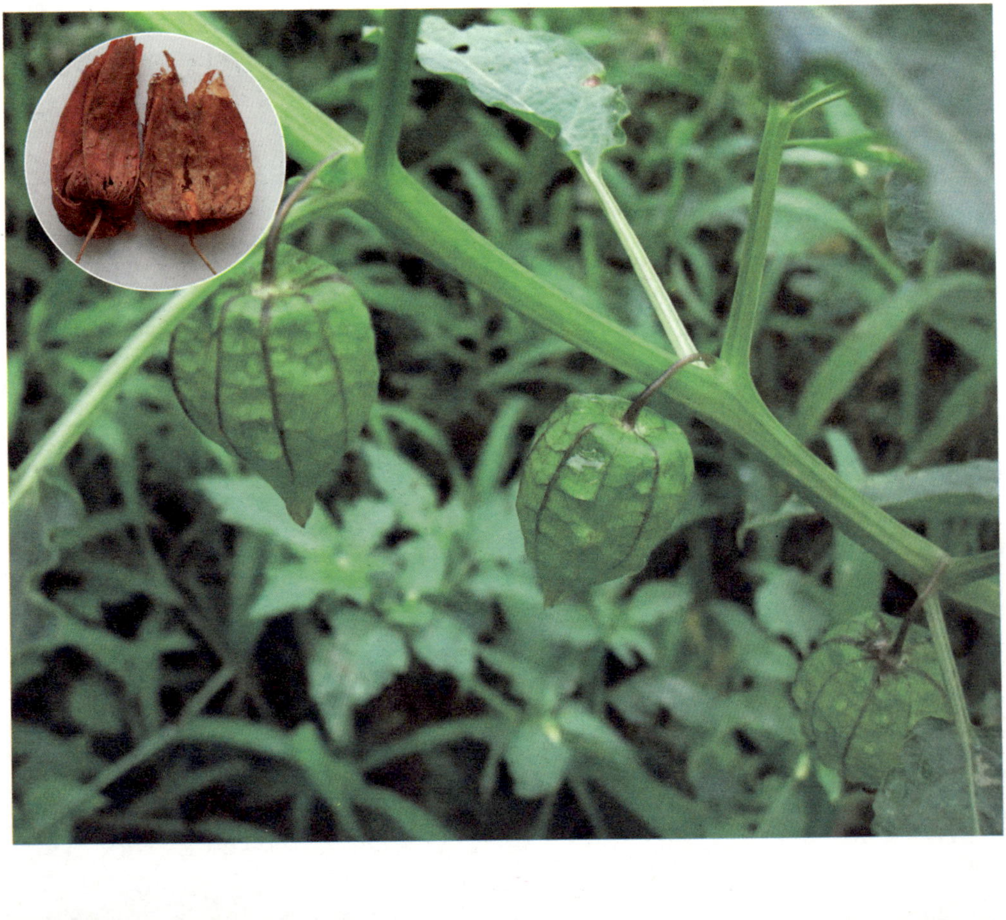

木蝴蝶

MU HU DIE

别名 玉蝴蝶、千层纸、云故纸、千张纸、白玉纸。

来源 本品为紫葳科植物木蝴蝶 [*Oroxylum indicum* (L.) Vent.] 的干燥成熟种子。

生境 生长于山坡、溪边、山谷及灌木丛中，均为野生。主产于云南、广西、贵州等地。

采收 秋、冬二季采收成熟果实，暴晒至果实开裂，取出种子，晒干。

功用 苦、甘，凉。归肺、肝、胃经。清肺利咽，疏肝和胃。用于肺热咳嗽，喉痹，音哑，肝胃气痛。

验方 **①久咳音哑：** 木蝴蝶、桔梗、甘草各6克，水煎服。**②胁痛、胃脘疼痛：** 木蝴蝶2克，研粉，好酒调服。**③慢性咽喉炎：** 木蝴蝶3克，金银花、菊花、沙参、麦冬各9克，煎水代茶饮。

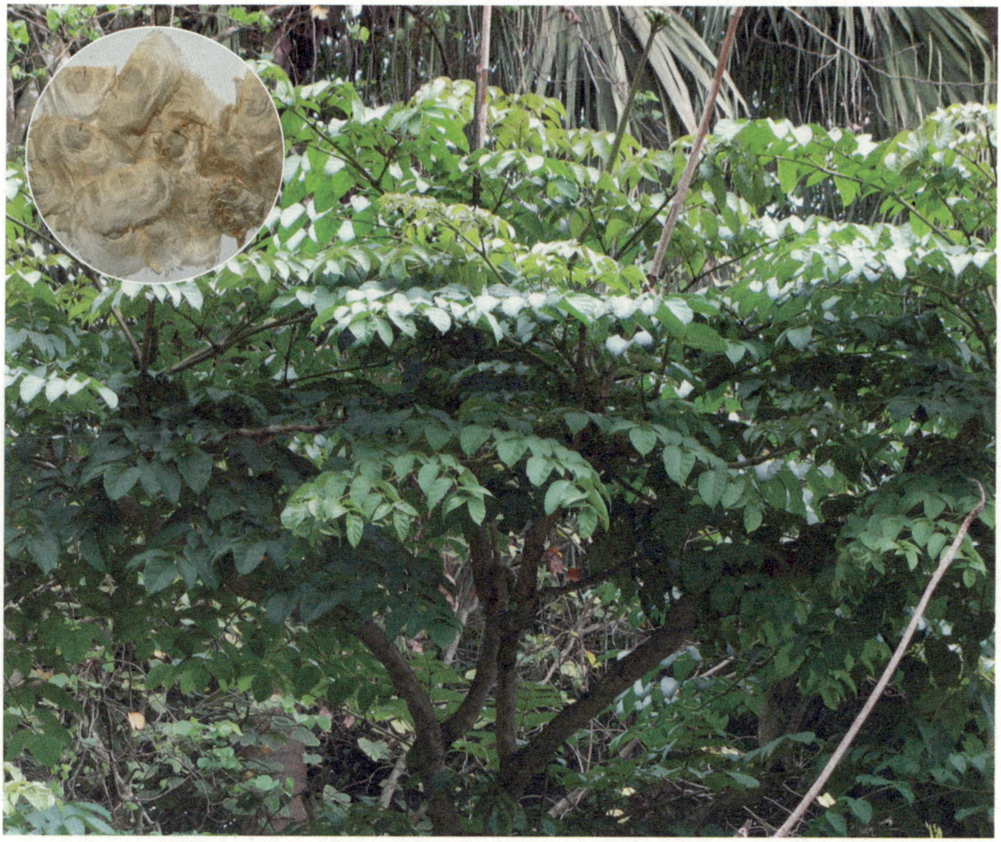

白头翁

BAI TOU WENG

别名 翁草、野丈人、犄角花、白头公、老翁花、胡王使者。

来源 本品为毛茛科植物白头翁 [*Pulsatilla chinensis* (Bge.) Regel] 的干燥根。

生境 生长于平原、低山山坡草地、林缘或干旱多岩石的坡地。主产于河南、陕西、甘肃、山东、江苏、安徽、湖北、四川等地。

采收 春、秋二季采挖，除去泥沙，干燥。

功用 苦，寒。归胃、大肠经。清热解毒，凉血止痢。用于热毒血痢，阴痒带下，阿米巴痢疾。

验方 **①气喘：**白头翁10克，水煎服。**②外痔：**白头翁全草，以根捣红贴痔上。**③心烦口渴、发热：**白头翁9克，川黄连、川黄柏、秦皮各6克，水煎服。**④细菌性痢疾：**白头翁15克，马齿苋30克，鸡冠花10克，水煎服。**⑤非特异性阴道炎：**白头翁20克，青皮15克，海藻10克，水煎服，每日2次。

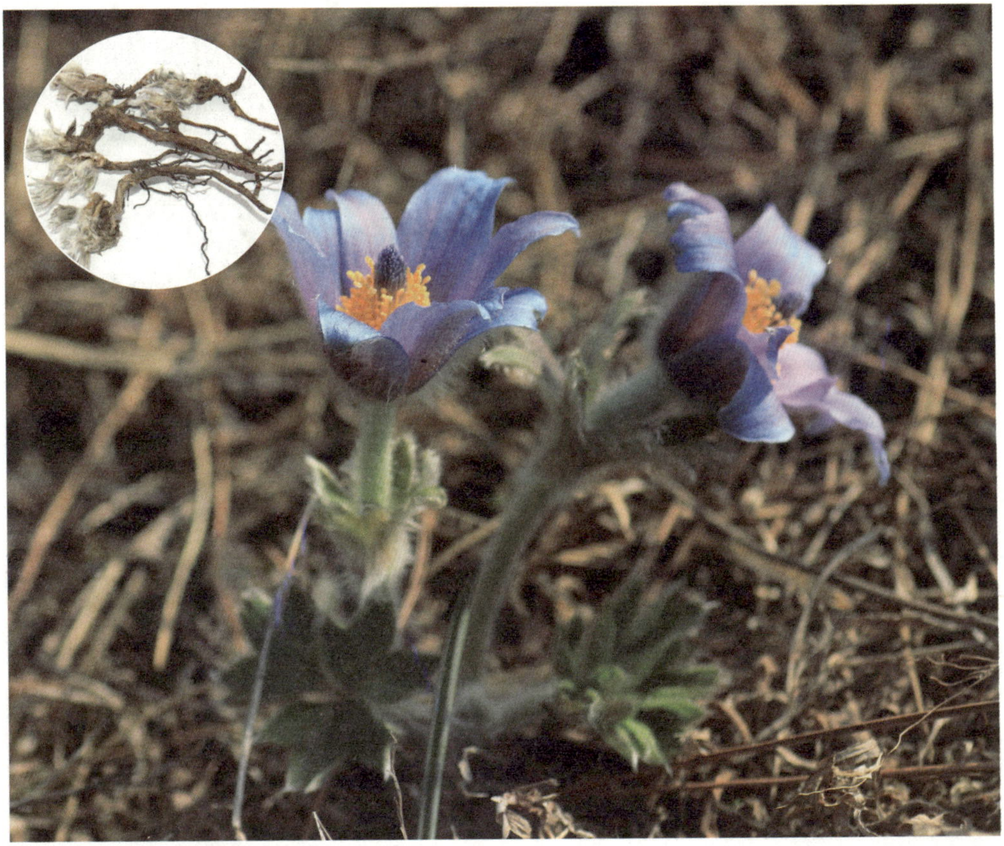

马齿苋

MA CHI XIAN

别名 酸苋、马齿草、长命菜、马齿菜、马齿龙芽。

来源 本品为马齿苋科植物马齿苋 (*Portulaca oleracea* L.) 的干燥地上部分。

生境 生长于荒地、田间、菜园及路旁。我国大部分地区均产。

采收 夏、秋二季采收，除去残根及杂质，洗净，略蒸或烫后晒干。

功用 酸，寒。归肝、大肠经。清热解毒，凉血止血，止痢。用于热毒血痢，痈肿疔疮，湿疹，丹毒，蛇虫咬伤，便血，痔血，崩漏下血。

验方 **①痢疾便血、湿热腹泻：**马齿苋250克，粳米60克，粳米加水适量，煮成稀粥，马齿苋切碎后下，煮熟，空腹食用。**②赤白带：**鲜马齿苋适量，洗净捣烂绞汁约60克，生鸡蛋2个，去蛋黄用蛋清，入马齿苋汁中搅和，开水冲服，每日1次。**③痈肿疮疡、丹毒红肿：**马齿苋120克，水煎内服；以鲜品适量捣糊外敷。

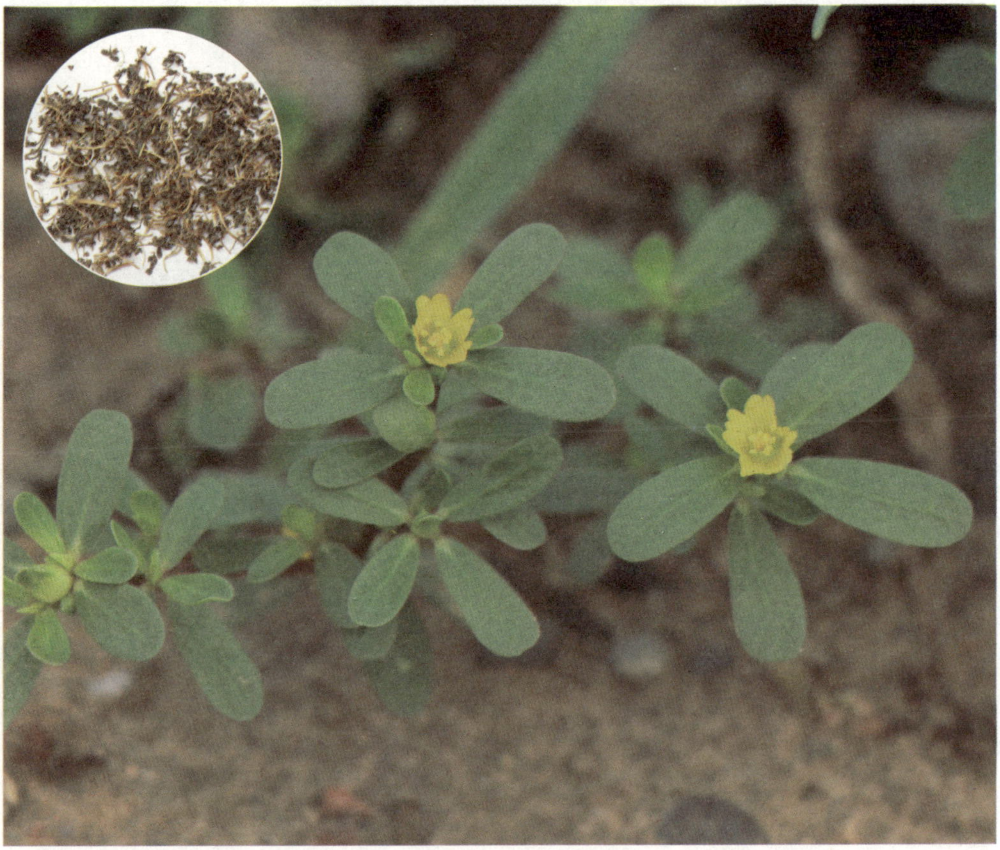

鸦胆子

YA DAN ZI

别名 老鸦胆、雅旦子、苦榛子、鸭蛋子、小苦楝、苦参子。

来源 本品为苦木科植物鸦胆子 [*Brucea javanica* (L.) Merr.] 的干燥成熟果实。

生境 生长于灌木丛、草地及路旁向阳处。主产于广东、广西、福建、云南、贵州等地。

采收 秋季果实成熟时采收，除去杂质，晒干。

功用 苦，寒；有小毒。归大肠、肝经。清热解毒，截疟，止痢；外用腐蚀赘疣。用于痢疾，疟疾；外治赘疣，鸡眼。

验方 **①阿米巴痢疾：**用龙眼肉包裹鸦胆子仁吞服（或装胶囊中），每次15～30粒，每日3次，服时切勿咬碎。**②疣：**鸦胆子适量，去皮，杵为末，以烧酒和涂患处。**③阴道炎：**鸦胆子仁40粒，打碎，加水煎至40毫升，一次性灌注阴道，每日1次。**④疟疾：**将鸦胆子仁分装胶囊中或用龙眼肉包裹，吞服，每次10粒，每日3次，第3日后用量减半，连服5日。

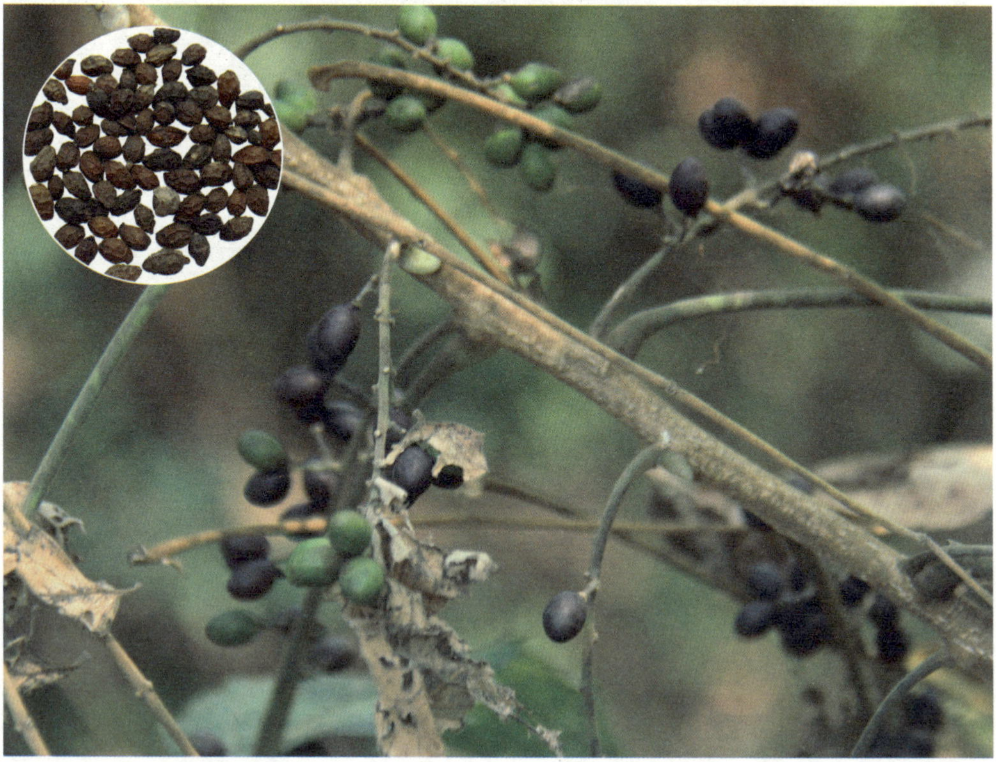

半边莲

BAN BIAN LIAN

别名 腹水草、蛇利草、半边菊、细米草。

来源 本品为桔梗科植物半边莲 (*Lobelia chinensis* Lour.) 的干燥全草。

生境 生长于水田边、沟边及潮湿草地上。主产于安徽、江苏及浙江等地。

采收 夏季采收，除去泥沙，洗净，晒干。

功用 辛，平。归心、小肠、肺经。利尿消肿，清热解毒。用于面足浮肿，痈肿疔疮，蛇虫咬伤，湿热黄疸，湿疹湿疮，晚期血吸虫病腹水。

验方 **①多发性疖肿、急性蜂窝织炎：**半边莲30克，紫花地丁15克，野菊花9克，金银花6克，水煎服，并将适量鲜半边莲捣烂敷患处。**②蛇咬伤：**鲜半边莲30～120克，水煎服；同时用鲜品捣烂敷伤口周围及肿痛处。**③黄疸、水肿、小便不利：**半边莲、白茅根各30克，水煎，加适量白糖后服用。**④肝硬化及血吸虫病腹水：**半边莲30～45克，马鞭草15克，水煎服。

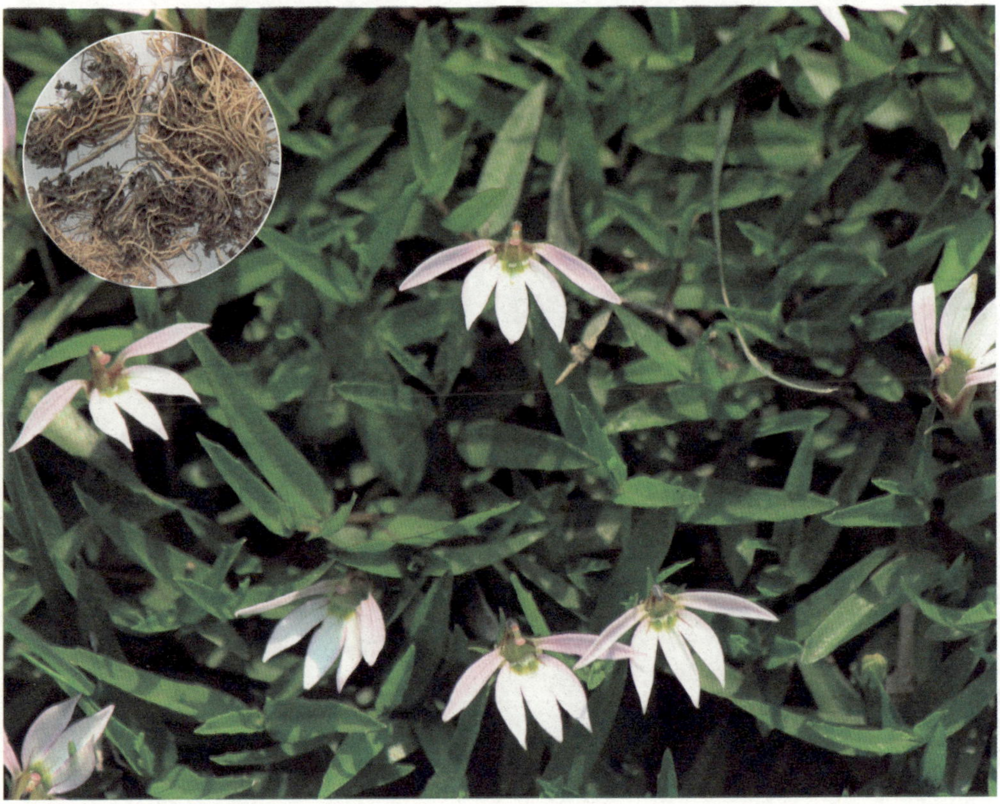

白花蛇舌草

BAI HUA SHE SHE CAO

别名 蛇舌草、甲猛草、尖刀草、蛇针草、白花十字草。

来源 本品为茜草科植物白花蛇舌草 (*Hedyotis diffusa* Willd.)的干燥全草。

生境 生长于潮湿的沟边、草地、田边和路旁。我国长江以南各地均产。

采收 夏、秋二季采收，洗净，晒干或鲜用。

功用 苦、微甘，微寒。归肺、肝、胃经。清热，利湿，解毒。用于肺热喘咳，扁桃体炎，咽喉炎，阑尾炎，痢疾，尿路感染，黄疸，肝炎，盆腔炎，附件炎，痈肿疔疮，毒蛇咬伤，肿瘤。

验方 **①喉咙肿胀疼痛：**白花蛇舌草30克，玄参15克，甘草3片，放入1500毫升水中，煮30分钟后服用。**②尖锐湿疣：**白花蛇舌草30～60克，水煎取汁，去渣，调入适量蜂蜜后服用。**③盆腔炎、附件炎：**白花蛇舌草、大血藤、两面针各30克，水煎服。**④疮痈、蛇咬伤：**鲜白花蛇舌草120克，捣烂外敷。**⑤脓溃恢复期：**白花蛇舌草30克，薏苡仁60克，水煎服。

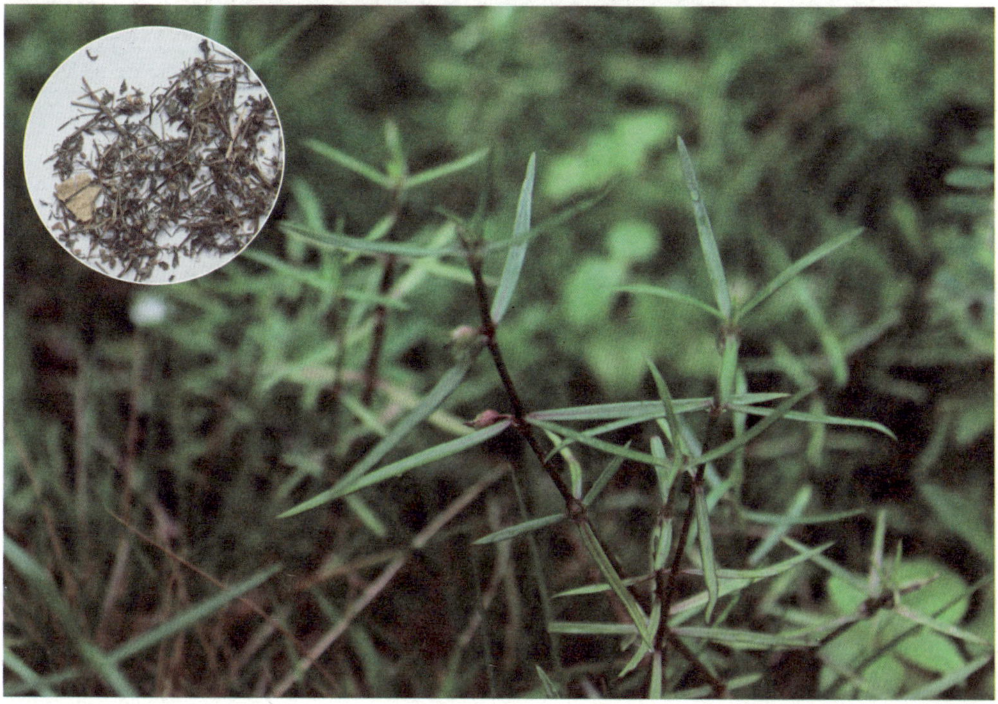

白蔹

BAI LIAN

别名 昆仑、白根、山地瓜、见肿消、地老鼠、鹅抱蛋。

来源 本品为葡萄科植物白蔹 [*Ampelopsis japonica* (Thunb.) Makino] 的干燥块根。

生境 生长于荒山的灌木丛中。多为野生。主产于华东、华北及中南地区。

采收 春、秋二季采挖，除去泥沙及细根，切成纵瓣或斜片，晒干。

功用 苦，微寒。归心、胃经。清热解毒，消痈散结，敛疮生肌。用于痈疽发背，疔疮，瘰疬，水火烫伤。

验方 **①水火烫伤：**白蔹、地榆各等份，共为末，适量外敷，或麻油调敷患处。**②急、慢性细菌性痢疾：**白蔹适量，焙干研末，每次1～3克，每日3次。**③聤耳出脓血：**白蔹、黄连（去须）、龙骨、赤石脂、乌贼鱼骨（去甲）各50克，上五味，捣罗为散，先以棉拭干脓，每次用药3克，棉裹塞耳中。

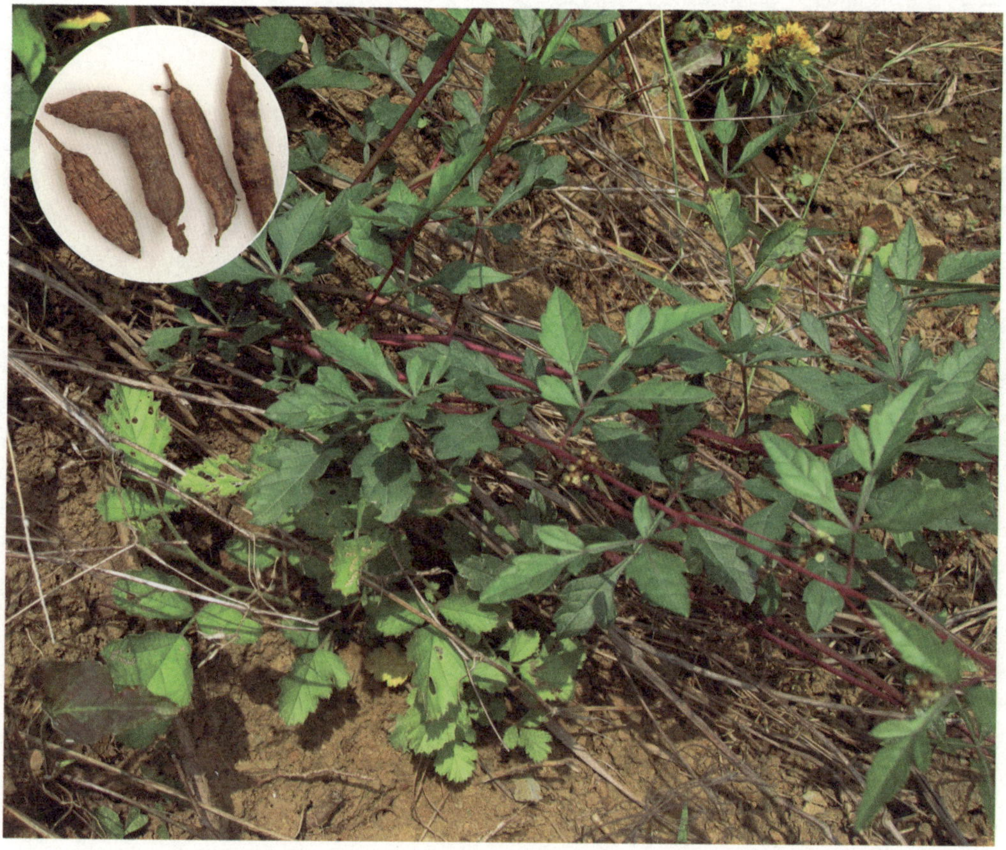

九头狮子草

JIU TOU SHI ZI CAO

别名 接骨草、土细辛、万年青、金钗草、四季青、九节篱、铁脚万年青。

来源 本品为爵床科植物九头狮子草 [*Peristrophe japonica* (Thunb.) Bremek.] 的干燥全草。

生境 生长于山坡、林下、路旁、溪边等阴湿处。主产于江苏、浙江、福建、湖南、江西、贵州、四川、重庆等地。

采收 夏、秋二季采收，鲜用或晒干。

功用 辛、微苦，凉。发汗解表，清热解毒，镇痉。用于感冒，咽喉肿痛，白喉，小儿消化不良，小儿高热，痈疖肿毒，毒蛇咬伤。

验方 **①黑疱疔：**九头狮子草茎叶，捣烂，涂敷。**②蛇咬伤：**鲜九头狮子草、半枝莲、紫花地丁，加盐卤捣烂，涂敷于咬伤部位。**③支气管肺炎：**鲜九头狮子草60～90克，捣烂绞汁，调少许盐服。**④肺热咳嗽：**鲜九头狮子草30克，加冰糖适量，水煎服。

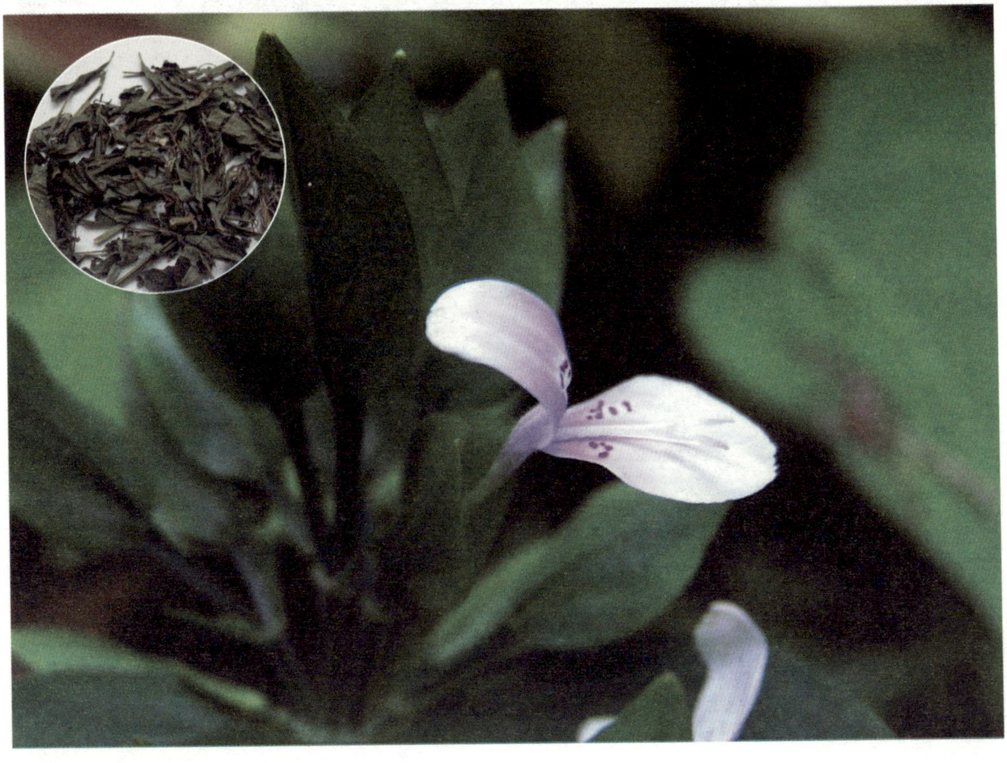

臭草

CHOU CAO

别名 芸香、臭艾、小香草、荆芥七。

来源 本品为芸香科芸香属植物芸香 (*Ruta graveolens* L.) 的全草。

生境 生长于林缘、山谷草丛中。南北各地多有栽培。主产于云南、贵州、四川、甘肃、陕西等地。

采收 6—7月花开前割取地上部分，去除杂质，阴干。

功用 辛、微苦，凉。归肝、脾经。清热解毒，散瘀止痛。用于感冒发热，牙痛，月经不调，小儿湿疹；外用治疮疖肿毒，跌打损伤。

验方 **①泄泻、小便不通：**臭草叶，或生或煮食之。**②驱除蛔虫：**菜籽油煎臭草叶，捣烂敷脐上。**③鼻出血：**臭草叶捣烂，塞鼻孔。**④跌打肿痛：**鲜臭草叶15克，捣烂温酒冲服；另用鲜臭草叶捣烂擦伤部。**⑤小儿大便肠出：**好酒煮臭草叶，捣烂，用布作膏贴之。**⑥小儿惊风：**鲜臭草15克，酌冲开水炖服，每日2次。

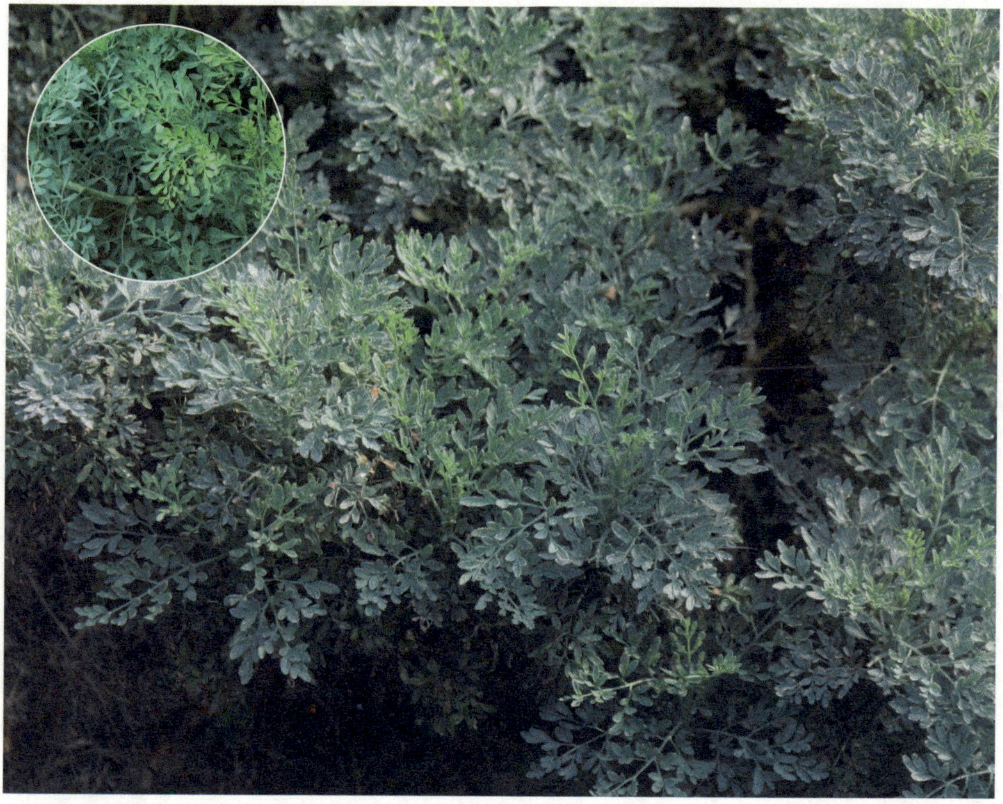

了哥王

LIAO GE WANG

别名 地棉皮、山豆了、九信草。

来源 本品为瑞香科植物南岭荛花 [*Wikstroemia indica* (L.) C. A. Mey.] 的干燥根。

生境 生长于村边、路旁、山坡灌丛中。主产于广东、广西、江西、福建、湖南、贵州等地，浙江、台湾及云南也有分布。

采收 秋至次年春初采挖，洗净，晒干，经多次蒸晒去毒后用。

功用 苦、辛，寒；有毒。归心、肺、小肠经。消炎解毒，散瘀逐水。用于支气管炎，肺炎，腮腺炎，淋巴结炎，晚期血吸虫腹水，疮疖痈疽。

验方 **①化脓性骨髓炎：**了哥王、八地金牛各10克，铁包金、金刚头、金锁匙、磨盘草、金银花、墨旱莲、鹅不食草、七叶一枝花各15克，加水4000毫升，煎至300毫升，隔日1剂，分2次服用；药渣煎水洗患处。**②淋巴结炎初起：**鲜了哥王根第二重皮和红糖捣烂敷患处，并取了哥王根30克，水煎服，每日1次。

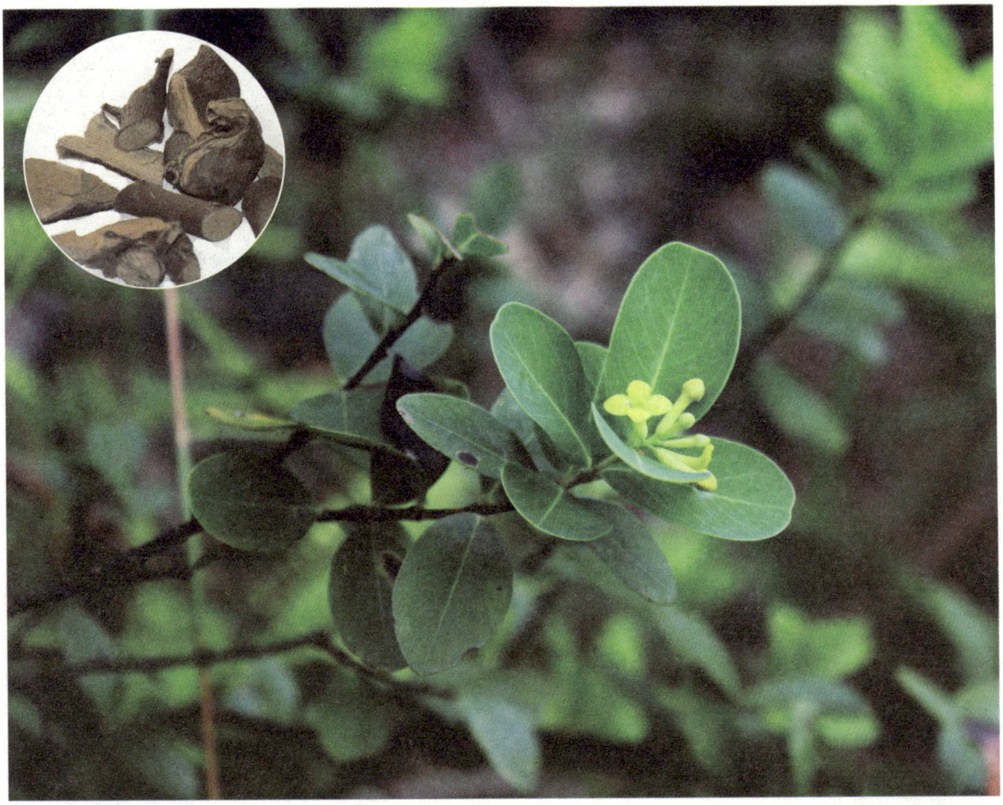

四季青

SI JI QING

别名 红冬青、大叶冬青。

来源 本品为冬青科植物冬青 (*Ilex chinensis* Sims) 的干燥叶。

生境 生长于向阳山坡林缘、灌丛中。主产于我国长江以南各地。

采收 秋、冬二季采摘，鲜用或晒干。

功用 苦、涩，寒。归心、肺经。清热解毒，凉血止血。用于慢性气管炎，肾盂肾炎，细菌性痢疾；外用治烧烫伤，下肢溃疡，麻风溃疡，创伤出血，冻伤，乳腺炎，皮肤皲裂（烧灰调油外搽）。

验方 **①热毒疮疔：**四季青鲜叶洗净，加盐少许同捣敷。**②外伤出血：**四季青鲜叶捣敷或干叶研细末外撒。**③风热感冒：**四季青、大青叶、鸭跖草各30克，紫苏梗、荆芥各15克，加清水500毫升，浓煎，每次服用10～15毫升，每日3～4次。

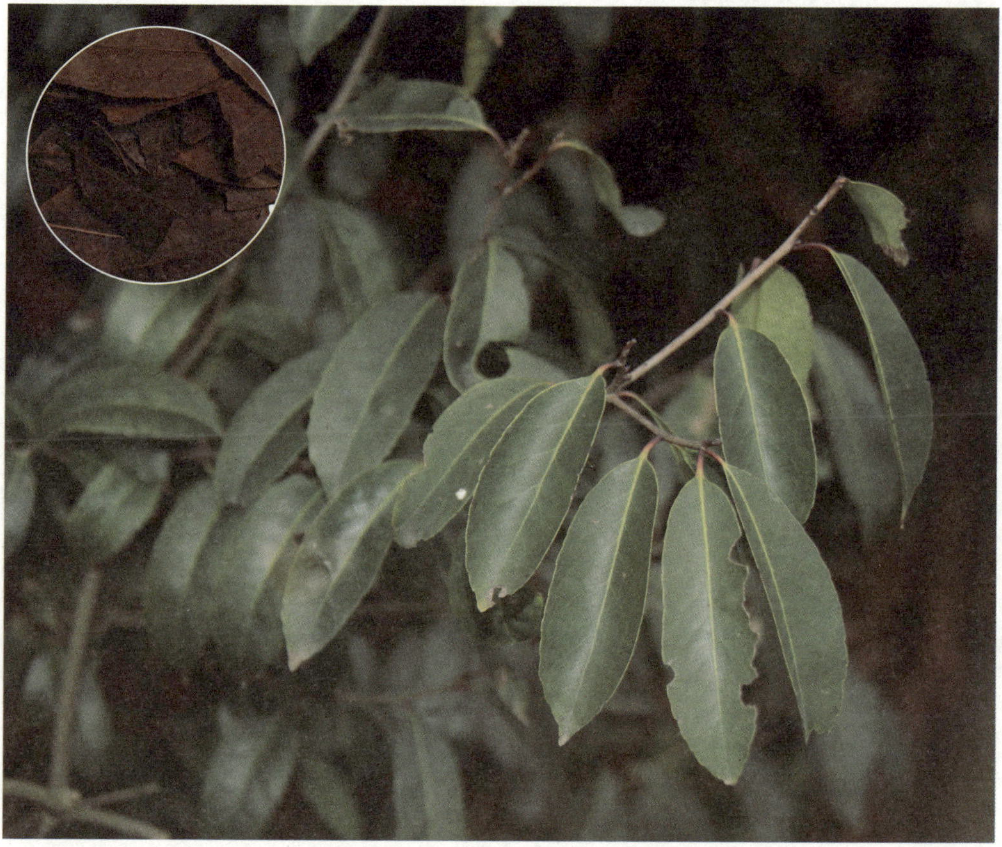

朱砂根

ZHU SHA GEN

别名 凤凰肠、老鼠尾、山豆根、地杨梅、散血丹、土丹皮、金锁匙。

来源 本品为紫金牛科植物朱砂根 (*Ardisia crenata* Sims) 的干燥根。

生境 生长于山地林下、沟边、路旁。主产于浙江、安徽、江西、湖南、湖北、四川、重庆、福建、广东、广西等地。

采收 秋后采挖根部，洗净晒干。

功用 苦、辛，凉。归肺、肝经。清热解毒，散瘀止痛。用于扁桃体炎，急性咽喉炎，白喉，丹毒，淋巴结炎，劳伤吐血，心胃气痛，风湿骨痛，跌打损伤。

验方 **①咽喉肿痛：** 朱砂根9～15克，水煎服。**②肺病、劳伤吐血：** 朱砂根9～15克，同猪肺炖服，先喝汤，后去药吃肺，连吃3个肺为1个疗程。**③上呼吸道感染、扁桃体炎、白喉、丹毒、淋巴结炎：** 朱砂根9～15克，煎服。**④跌打损伤、关节风痛：** 朱砂根9～15克，水煎服。

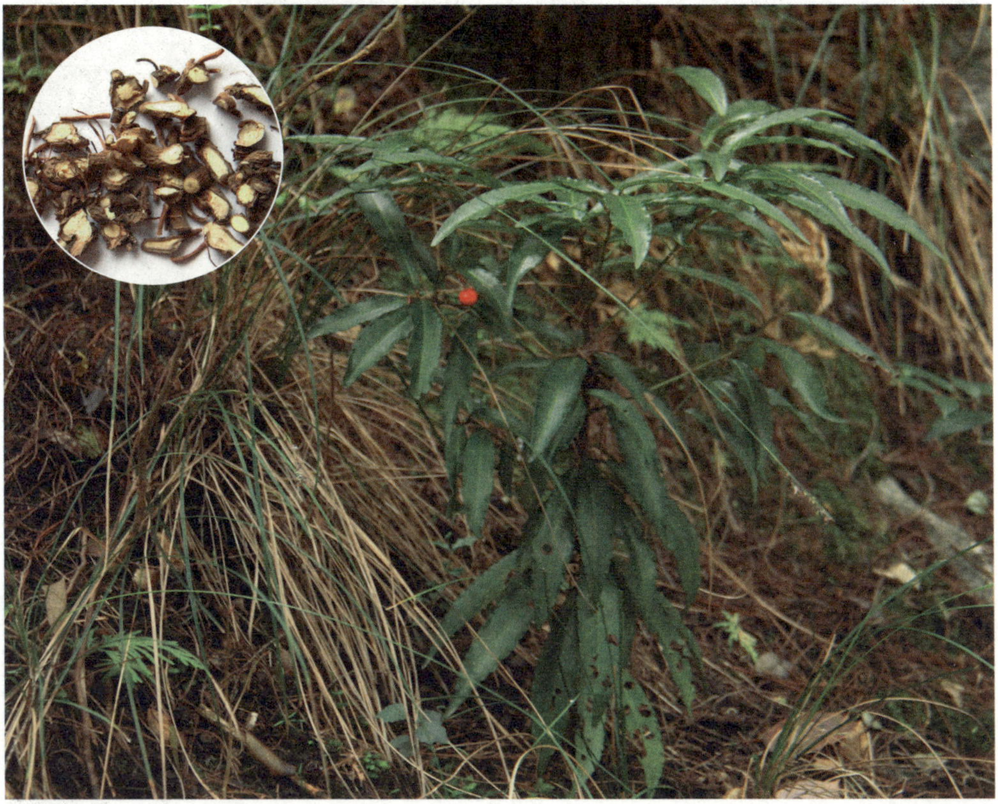

杠板归

GANG BAN GUI

别名 河白草、蛇倒退、梨头刺、蛇不过。

来源 本品为蓼科植物杠板归（*Polygonum perfoliatum* L.）的干燥地上部分。

生境 生长于山谷、灌木丛中或水沟旁。主产于江苏、浙江、福建、江西、广东、广西、四川、重庆、湖南、贵州等地。

采收 夏季花开时采割，晒干。

功用 酸、苦，寒。归胃、大肠、膀胱、肺、肝经。利水消肿，除湿退黄，清热解毒。用于肾炎水肿，百日咳，泻痢，湿疹，疖肿，毒蛇咬伤等。

验方 **①颈淋巴结炎：**杠板归9～30克，水煎服，每日1剂；外用鲜全草适量，捣烂敷患处，每日1次。**②带状疱疹：**鲜杠板归60克，洗净捣烂，加食盐5克拌匀，敷患处。**③百日咳：**杠板归、海浮石各30克，黛蛤散（冲服）、百部各15克，朱砂1.5克（冲服），上药除黛蛤散、朱砂（研细）外，余药水煎取汁，冲朱砂、黛蛤散服，每日1剂，分2次服用。

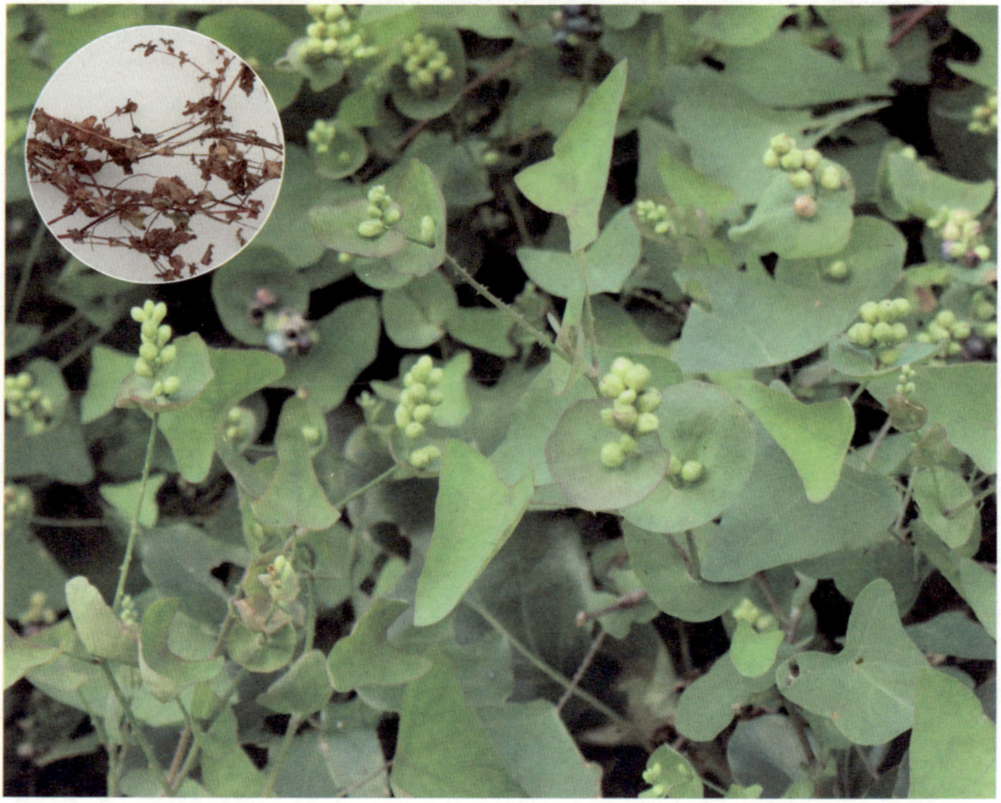

万年青根

WAN NIAN QING GEN

别名 开口剑、斩蛇剑、牛尾七、冲天七、白河车、竹根七、铁扁担、青龙胆。

来源 本品为百合科植物万年青（*Rohdea japonica* Roth）的根及根茎。

生境 生长于阴湿的林下、山谷。主产于湖南、湖北、江西、四川、重庆、贵州、福建、台湾、广东、江苏、安徽、浙江等地。

采收 全年可采，挖取根及根茎，除去茎叶及须根后，洗净，晒干或烘干。

功用 苦、微甘，寒；有小毒。归肺、肝、心经。凉血止血，清热解毒，利尿。用于白喉，白喉性心肌炎，咽喉肿痛，狂犬咬伤，细菌性痢疾，风湿性心脏病，心力衰竭；外用治跌打损伤，毒蛇咬伤，烧烫伤，乳腺炎，痈疖肿毒。

验方 **①流行性腮腺炎：**新鲜万年青根20～30克，切碎捣烂，敷患处，早、晚各换药1次。**②痔疮肿痛难行：**猪腿骨去两头，同万年青根入砂锅内，水煮，趁热熏，温洗，每日3次。

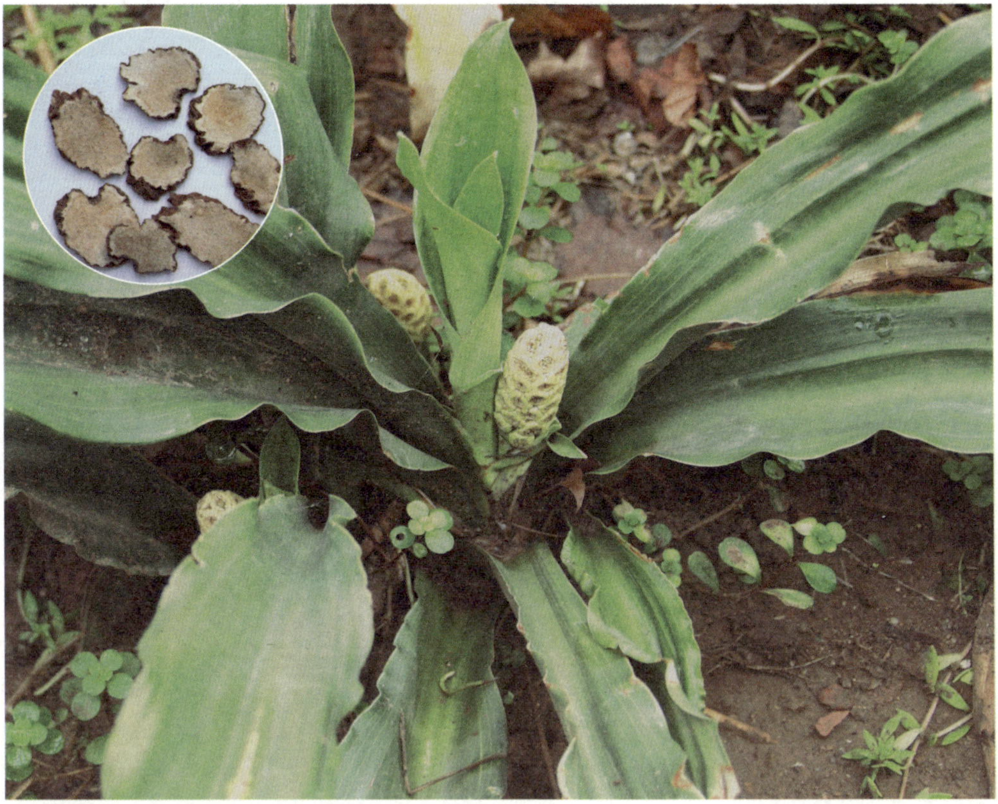

佛甲草

FO JIA CAO

别名 火烧草、半支连、火焰草、铁指甲、佛指甲、狗牙半支。

来源 本品为景天科植物佛甲草 (*Sedum lineare* Thunb.) 的干燥全草。

生境 生长于低山阴湿处或山坡、山谷岩石缝中。主产于陕西、甘肃、江苏、安徽、浙江、江西、福建、台湾、四川、重庆、贵州、云南等地。

采收 夏、秋二季拔出全株，洗净，放开水中烫一下，捞起，晒干或烘干。

功用 甘、淡，寒。归心、肺、肝、脾经。清热解毒，利湿，止血。用于咽喉肿痛，目赤肿毒，热毒痈肿，疔疮，丹毒，缠腰火丹，烫火伤，毒蛇咬伤，黄疸，湿热泻痢，便血，崩漏，外伤出血，扁平疣。

验方 **①喉火：**佛甲草15克，捣烂，加蛋清开水冲服。**②咽喉肿痛：**鲜佛甲草30克，捣绞汁，加米醋少许，温开水一大杯冲漱喉，每日数次。

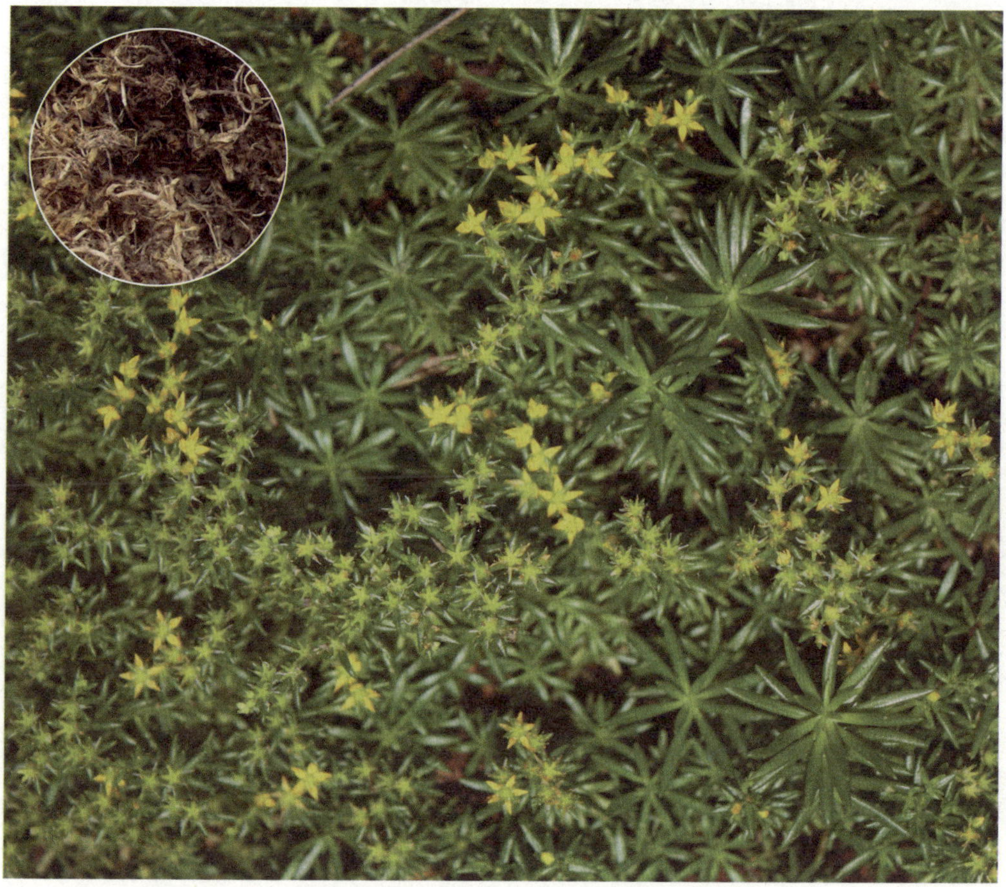

蟛蜞菊

PENG QI JU

别名 路边菊、马兰草、黄花龙舌草、黄花曲草、龙舌草。

来源 本品为菊科植物蟛蜞菊 [*Wedelia chinensis* (Osb.) Merr.] 的干燥全草。

生境 生长于沿海地区的水沟边或湿地。主产于广东、广西、福建等地。

采收 夏、秋二季采收，洗净，鲜用或晒干。

功用 甘、微酸，凉。归肺、肝经。清热解毒，化痰止咳，凉血平肝。用于麻疹，感冒发热，白喉，咽喉炎，扁桃体炎，支气管炎，肺炎，百日咳，咯血，高血压；外用治疗疮疖肿。

验方 **①痢疾：**蟛蜞菊30克，鹅掌金星、金锦香各15克，水煎服。**②肺炎：**蟛蜞菊、爵床各30克，败酱草、火炭母各60克，水煎服。**③牙龈红肿疼痛、发热、口渴：**蟛蜞菊30克，栀子根6克，水煎服。**④咳嗽：**蟛蜞菊30克，半边莲、匍伏堇各15克，水煎，冲白糖服。**⑤咯血：**鲜蟛蜞菊60克，鲜积雪草、鲜一点红各30克，捣烂绞汁冲蜜服。**⑥风湿性关节炎：**蟛蜞菊、海金沙、薏苡仁根各30克，炖豆腐服。

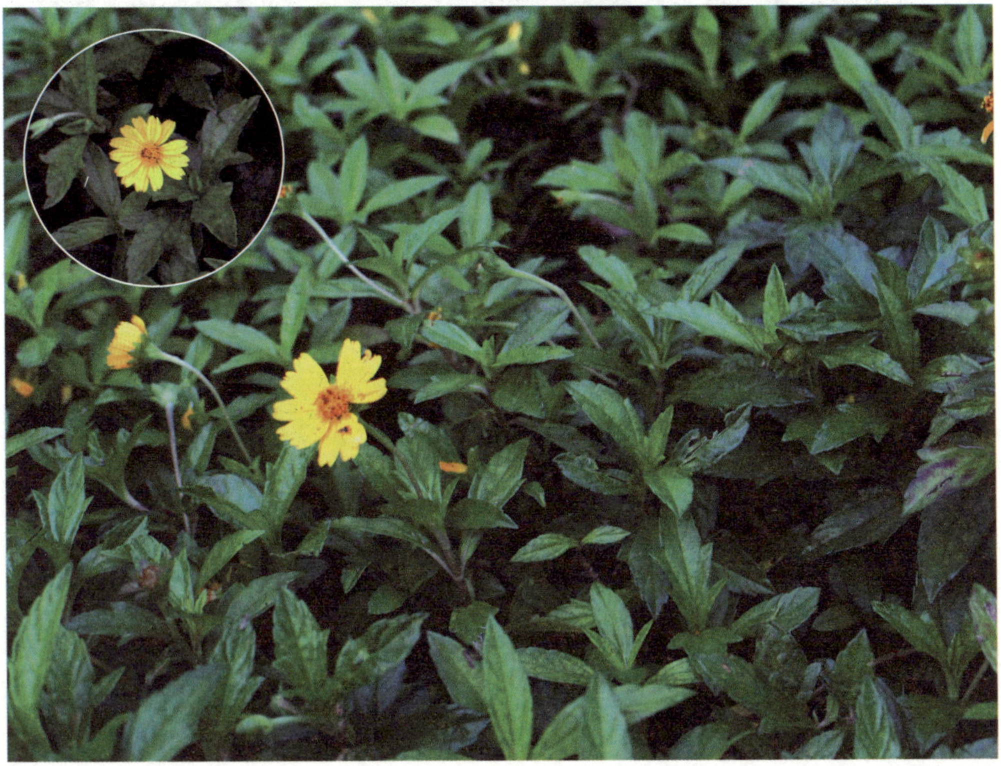

翻白草

FAN BAI CAO

别名 鸡腿儿、山萝卜、天藕儿、鸡脚草、白头翁、老鸦爪、茯苓草、黄花地丁。

来源 本品为蔷薇科植物翻白草 (*Potentilla discolor* Bge.) 的干燥全草。

生境 生长于山坡、路旁、草地。主产于河北、安徽等地。

采收 夏、秋二季采收。未开花时连根挖取，除净泥土，晒干。

功用 苦、甘，平。归肝、大肠经。清热解毒，消肿止血。用于痢疾，疟疾，肺脓肿，咯血，呕血，便血，崩漏，痈肿，疔疮，瘰疬。

验方 **①皮肤或下肢溃疡：**翻白草60克，苦参30克，煎汤熏洗患处，每日1次。**②呕血、咯血、衄血、便血等血热出血：**翻白草15克，阿胶9克，水煎服。**③热毒疖肿、淋巴结炎、疥疮、湿疹：**翻白草适量，捣敷患处。**④慢性鼻炎、咽炎、口疮：**翻白草15克，紫花地丁12克，水煎服。

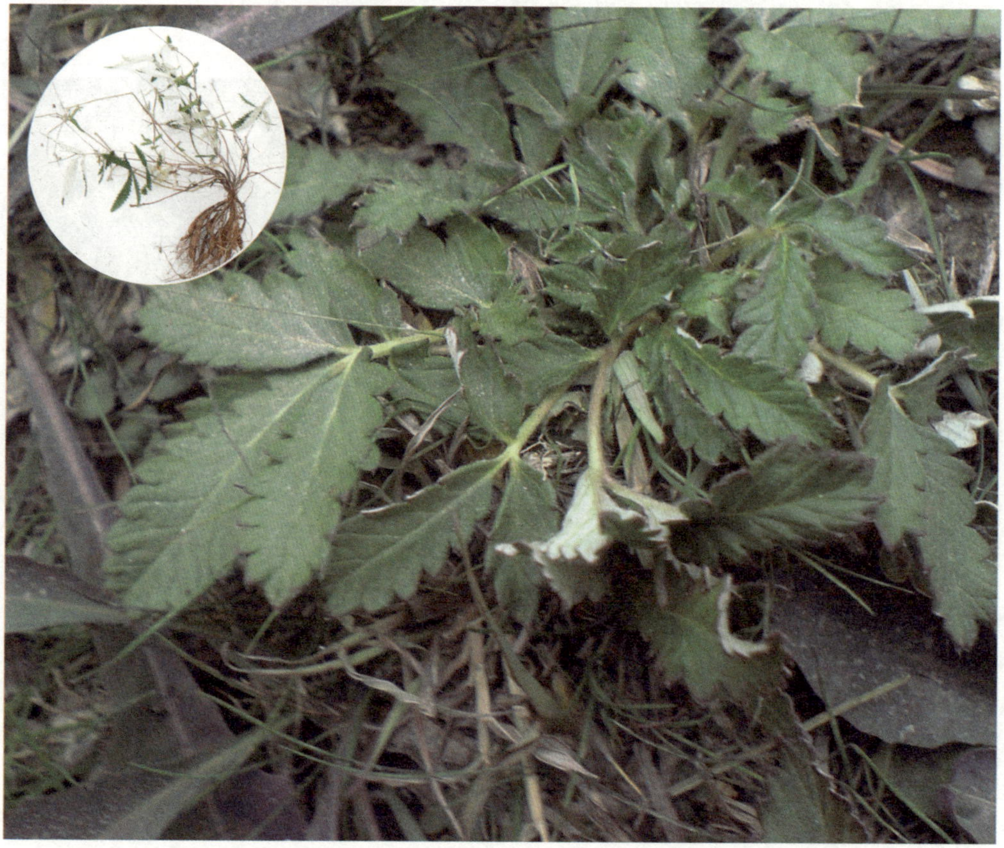

大蒜

DA SUAN

别名 独头蒜、紫皮蒜。

来源 本品为百合科植物大蒜 (*Allium sativum* L.) 的鳞茎。

生境 生长于山坡、平地。我国各地均有栽培。

采收 夏初叶枯萎时采挖，除去泥沙，于通风处晾干或烘烤至外皮干燥。

功用 辛，温。归脾、胃、肺经。清热解毒，消肿，杀虫，止痢。用于疮疡痈肿，疥癣，肺痨，顿咳，泄泻，痢疾，白秃癣疮，蛇虫咬伤。

验方 **①蛲虫病：**新鲜大蒜，每50克加水200毫升，微火煮烂，纱布过滤，装瓶中备用。选用大号注射器接上导尿管，吸取煎汁灌肠，每次注入10～15毫升，于下午4：00—5：00或8：00—9：00进行。**②关节炎：**大蒜头（去皮）100克，捣成糊状，李树皮50克，加水100毫升，煎取20毫升，生姜10克，捣烂取汁，加蜂蜜6克调匀，调成糊剂，摊在塑料布上，厚约0.2厘米，外敷关节周围，外用绷带包扎固定，待局部有发热、刺痛感30～50分钟后，除去敷药，暴露患部即可，9～50日为1个疗程。

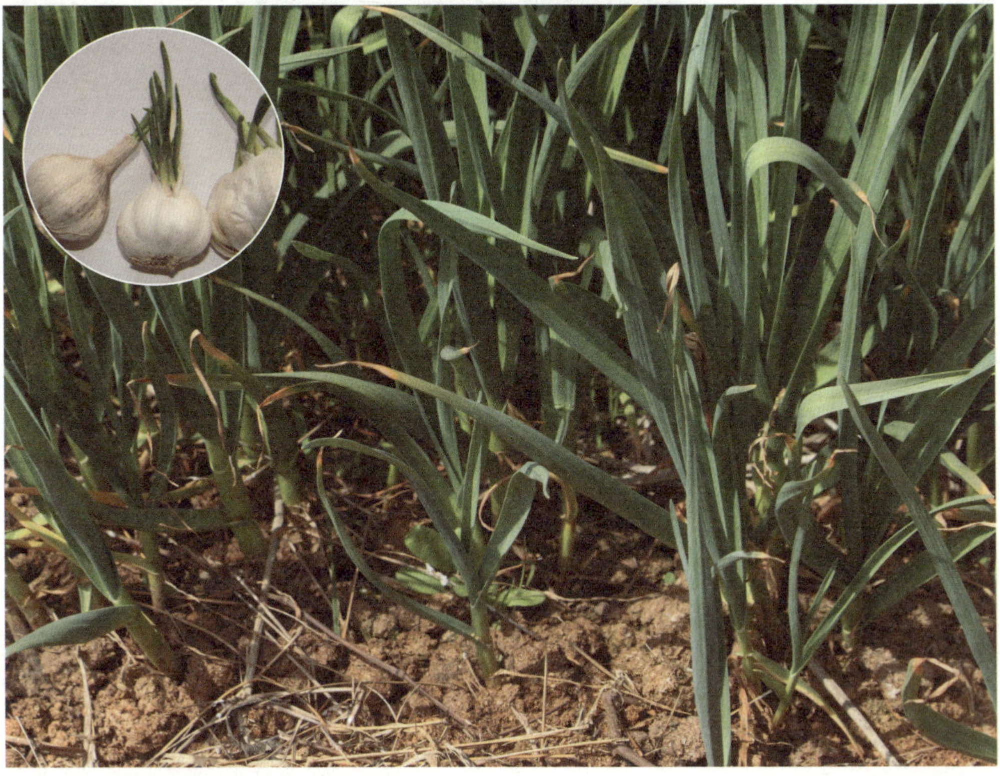

冬凌草

DONG LING CAO

别名 冰凌花、冰凌草、六月令、彩花草、山香草、雪花草。

来源 本品为唇形科植物碎米桠 [*Rabdosia rubescens* (Hemsl.) Hara] 的干燥地上部分。

生境 生长于山坡、灌木丛、林地及路边向阳处。主产于河北、山西、陕西、甘肃、安徽、浙江、江西、河南、湖北、湖南、广西、四川、贵州等地。

采收 秋季采收，洗净，晒干。

功用 苦、甘，微寒。归肺、胃、肝经。清热解毒，活血止痛。用于咽喉肿痛，症瘕腹痛，蛇虫咬伤。

验方 **①感冒、头痛：**冬凌草250克，水煎洗患处。**②风湿骨痛、关节炎：**冬凌草90克，泡酒500毫升，早、晚各服50毫升。

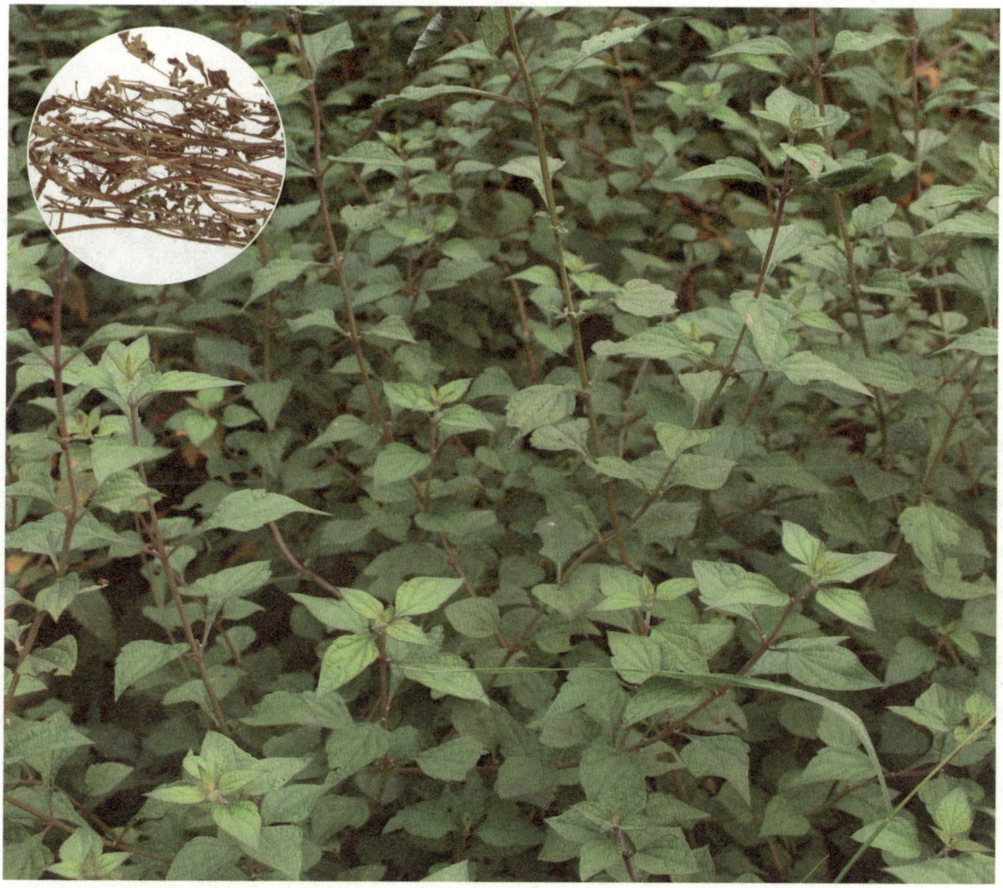

天葵子

TIAN KUI ZI

别名 地丁子、天葵根、散血珠、天去子、紫背天葵子。

来源 本品为毛茛科植物天葵 [*Semiaquilegia adoxoides* (DC.) Makino] 的干燥块根。

生境 生长于丘陵或低山林下、草丛、沟边等阴湿处。主产于江苏、湖南、湖北等地。

采收 夏初采挖，洗净，干燥，除去须根。

功用 甘、苦，寒。归肝、胃经。清热解毒，消肿散结。用于痈肿疔疮，乳痈，瘰核，瘰疬，蛇虫咬伤。

验方 **①小儿惊风：** 天葵子5克，研末，温开水送服。**②胃热气痛：** 天葵子6克，捣烂，温开水送服。**③虚咳、化痰：** 天葵子9克，炖肉吃。**④骨折：** 天葵子、桑白皮、水冬瓜皮、玉枇杷各50克，捣蓉，正骨后包患处；另取天葵子50克，泡酒500毫升，每次服药酒15毫升。

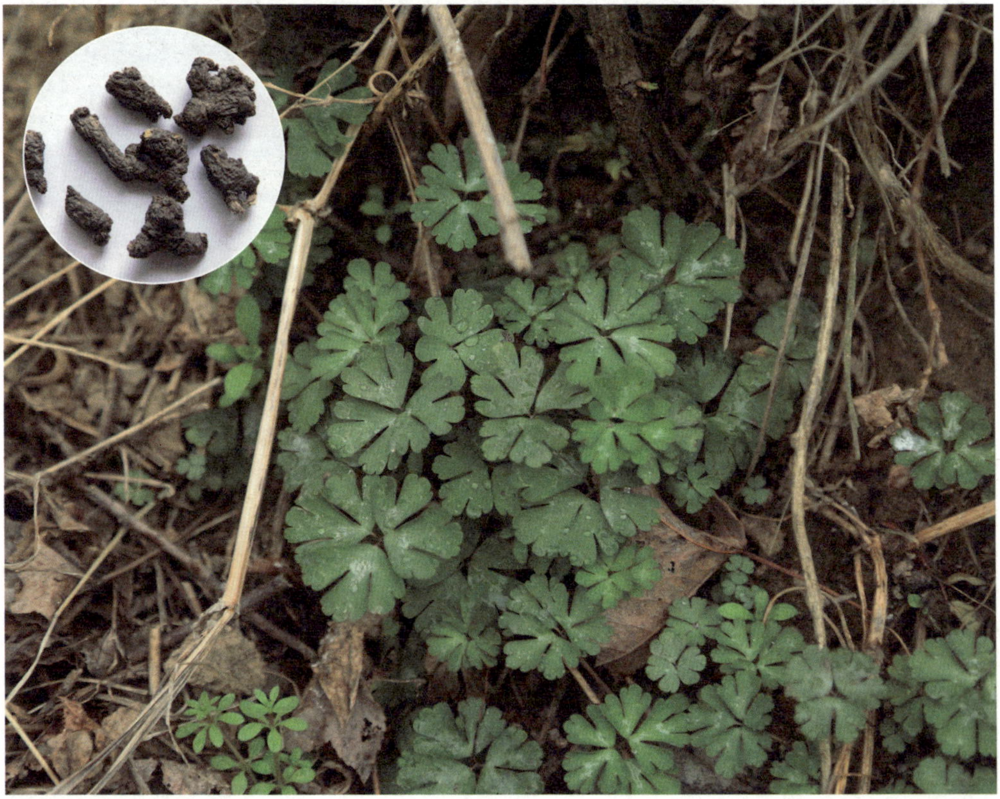

土贝母

TU BEI MU

别名 土贝、草贝、大贝母、地苦胆。

来源 本品为葫芦科植物土贝母 [*Bolbostemma paniculatum* (Maxim.) Franquet] 的干燥块茎。

生境 生长于山坡或平地。分布于河南、河北、山东、山西、陕西、甘肃、云南等地。

采收 秋、冬二季采挖，洗净泥土，将连接的小瓣剥下，蒸透后晒干。

功用 苦，微寒。归肺、脾经。解毒，散结，消肿。用于乳痈，瘰疬，痰核。

验方 **①乳痈初起：**土贝母、白芷各等份，研为细末，每服9克，陈酒热服，护暖取汗即消，重者再一服。**②疬串：**牛皮胶（水熬化）30克，入土贝母末15克，摊油纸上贴之。**③颈淋巴结结核未破者：**土贝母9克，水煎服；同时用土贝母研粉，醋调外敷。

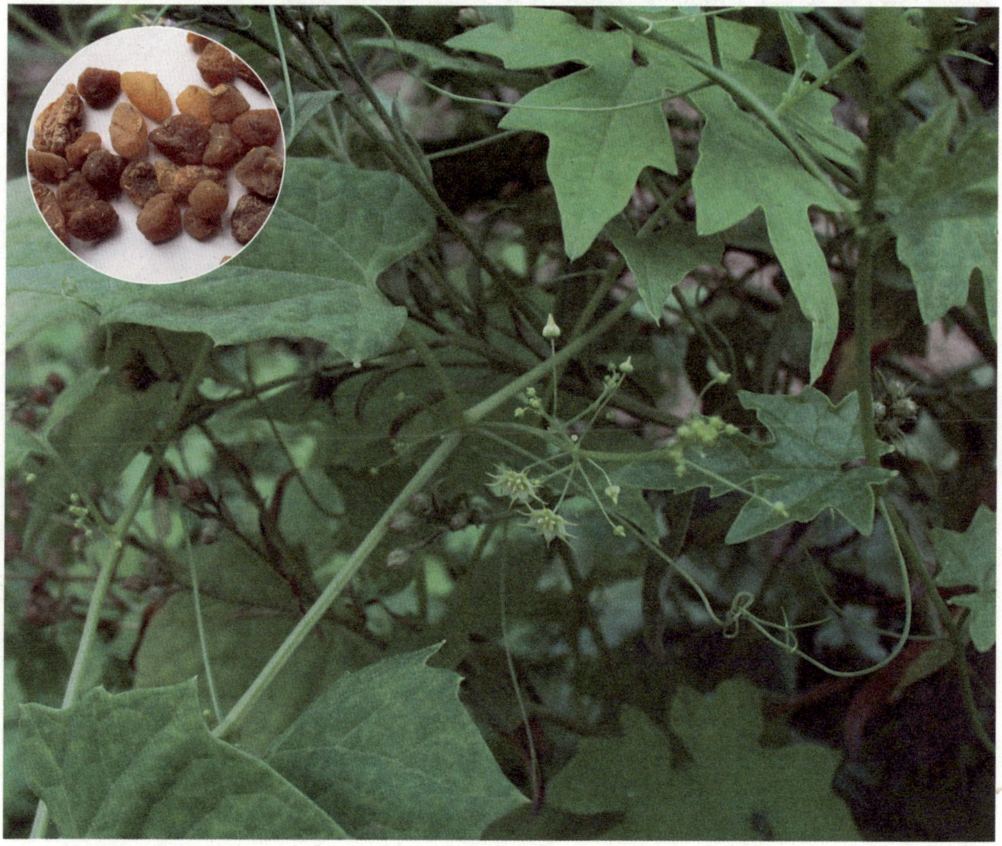

菥蓂

XI MING

别名 大荠、蔑菥、大蕺、析目、老荠、遏蓝菜、花叶荠。

来源 本品为十字花科植物菥蓂(*Thlaspi arvense* L.)的干燥地上部分。

生境 生长于平地路旁、沟边。我国大部分地区有分布。

采收 夏季果实成熟时采割，除去杂质，干燥。

功用 辛，微寒。归肝、胃、大肠经。清肝明目，和中利湿，解毒消肿。用于目赤肿痛，脘腹胀痛，胁痛，肠痈，水肿，带下，疮疖痈肿。

验方 **①肾炎：**菥蓂鲜草30～60克，水煎服。**②产后子宫内膜炎：**菥蓂干全草15克，水煎调红糖服。**③胬肉：**菥蓂适量，捣汁点服。**④产后瘀血痛：**菥蓂15克，水煎，冲失笑散（五灵脂、蒲黄）10克服。

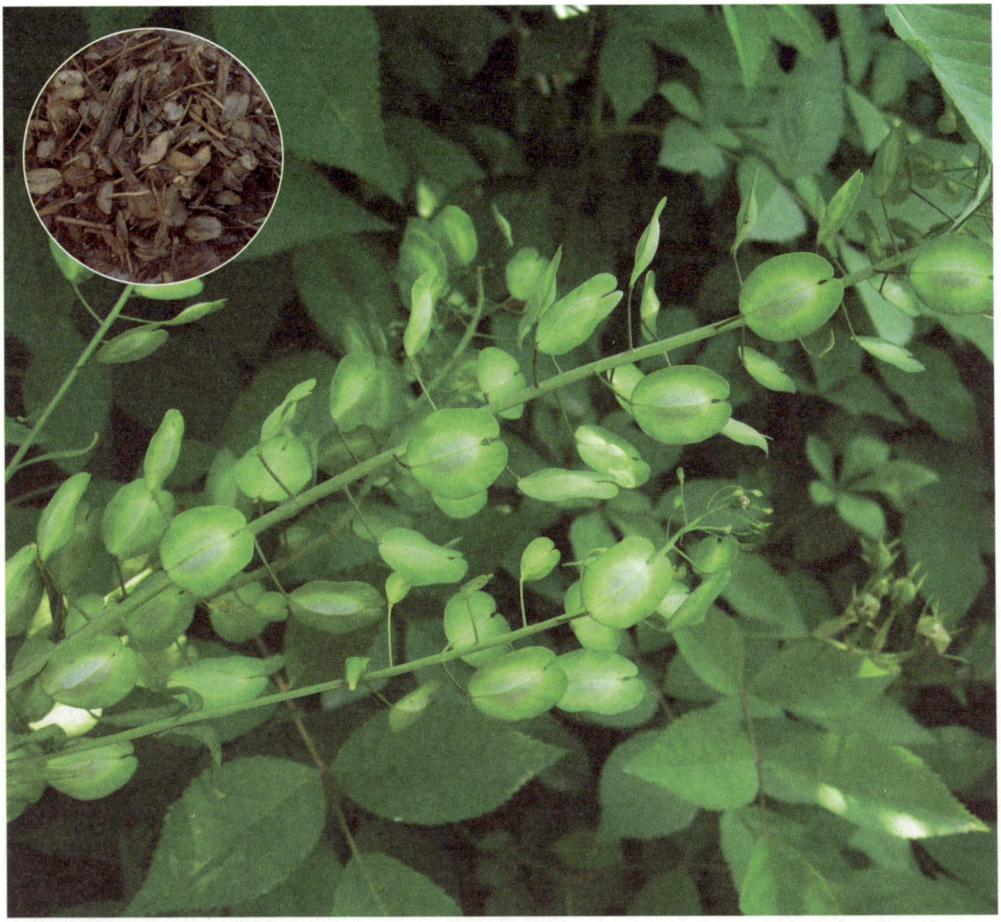

功劳木

GONG LAO MU

别名 土黄柏、土黄连、八角刺、黄柏刺、黄天竹、黄连刺。

来源 本品为小檗科植物阔叶十大功劳 [*Mahonia bealei* (Fort.) Carr.] 或细叶十大功劳 [*Mahonia fortunei* (Lindl.) Fedde] 的干燥茎。

生境 生长于山坡及灌木丛中。主产于华南、华中及华东等地。

采收 全年可采，晒干。

功用 苦，凉。归肺经。补肺气，退潮热，益肝肾。主治肺结核潮热，咳嗽，咯血，腰膝无力，头晕，耳鸣，肠炎腹泻，黄疸型肝炎，目赤肿痛等。

验方 **①肠炎：**功劳木15克，桃金娘根30克，石榴叶15克，水煎服。**②目赤肿痛：**功劳木、野菊花各15克，水煎服。

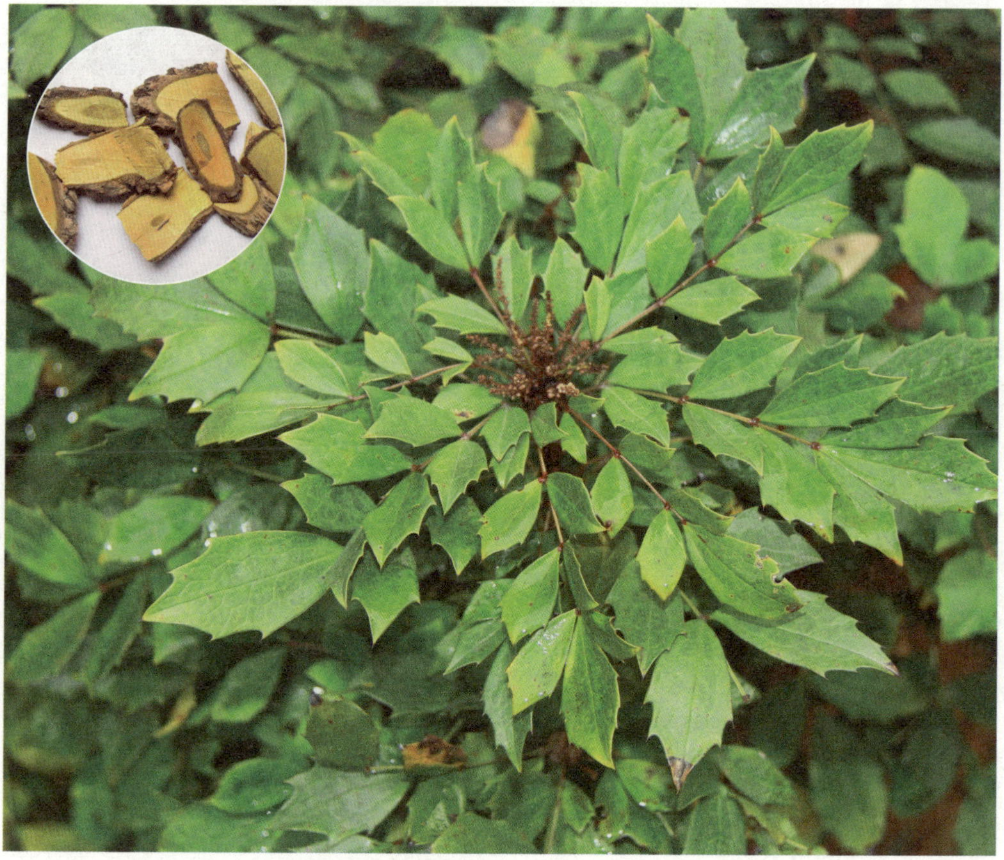

三颗针

SAN KE ZHEN

别名 小檗、刺黄连、土黄连。

来源 本品为小檗科植物拟獴猪刺 (*Berberis soulieana* Schneid.) 、小黄连刺 (*Berberis wilsonae* Hemsl.) 、细叶小檗 (*Berberis poiretii* Schneid.) 或匙叶小檗 (*Berberis vernae* Schneid.) 等同属数种植物的干燥根。

生境 生长于海拔1000～2000米的向阳山坡、荒地、路旁及山地灌丛中。主产于湖北、四川、贵州、陕西、甘肃、宁夏、西藏等地。

采收 春、秋二季采挖，除去泥沙和须根，晒干或切片晒干。

功用 苦，寒；有毒。归肝、胃、大肠经。清热燥湿，泻火解毒。用于湿热泻痢，黄疸，咽喉肿痛，目赤，聤耳流脓，湿疹湿疮，痈肿疮毒。

验方 **痢疾、肠炎、腹泻：**三颗针15克，水煎服；或三颗针、秦皮、黄连、白头翁各9克，木香、陈皮各6克，水煎服。

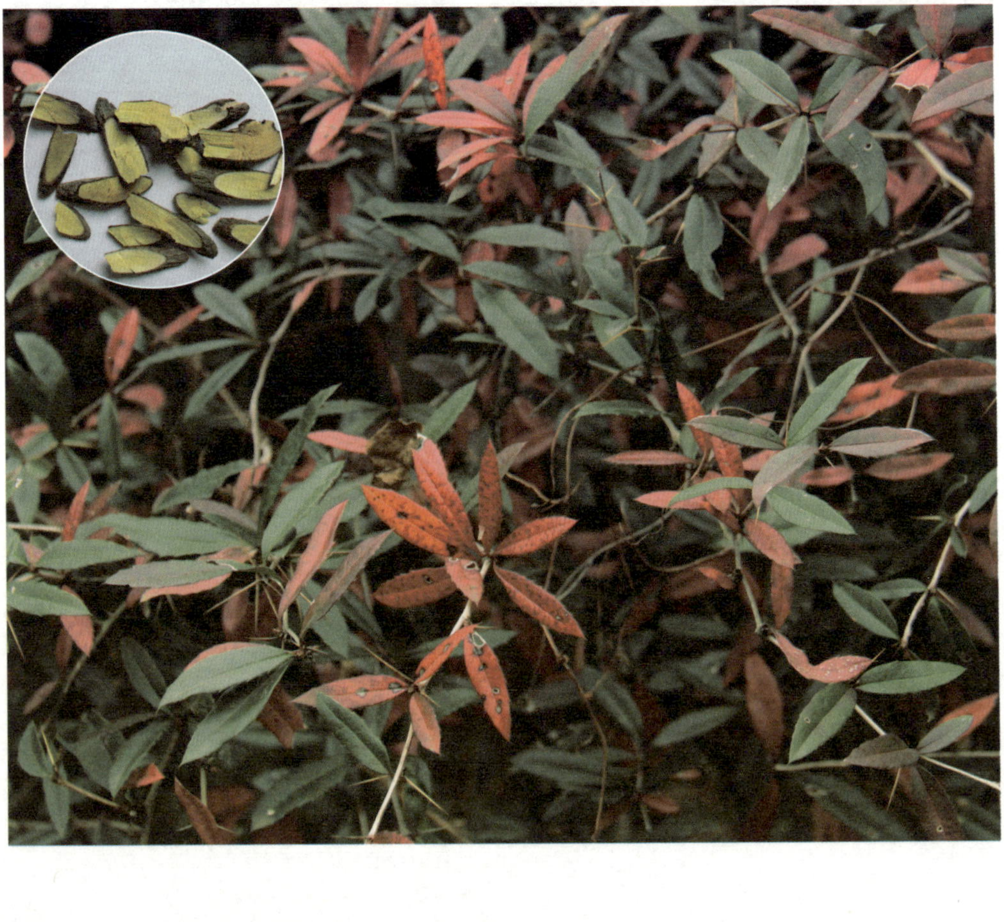

清热凉血药

地黄

DI HUANG

别名 生地、鲜地黄、生地黄、鲜生地。

来源 本品为玄参科植物地黄（*Rehmannia glutinosa* Libosch.）的新鲜或干燥块根。

生境 生长于山坡、田埂、路旁。多为栽培。主产于河南、辽宁、河北、山东、浙江等地。

采收 秋季采挖，除去芦头、须根及泥沙，鲜用或将地黄缓缓烘焙至约八成干。前者习称“鲜地黄”，后者习称“生地黄”。

功用 甘、苦，寒。归心、肝、肾经。清热生津，凉血，止血。用于热病伤阴，舌绛烦渴，温毒发疹，吐血，衄血，咽喉肿痛。

验方 **①病后虚汗、口干心躁：**地黄250克，水煎，分3次服用，1日服完。**②吐血咳嗽：**地黄末5克，酒服，每日3次。**③血热生癣：**地黄汁频服。**④肝肾阴亏、虚热动血、胸腹膨胀：**地黄、白茅根各30克，丹参15克，川楝子9克，水煎服。**⑤风湿性关节炎：**地黄90克，切碎，加水600～800毫升，煮沸约1小时，得药汁约300毫升，为1日量，1次或2次服完。

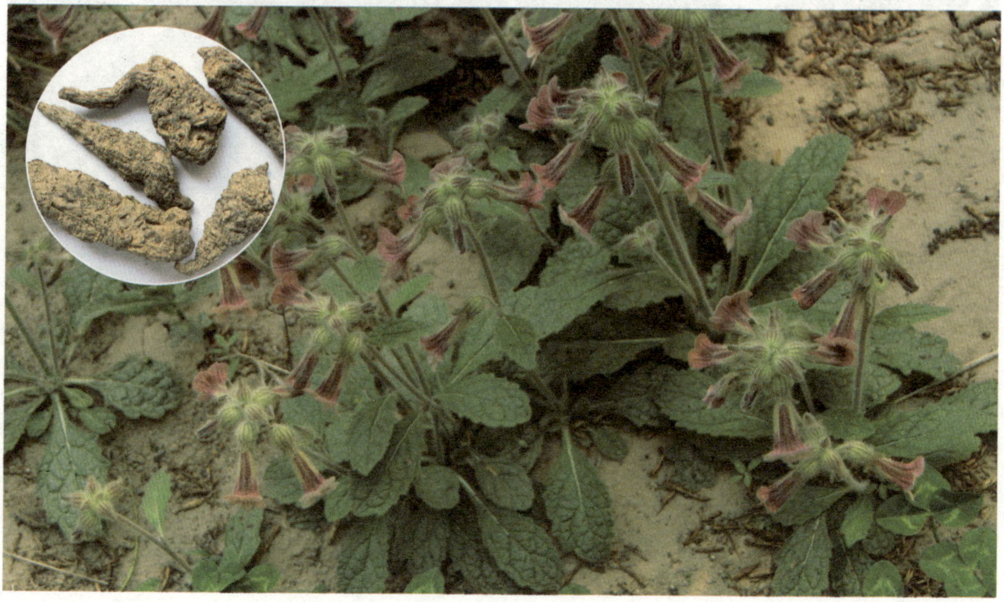

玄参

XUAN SHEN

别名 玄台、馥草、黑参、逐马、元参。

来源 本品为玄参科植物玄参（*Scrophularia ningpoensis* Hemsl.）的干燥根。

生境 生长于溪边、山坡林下及草丛中。主产于浙江、湖北、江苏、江西、四川等地。

采收 冬季茎叶枯萎时采挖，除去根茎、幼芽、须根及泥沙，晒或烘至半干，堆放3～6日，反复数次至干燥。

功用 甘、苦、咸，微寒。归肺、胃、肾经。清热凉血，滋阴降火，解毒散结。用于热入营血，温毒发斑，舌绛烦渴，津伤便秘，骨蒸劳嗽，目赤，咽痛，白喉，痈肿疮毒。

验方 **①慢性咽喉肿痛：**玄参、生地黄各15克，连翘、麦冬各10克，水煎服。**②热毒壅盛、高热神昏、发斑发疹：**玄参、甘草各10克，石膏30克，知母12克，水牛角60克，粳米9克，水煎服。

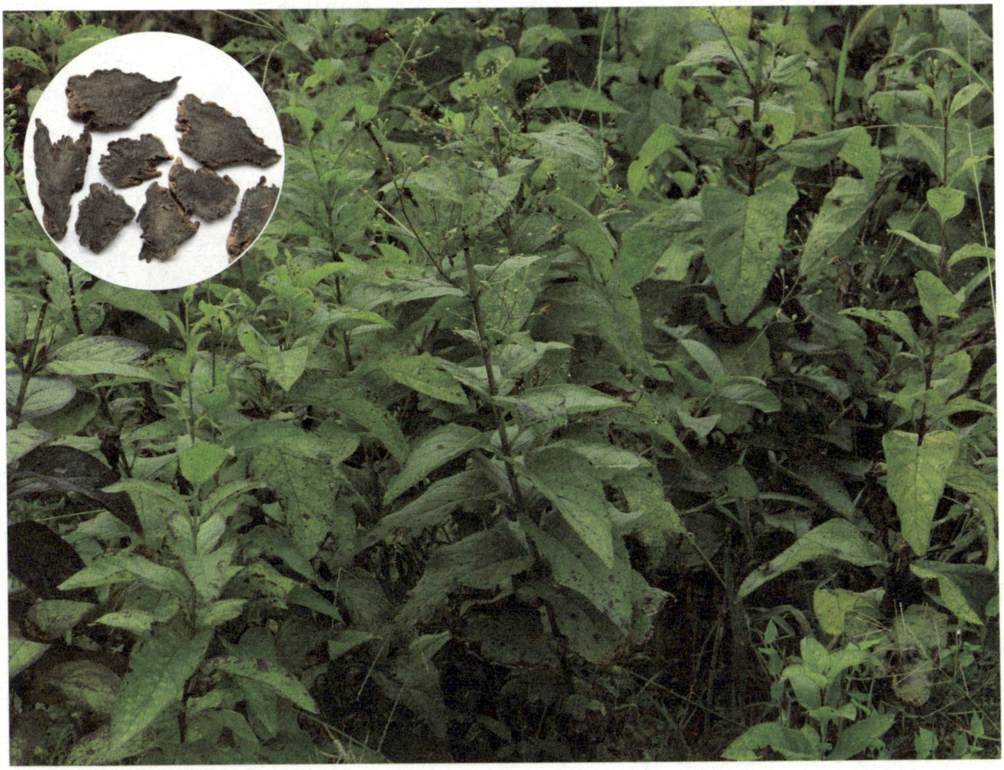

牡丹皮

MU DAN PI

别名 丹皮、丹根、牡丹根皮。

来源 本品为毛茛科植物牡丹 (*Paeonia suffruticosa* Andr.) 的干燥根皮。

生境 生长于向阳、不积水的斜坡、沙质地。我国各地多有分布。

采收 秋季采挖根部，除去细根和泥沙，剥取根皮，晒干。

功用 苦、辛，微寒。归心、肝、肾经。清热凉血，活血化瘀。用于热入营血，温毒发斑，吐血衄血，夜热早凉，无汗骨蒸，经闭痛经，痈肿疮毒，跌打伤痛。

验方 **①痛经：**牡丹皮6～9克，仙鹤草、六月雪、槐花各9～12克，水煎，冲黄酒、红糖，经行时早、晚空腹服。**②肾虚腰痛：**牡丹皮、萆薢、白术、肉桂（去粗皮）各等份，捣罗为散，每次15克，温酒调下。**③过敏性鼻炎：**牡丹皮9克，水煎服，每日1剂，10日为1个疗程。**④牙痛：**牡丹皮、防风、生地黄、当归各20克，升麻15克，青皮12克，细辛5克，水煎服。**⑤阑尾炎初起、腹痛便秘：**牡丹皮12克，生大黄8克，大血藤、金银花各15克，水煎服。

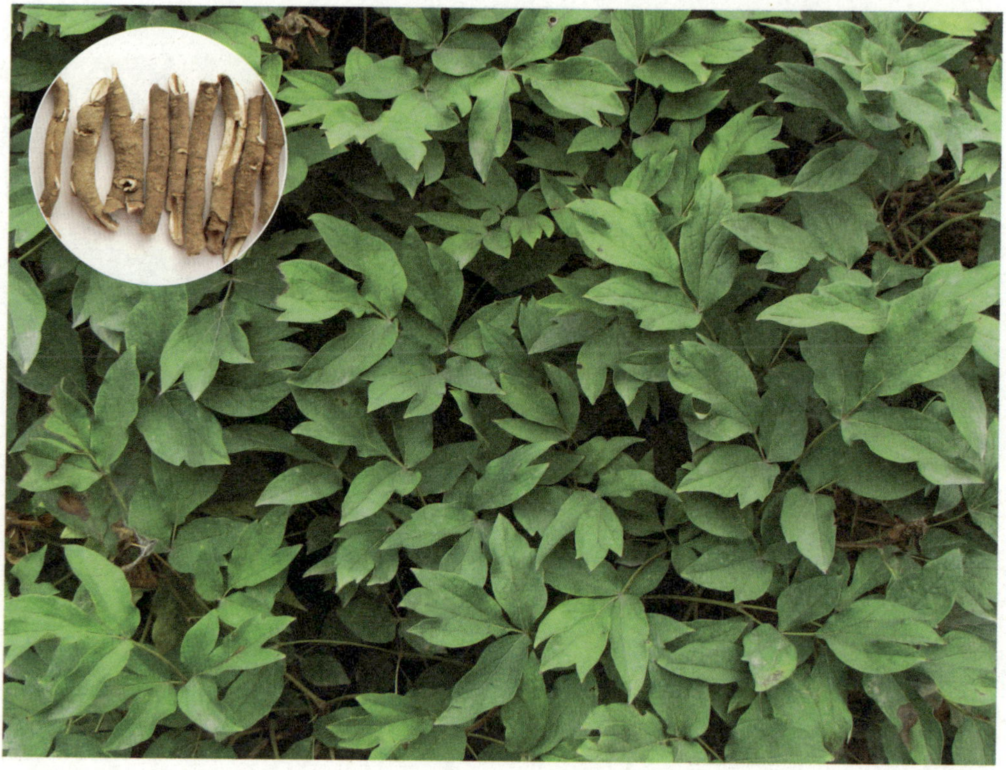

赤芍

CHI SHAO

别名 山芍药、木芍药、草芍药、红芍药、赤芍药。

来源 本品为毛茛科植物川赤芍 (*Paeonia veitchii* Lynch) 或芍药 (*Paeonia lactiflora* Pall.) 的干燥根。

生境 生长于山坡林下草丛中及路旁。主产于内蒙古、辽宁、吉林、甘肃、青海、新疆、河北、安徽、陕西、山西、四川、贵州等地。

采收 春、秋二季采挖，除去根茎、须根及泥沙，晒干。

功用 苦，微寒。归肝经。清热凉血，散瘀止痛。用于热入营血，温毒发斑，吐血衄血，目赤肿痛，肝郁胁痛，经闭痛经，跌打损伤。

验方 **①血瘀疼痛、经闭痛经：**赤芍、延胡索、香附、乌药、当归各6克，水煎服。**②胁肋瘀痛：**赤芍9克，青皮、郁金各6克，水煎服。**③血瘀头痛：**赤芍、川芎各9克，当归、白芷、羌活各6克，水煎服。**④冠心病、心绞痛：**赤芍10克，丹参20克，降香、川芎各15克，水煎服。**⑤子宫肌瘤：**赤芍、茯苓、桂枝各15克，牡丹皮10克，桃仁、莪术、三棱各12克，水煎服，每日1剂。

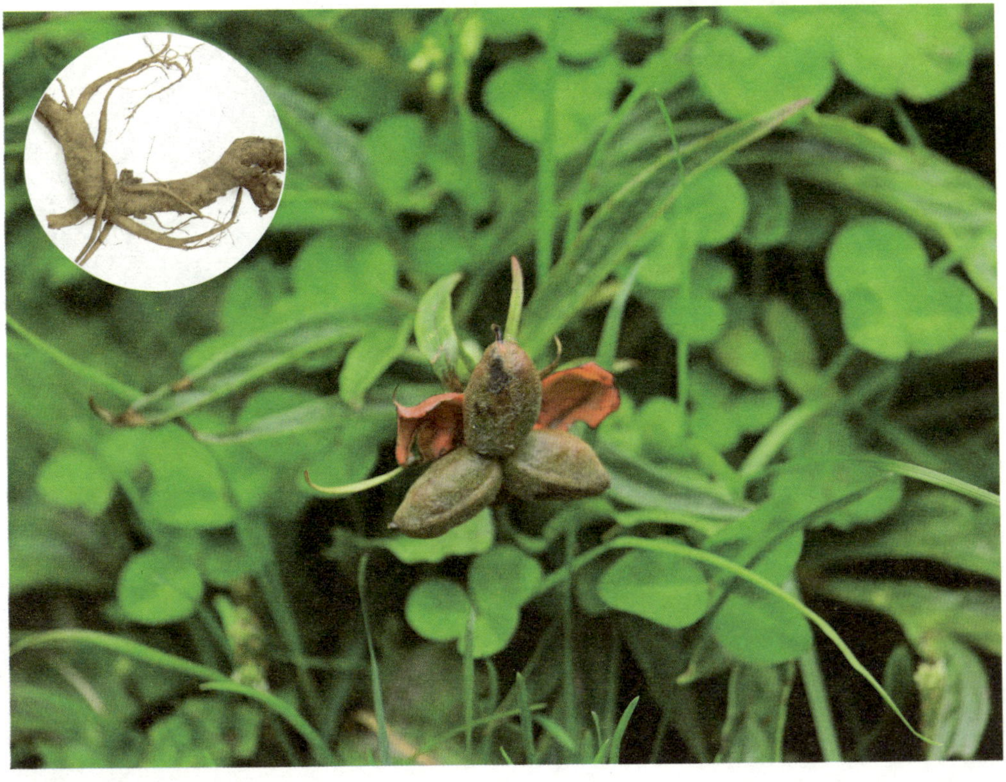

紫草

ZI CAO

别名 紫丹、紫根、紫草茸、山紫草、紫草根、硬紫草。

来源 本品为紫草科植物新疆紫草 [*Arnebia euchroma* (Royle) Johnst.] 或内蒙紫草 (*Arnebia guttata* Bunge) 的干燥根。

生境 生长于路边、荒山、田野及干燥多石山坡的灌木丛中。主产于黑龙江、吉林、辽宁、河北、河南、山西等地。

采收 春、秋二季采挖，除去泥沙，干燥。

功用 甘、咸，寒。归心、肝经。清热凉血，活血解毒，透疹消斑。用于血热毒盛，斑疹紫黑，麻疹不透，疮疡，湿疹，水火烫伤。

验方 **①预防麻疹：**紫草10克，水煎服。**②小儿麻疹：**紫草10克，甘草3克，水煎代茶饮。**③湿热黄疸：**紫草9克，茵陈30克，水煎服。**④烧伤：**紫草80克，麻油500毫升，煎熬后去渣得油，待冷后加入冰片2克，搅匀备用。用时以纱布浸油铺放于创面上，或将油直接涂于创面上。**⑤水火烫伤：**紫草、黄连各30克，大黄50克，麻油100毫升，煎熬后过滤，每毫升加冰片0.1克，摇匀，涂患处。

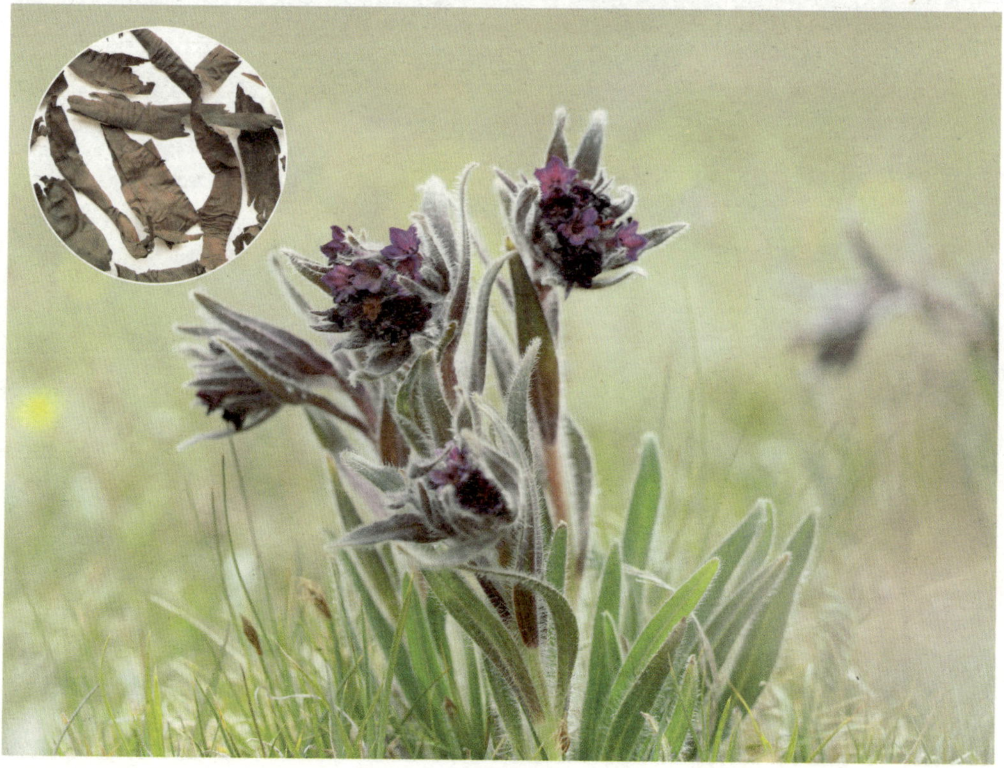

路边菊

LU BIAN JU

别名 紫菊、马兰头、马兰菊、蟛蜞菊、鱼鳅串、蓑衣莲、剪刀草、田茶菊、泥鳅串。

来源 本品为菊科植物马兰 [*Kalimeris indica* (L.) Sch. -Bip.] 的干燥全草。

生境 生长于路边、田野、山坡上。我国大部分地区有分布。

采收 夏、秋二季采收，鲜用或晒干。

功用 辛、苦，寒。归肺、肝、胃、大肠经。凉血，清热，利湿，解毒。主治呕血，衄血，血痢，创伤出血，疟疾，黄疸，水肿，尿路感染，咽痛，痔疮，痈肿，丹毒，虫蛇咬伤。

验方 **①跌打损伤出血：** 路边菊、墨旱莲、松香、皂树叶（冬日无叶，可用树皮）共研细末，搽伤口。**②外耳道炎：** 路边菊鲜叶捣汁滴耳。

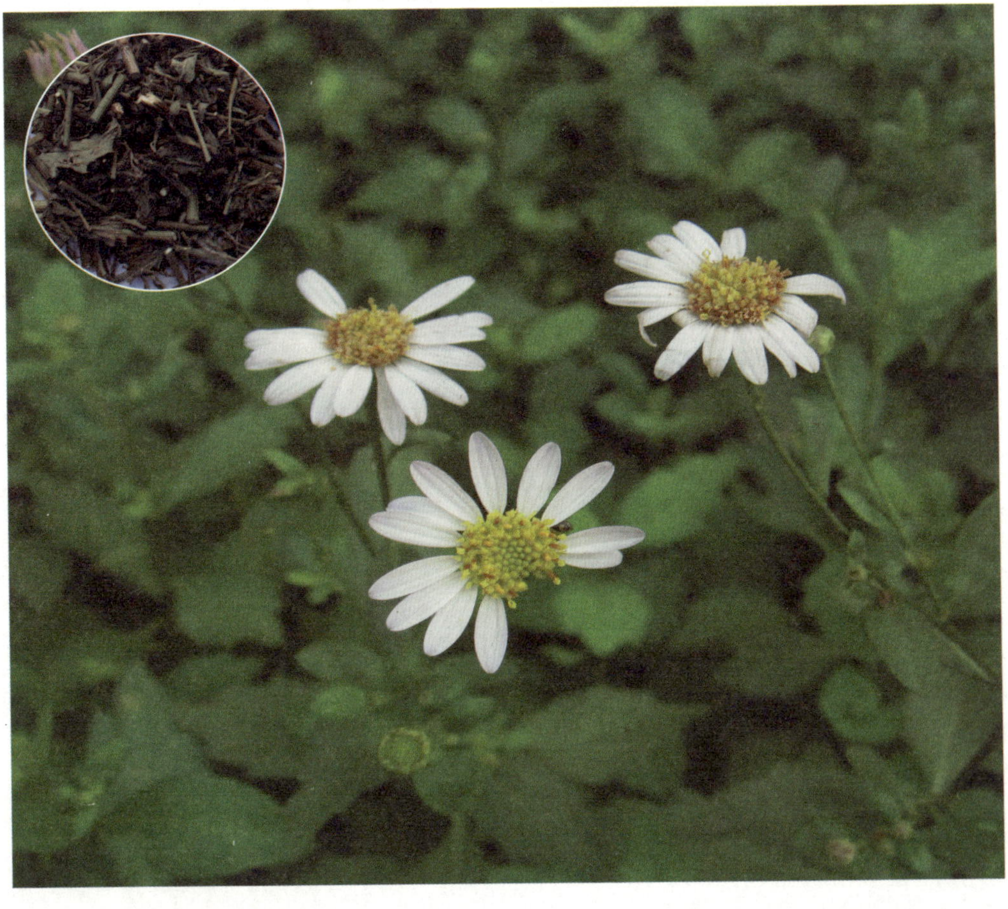

救必应

JIU BI YING

别名 白木香、羊不吃、山冬青、白银木、过山风、土千年健。

来源 本品为冬青科植物铁冬青 (*Ilex rotunda* Thunb.) 的干燥树皮。

生境 生长于山下疏林或沟边、溪边。主产于江苏、安徽、浙江、江西、福建、台湾、湖南、广东、广西、云南等地。

采收 夏、秋二季剥取，晒干。

功用 苦，寒。归肺、胃、大肠、肝经。清热解毒，利湿止痛。用于暑湿发热，咽喉肿痛，湿热泻痢，脘腹胀痛，风湿痹痛，湿疹，疮疖，跌打损伤。

验方 **①痧疹、绞肠痧：**救必应、仙鹤草各60克，山豆根30克，路边菊90克，水煎服。**②外感风热头痛：**救必应30克，水煎服，每日3次。**③喉痛：**干救必应9克，水煎代茶饮。**④跌打肿痛：**救必应6克，研粉，白糖30克，开水冲服。**⑤神经性皮炎：**救必应90克，煎水外洗局部。

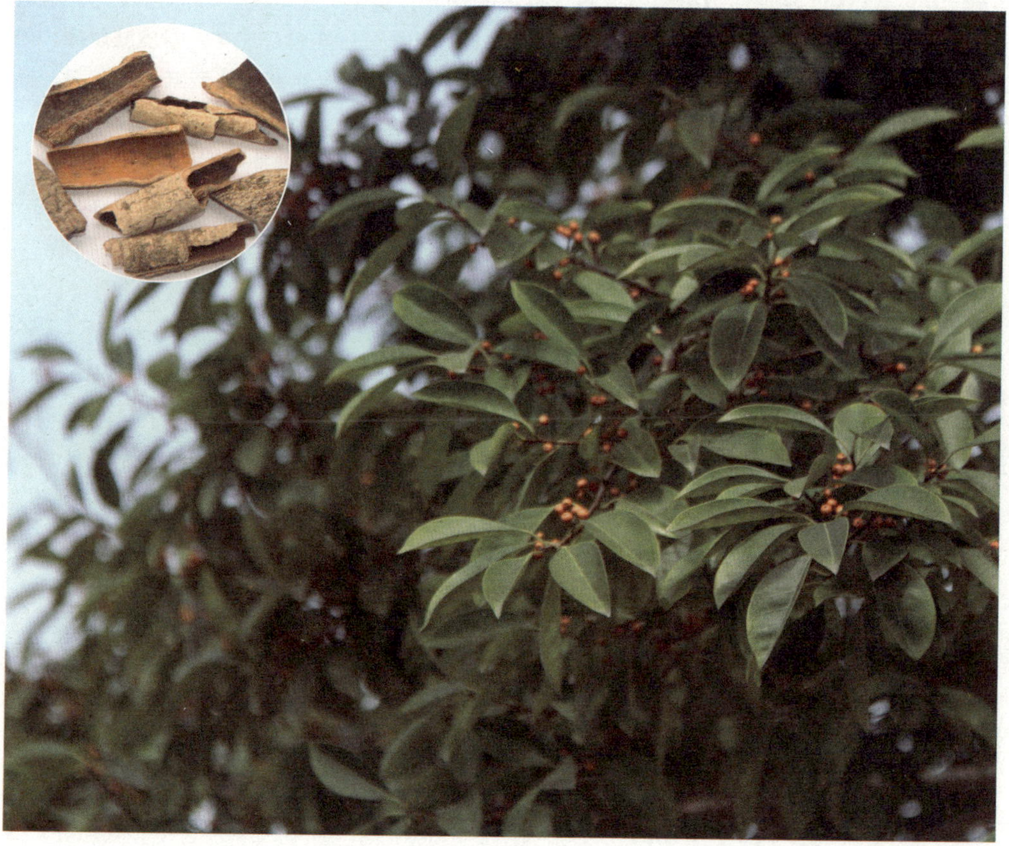

清虚热药

青蒿

QING HAO

别名 草蒿、香蒿、苦蒿、蒿子。

来源 本品为菊科植物黄花蒿（*Artemisia annua* L.）的干燥地上部分。

生境 生长于林缘、山坡、荒地。分布于全国各地。

采收 秋季花盛开时采割，除去老茎，阴干。

功用 苦、辛，寒。归肝、胆经。清虚热，解暑热，除骨蒸，截疟。用于暑邪发热，阴虚发热，夜热早凉，骨蒸劳热，疟疾寒热，湿热黄疸，温邪伤阴。

验方 **①疥疮：**青蒿、苦参各50克，首乌藤100克，水煎外洗，每日2次。**②头痛：**青蒿、白萝卜叶各30克，山楂10克，水煎服，每日2～3次。**③低热不退、肺结核潮热：**青蒿、牡丹皮各10克，鳖甲、生地黄、知母各15克，水煎服。**④鼻出血：**鲜青蒿30克，捣汁饮，药渣以纱布包塞鼻中。**⑤皮肤瘙痒：**青蒿120克，煎汤外洗。**⑥暑热烦渴：**青蒿15克，开水泡服；或鲜青蒿60克，捣汁，凉开水冲饮。

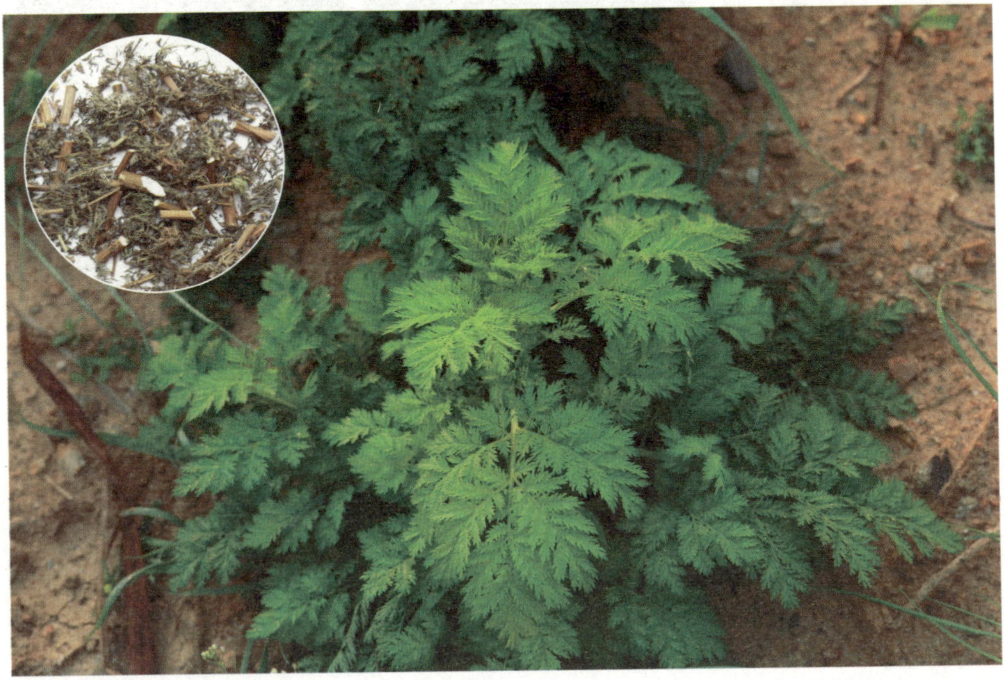

白薇

BAI WEI

别名 春草、薇草、白龙须、白马薇、龙胆白薇。

来源 本品为萝藦科植物白薇（*Cynanchum atratum* Bge.）或蔓生白薇（*Cynanchum versicolor* Bge.）的干燥根及根茎。

生境 生长于树林边缘或山坡。主产于山东、安徽、辽宁、四川、江苏、浙江、福建、甘肃、河北、陕西等地。

采收 春、秋二季采挖，洗净，干燥。

功用 苦、咸，寒。归胃、肝、肾经。清热凉血，利尿通淋，解毒疗疮。用于温邪伤营发热，阴虚发热，骨蒸劳热，产后血虚发热，热淋，血淋，痈疽肿毒。

验方 **①产后血虚发热：**白薇9克，当归12克，人参5克，甘草6克，水煎服。**②虚热盗汗：**白薇、地骨皮各12克，鳖甲、银柴胡各9克，水煎服。**③尿路感染：**白薇9克，石韦12克，滑石15克，木通10克，生甘草5克，水煎服；或白薇25克，车前草50克，水煎服。

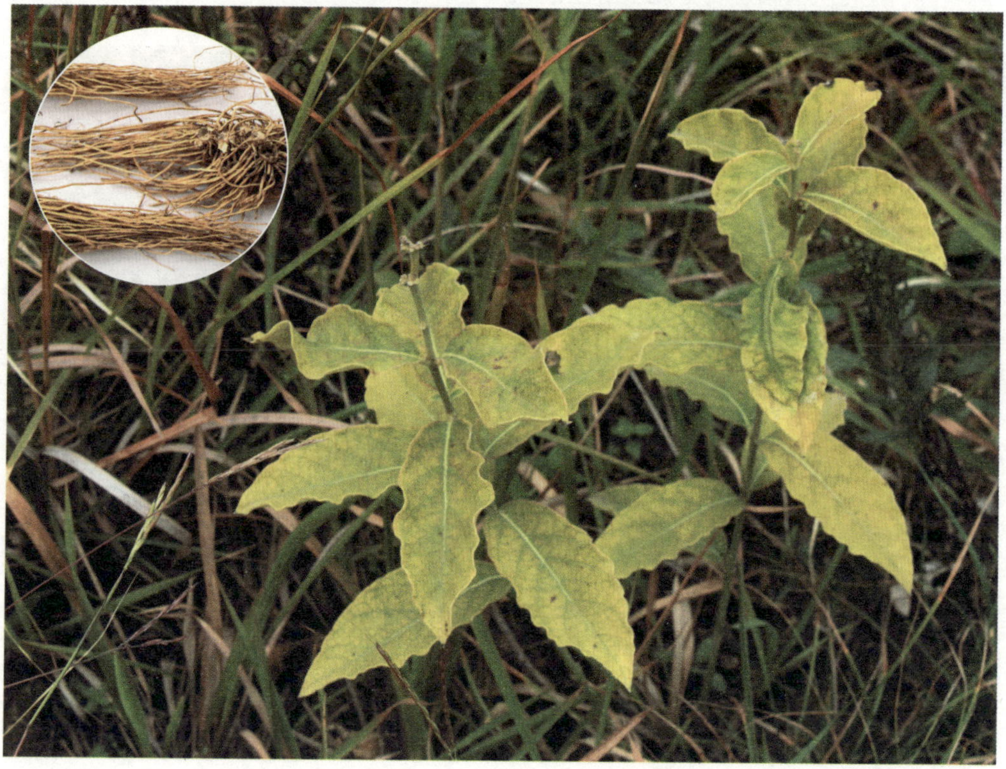

地骨皮

DI GU PI

别名 地骨、地辅、枸杞根、枸杞根皮。

来源 本品为茄科植物枸杞（*Lycium chinense* Mill.）或宁夏枸杞（*Lycium barbarum* L.）的干燥根皮。

生境 生长于田野或山坡向阳干燥处。主产于河北、河南、陕西、四川、江苏、浙江等地。

采收 春初或秋后采挖根部，洗净，剥取根皮，晒干。

功用 甘，寒。归肺、肝、肾经。凉血除蒸，清肺降火。用于阴虚潮热，骨蒸盗汗，肺热咳嗽，咯血，衄血，内热消渴。

验方 **①疟疾：**鲜地骨皮50克，茶叶5克，水煎后于发作前2～3小时顿服。**②鼻出血：**地骨皮、侧柏叶各15克，水煎服。**③肺热咳嗽、痰黄口干：**地骨皮、桑叶各12克，浙贝母8克，甘草3克，水煎服。**④血尿（非器质性疾病引起的）：**地骨皮9克，酒煎服；或新地骨皮加水捣汁，加少量酒，空腹温服。**⑤外阴肿痒：**地骨皮30克，枯矾9克，煎水熏洗。**⑥荨麻疹及过敏性紫癜：**地骨皮30克，徐长卿15克，水煎服。

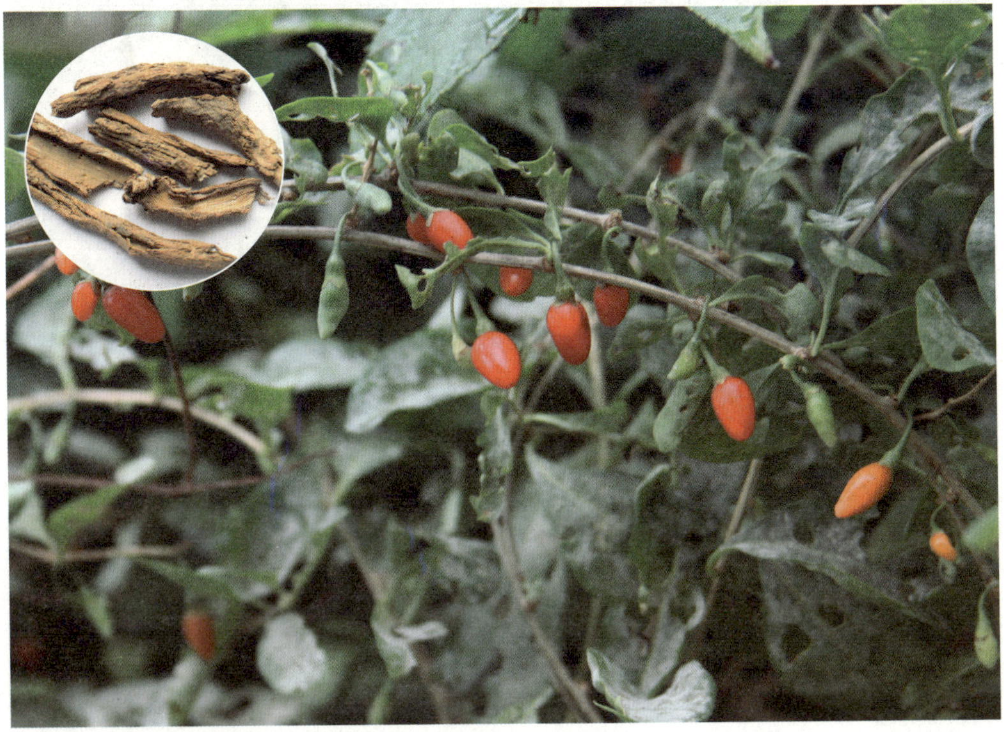

银柴胡

YIN CHAI HU

别名 土参、银胡、山菜根、沙参儿、牛肚根、银夏柴胡。

来源 本品为石竹科植物银柴胡 (*Stellaria dichotoma* L. var. *lanceolata* Bge.) 的干燥根。

生境 生长于干燥的草原、悬崖的石缝或碎石中。主产于宁夏、甘肃、陕西等地。

采收 春、夏二季植株萌发或秋后茎叶枯萎时采挖；栽培品于种植后第三年9月中旬或第四年4月中旬采挖，除去残茎、须根及泥沙，晒干。

功用 甘，微寒。归肝、胃经。清虚热，除疳热。用于阴虚发热，骨蒸劳热，小儿疳热。

验方 **①肺结核咯血：**银柴胡10克，白及12克，仙鹤草15克，水煎服。**②阴虚骨蒸潮热：**银柴胡10克，青蒿12克，鳖甲15克，水煎服。**③小儿疳积发热、食少纳呆、肚腹鼓胀：**银柴胡、地骨皮、山楂、胡黄连、白术、太子参各6克，山药10克，鸡内金3克，水煎服。

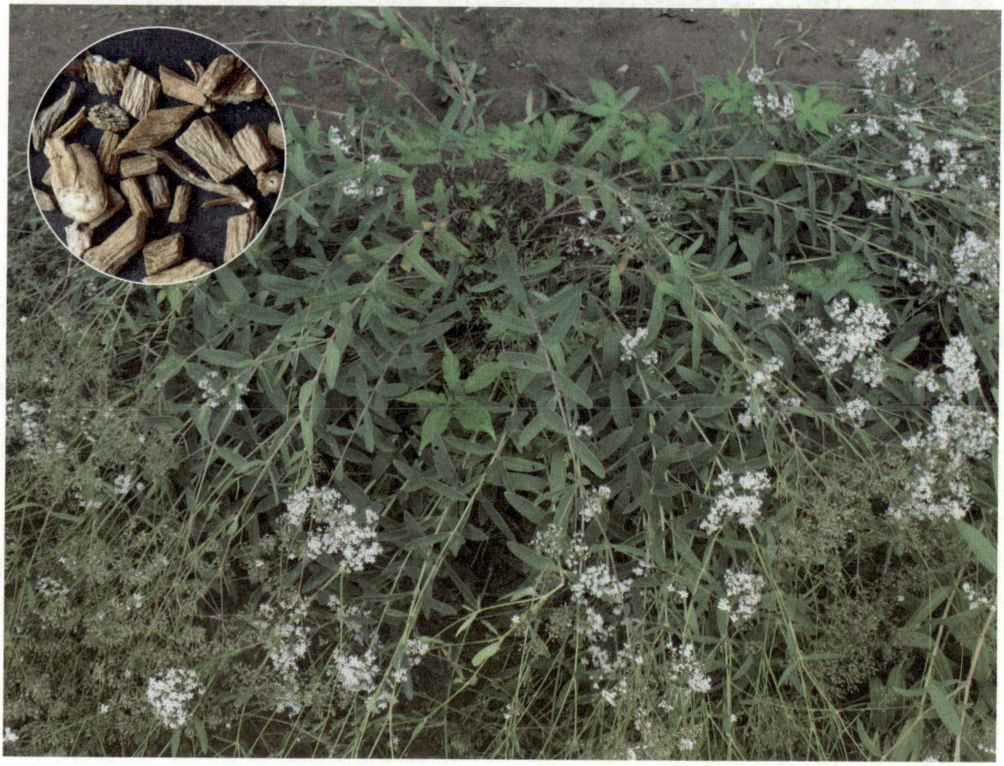

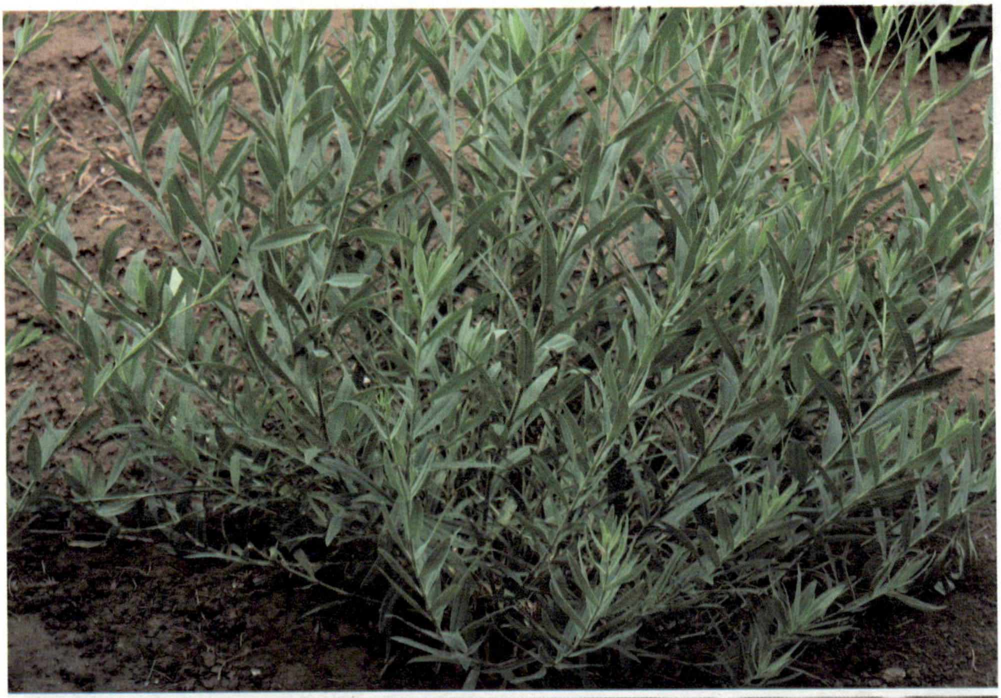

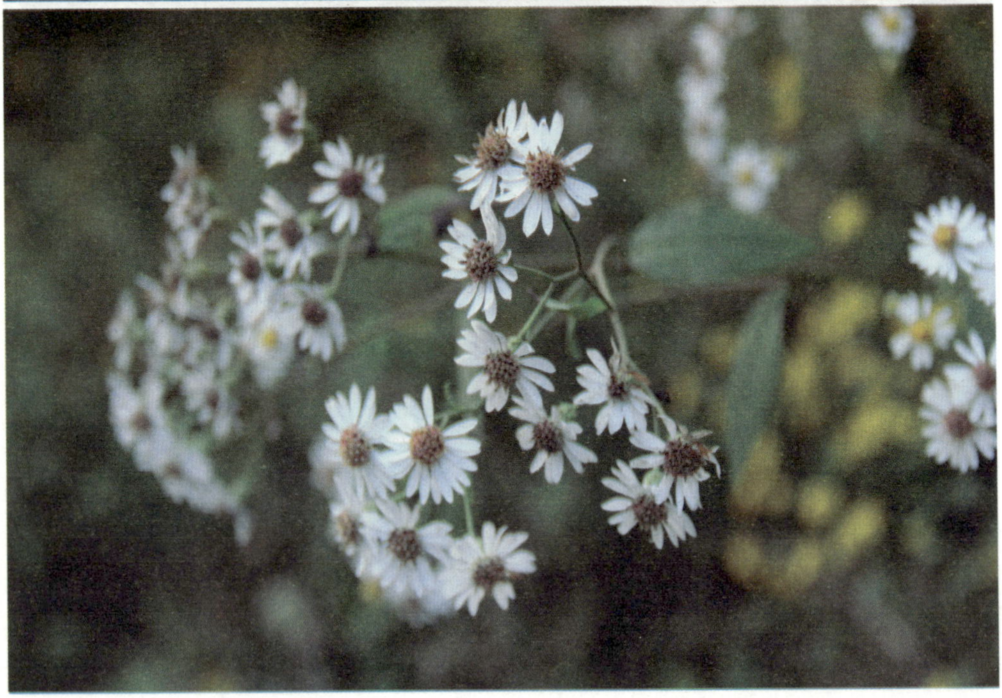

泻下药

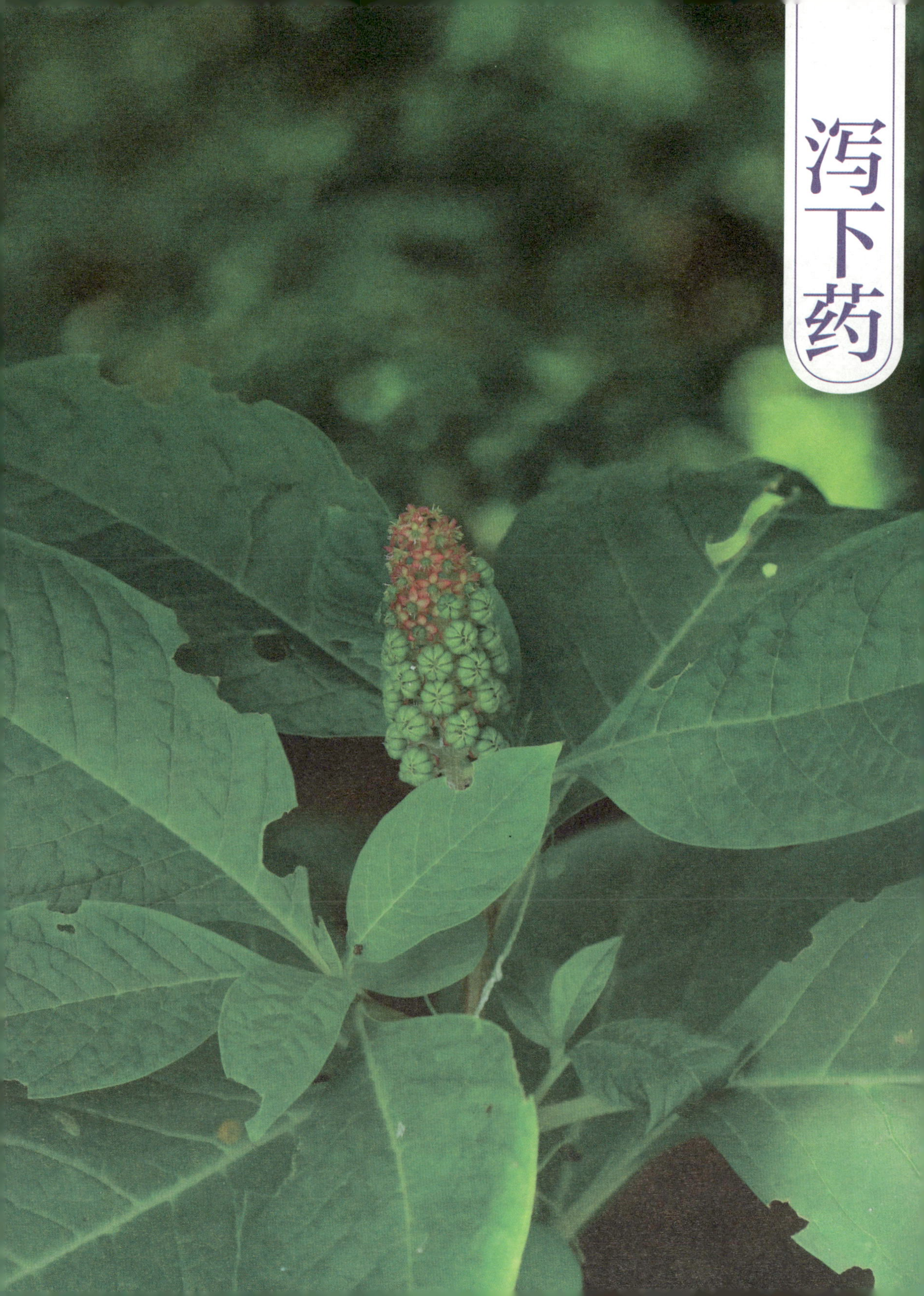

攻下药

大黄

DA HUANG

别名 黄良、肤如、将军、川军、锦纹大黄。

来源 本品为蓼科植物掌叶大黄 (*Rheum palmatum* L.)、唐古特大黄 (*Rheum tanguticum* Maxim. ex Balf.) 或药用大黄 (*Rheum officinale* Baill.) 的干燥根及根茎。

生境 生长于山地林缘半阴湿的地方。主产于四川、甘肃、青海、西藏等地。

采收 秋末茎叶枯萎或次春发芽前采挖，除去细根，刮去外皮，切瓣或段，用绳穿成串干燥或直接干燥。

功用 苦，寒。归脾、胃、大肠、肝、心包经。泻热通肠，凉血解毒，逐瘀通经。用于实热便秘，积滞腹痛，泻痢不爽，湿热黄疸，血热吐衄，目赤，咽肿，肠痈腹痛，痈肿疔疮，瘀血经闭，跌打损伤；外治水火烫伤。

验方 **①食积腹痛：**大黄、砂仁各9克，莱菔子30克，水煎服，每日3次。**②胆囊炎、胆石症：**大黄、黄连各9克，枳壳、黄芩、木香各12克，水煎服，每日3次。

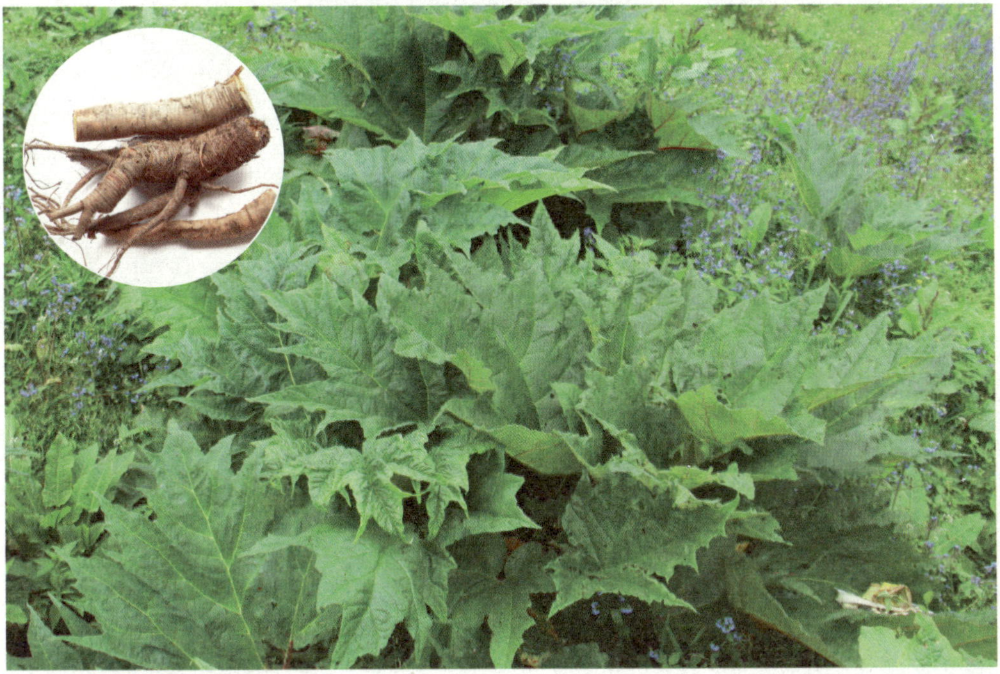

芦荟

LU HUI

别名 卢会、讷会、象胆、奴会、劳伟。

来源 本品为百合科植物库拉索芦荟 (*Aloe barbadensis* Miller) 或其他同属近缘植物叶的汁液浓缩干燥物。

生境 生长于排水性能良好、不易板结的疏松土壤中。福建、台湾、广东、广西、四川、云南等地有栽培。

采收 将采收的鲜叶片切口向下直放于盛器中，取其流出的汁液使之干燥即成；也可将叶片洗净，横切成片，加入与叶等量的水，煎煮2~3小时，过滤，将滤液倒入模型内烘干或暴晒干，即得芦荟膏。

功用 苦，寒。归肝、胃、大肠经。清肝泻火，泻下通便。用于便秘，小儿疳积，惊风；外治湿癣。

验方 **①便秘：**芦荟鲜叶5克，蜂蜜30克，每晚睡前开水冲服。**②咯血、吐血、尿血：**芦荟6~10克，水浸泡去黏汁，水煎服，可加适量白糖。**③足癣：**用白酒泡芦荟，待芦荟色泽由绿变黄，取酒滴于患脚癣处，每日数次。**④蚊虫叮咬：**新鲜芦荟叶片洗净，从中间分开，剪去边上的刺，直接涂在被叮咬处。

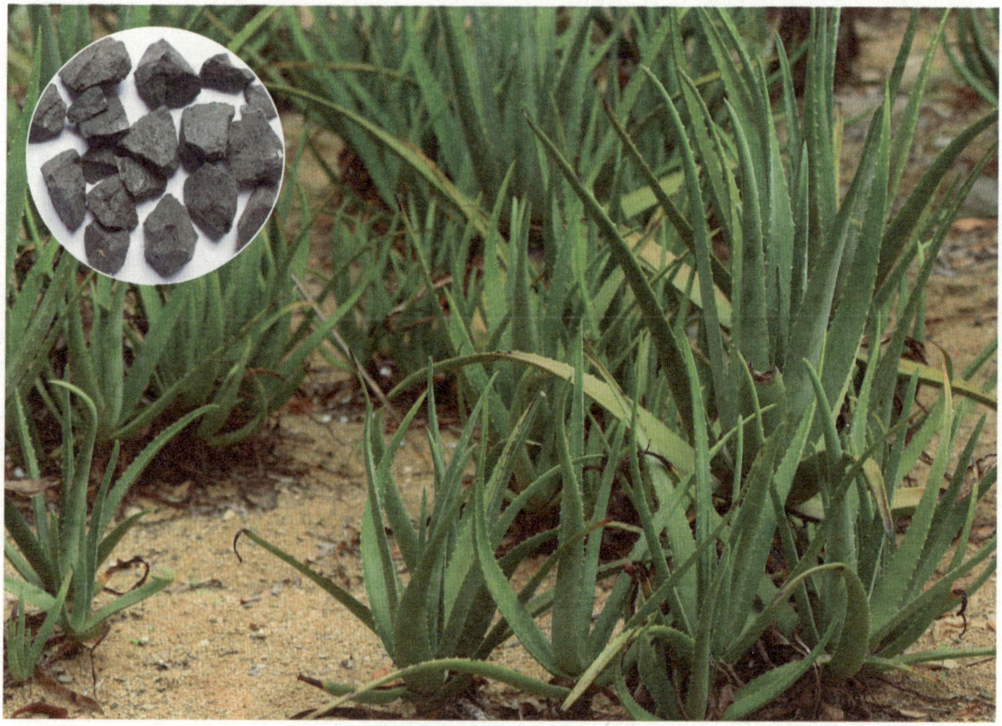

润下药

火麻仁

HUO MA REN

别名 火麻、麻仁、大麻仁、线麻子。

来源 本品为桑科植物大麻 (*Cannabis sativa* L.) 的干燥成熟果实。

生境 生长于土层深厚、疏松肥沃、排水良好的沙质土壤或黏质土壤里。主产于东北、华北、华东、中南等地。

采收 秋季果实成熟时采收，除去杂质，晒干。

功用 甘，平。归脾、胃、大肠经。润肠通便。用于血虚津亏，肠燥便秘。

验方 **①大便不通：**火麻仁适量，研末，同米煮粥食用。**②烫伤：**火麻仁、黄柏、栀子各适量，共研末，调猪油涂烫伤处。**③跌打损伤：**火麻仁200克，煅炭，兑黄酒服。**④大便秘结：**火麻仁、大黄、枳实、白芍各50克，杏仁、厚朴各15克，共研细粉，炼蜜为丸，每次9克，每日1～2次。**⑤妇女产后头昏、多汗、大便秘结：**火麻仁15克，紫苏子10克，粳米适量，前两者加水研磨，取汁与粳米煮粥食，每日2次。

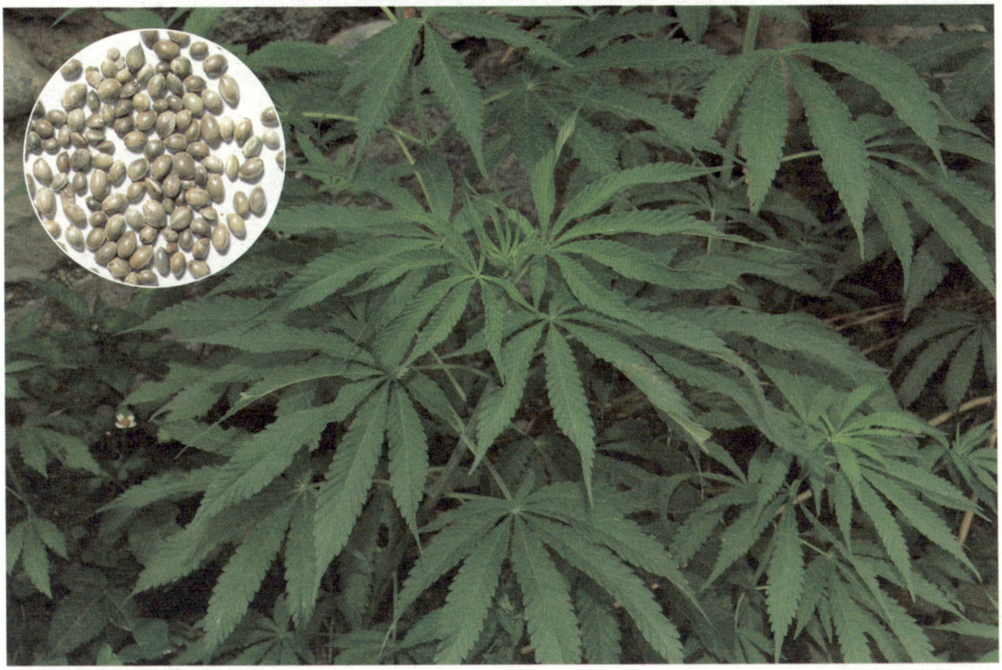

郁李仁

YU LI REN

别名 郁子、山梅子、小李仁、郁里仁、李仁肉。

来源 本品为蔷薇科植物欧李 (*Prunus humilis* Bge.)、郁李 (*Prunus japonica* Thunb.) 或长柄扁桃 (*Prunus pedunculata* Maxim.) 的干燥成熟种子。

生境 生长于荒山坡或沙丘边。主产于黑龙江、吉林、辽宁、内蒙古、河北、山东等地。

采收 夏、秋二季采收成熟果实，除去果肉及核壳，取出种子，干燥。

功用 辛、苦、甘，平。归脾、大肠、小肠经。润燥滑肠，下气利水。用于津枯肠燥，食积气滞，腹胀便秘，水肿，脚气，小便不利。

验方 **①风热气秘：** 郁李仁、酒陈皮、三棱各30克，共捣为散，每次6克，水煎空腹服。**②肺气虚弱：** 郁李仁30粒，研末，生梨汁调成糊状，敷内关穴，胶布固定，每12小时更换一次。**③疣：** 郁李仁、鸡子白各10克，研涂患处。

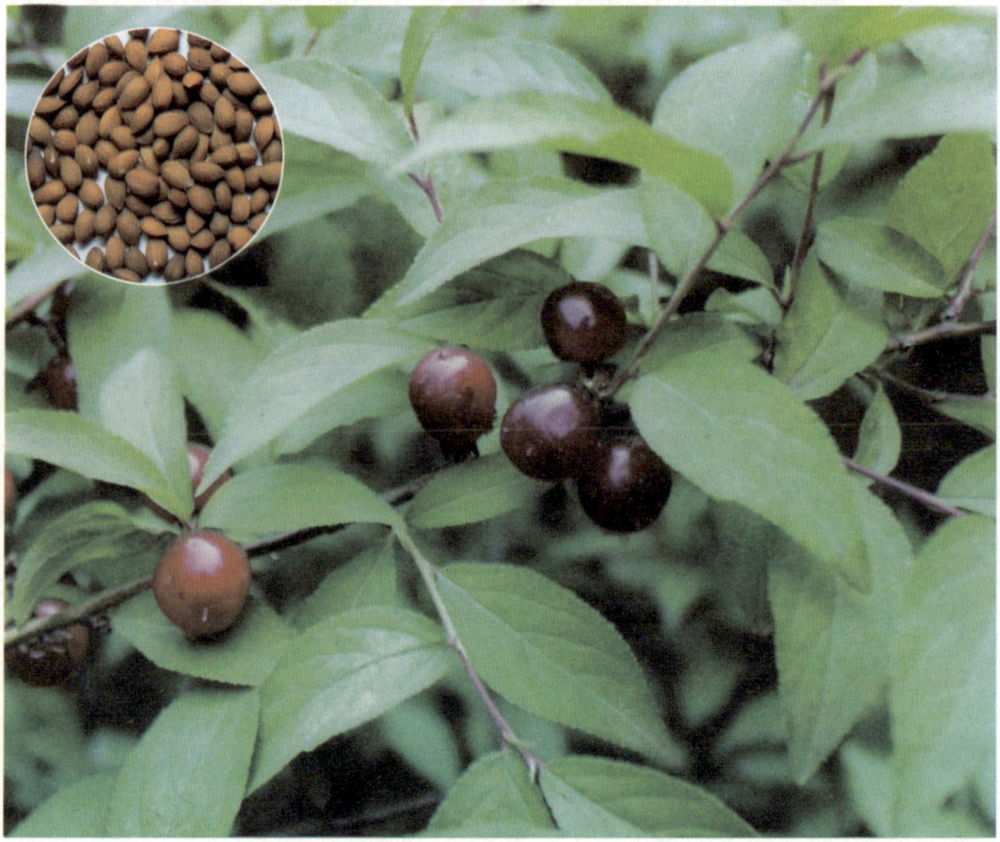

峻下逐水药

甘遂

GAN SUI

别名 陵泽、重泽、苦泽、陵藁、甘泽、肿手花根、猫儿眼根。

来源 本品为大戟科植物甘遂 (*Euphorbia kansui* T. N. Liou ex T. P. Wang) 的干燥块根。

生境 生长于低山坡、沙地、荒坡、田边和路旁。主产于陕西、河南、山西等地。

采收 春季开花前或秋末茎叶枯萎后采挖，撞去外皮，晒干。

功用 苦，寒；有毒。归肺、肾、大肠经。泻水逐饮，消肿散结。用于水肿胀满，胸腹积水，痰饮积聚，气逆喘咳，二便不利。

验方 **①渗出性胸膜炎、肝硬化腹水、血吸虫病腹水、慢性肾炎水肿、二便不通：**甘遂、大戟、芫花各等份，大枣10枚，前三味混合研末，每次1～3克，大枣煎汤于清晨空腹送服。**②癫痫：**甘遂、朱砂各3克，将甘遂放入鲜猪心中，煨熟，取出药，与朱砂研粉和匀，分作4丸，每次1丸，用猪心煎汤送下。

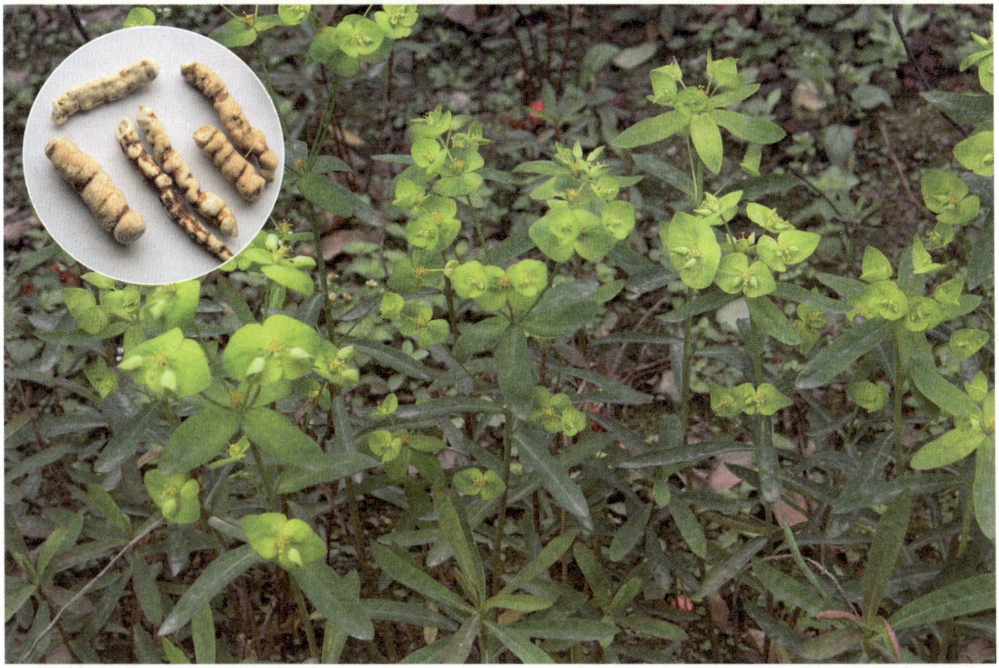

商陆

SHANG LU

别名 当陆、章陆、山萝卜、章柳根、见肿消。

来源 本品为商陆科植物商陆 (*Phytolacca acinosa* Roxb.) 或垂序商陆 (*Phytolacca americana* L.) 的干燥根。

生境 生长于路旁疏林下或栽培于庭园。分布于全国大部分地区。

采收 秋季至次春采挖，除去须根及泥沙，切成块或片，晒干或阴干。

功用 苦，寒；有毒。归肺、脾、肾、大肠经。逐水消肿，通利二便，解毒散结。用于水肿胀满，二便不通；外治痈肿疮毒。

验方 **①足癣：**商陆、苦参各100克，川椒20克，赤芍50克，煎汤，每日浸泡患足1～2次，每次15～30分钟，保留药汁，加热重复使用。**②腹中如有石，痛如刀刺：**商陆根适量，捣烂蒸之，布裹熨痛处，冷时更换。**③淋巴结结核：**商陆9克，加适量红糖，水煎服。**④腹水：**商陆6克，赤小豆、冬瓜皮各50克，泽泻12克，茯苓皮24克，水煎服。

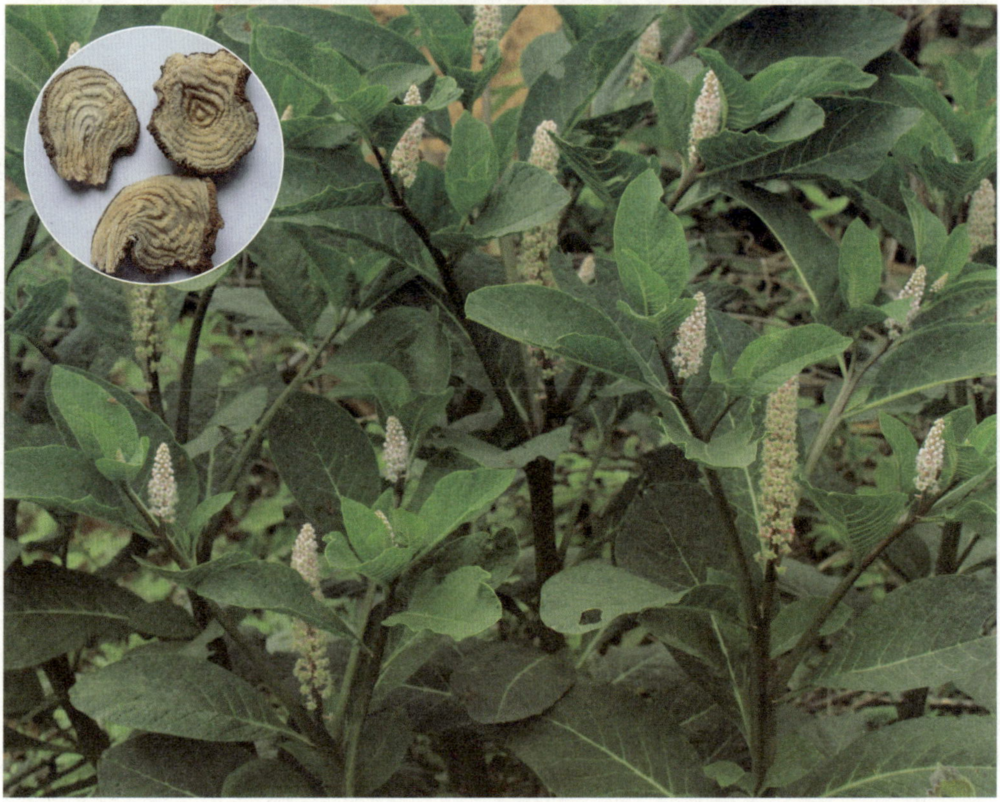

牵牛子

QIAN NIU ZI

别名 黑丑、白丑、黑牵牛、白牵牛、喇叭花。

来源 本品为旋花科植物裂叶牵牛 [*Pharbitis nil* (L.) Choisy] 等的干燥成熟种子。

生境 生长于山野灌木丛中、路旁。多为栽培。全国各地均有分布。

采收 秋末果实成熟、果壳未开裂时采割植株，晒干，打下种子，除去杂质。

功用 苦、寒；有毒。归肺、肾、大肠经。泻水通便，消痰涤饮，杀虫攻积。用于水肿胀满，二便不通，痰饮积聚，气逆喘咳，虫积腹痛，蛔虫、绦虫病。

验方 **①水肿：**牵牛子适量，研为末，每次2克，每日1次，以小便利为度。**②肠道寄生虫：**牵牛子（炒，研为末）100克，槟榔50克，使君子肉（微炒）50个，均为末，每次10克，砂糖调下，小儿减半。

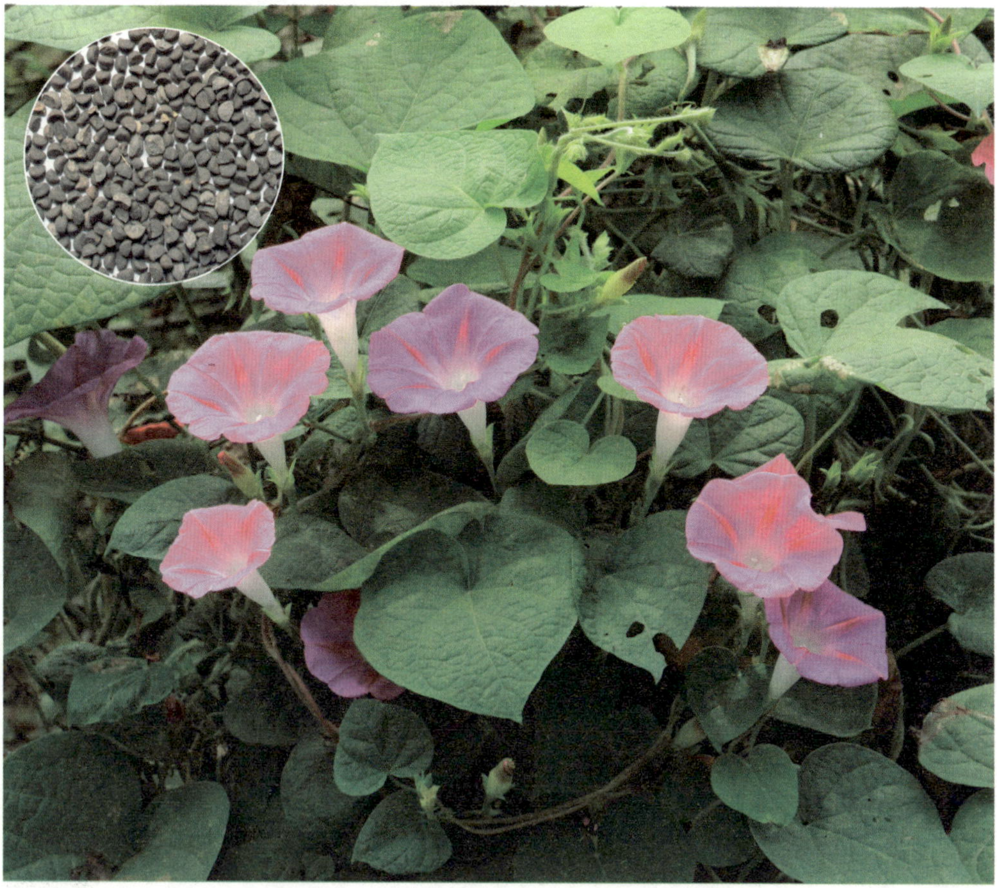

千金子

QIAN JIN ZI

别名 联步、小巴豆、千两金、续随子、菩萨豆。

来源 本品为大戟科植物续随子 (*Euphorbia lathyris* L.) 的干燥成熟种子。

生境 生长于向阳山坡。主产于河南、浙江、河北、四川、辽宁、吉林等地。

采收 夏、秋二季果实成熟时采收，除去杂质，干燥。

功用 辛，温；有毒。归肝、肾、大肠经。逐水消肿，破血消症，外用疗癣蚀疣。用于水肿，痰饮，积滞胀满，二便不通，血瘀经闭；外治顽癣，赘疣。

验方 **①血瘀经闭：**千金子3克，丹参、制香附各9克，水煎服。**②疣赘：**千金子适量，熟时破开，涂患处。**③晚期血吸虫病腹水：**取新鲜千金子去壳捣泥装入胶囊，根据腹围大小决定用量。腹围较大者，每次6～9克，早晨空腹服用，每5日服药1次。**④毒蛇咬伤：**千金子20～30粒（小儿酌减），捣烂，用米泔水调服，一般需用1～3次。

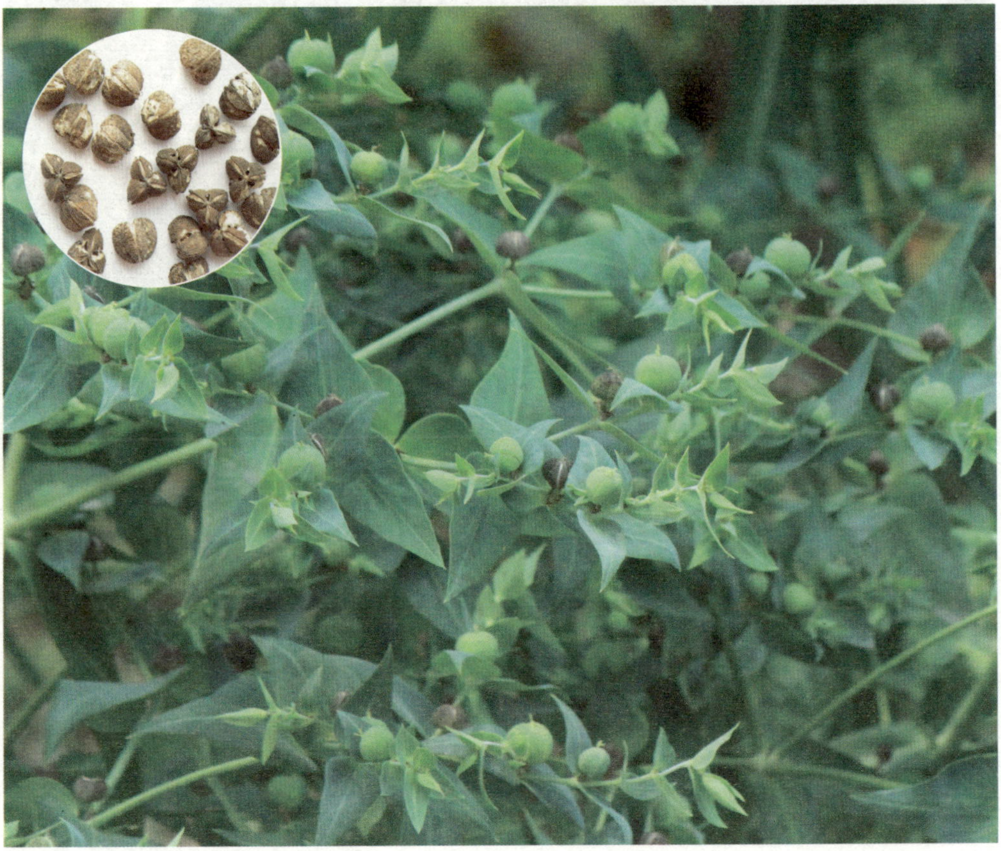

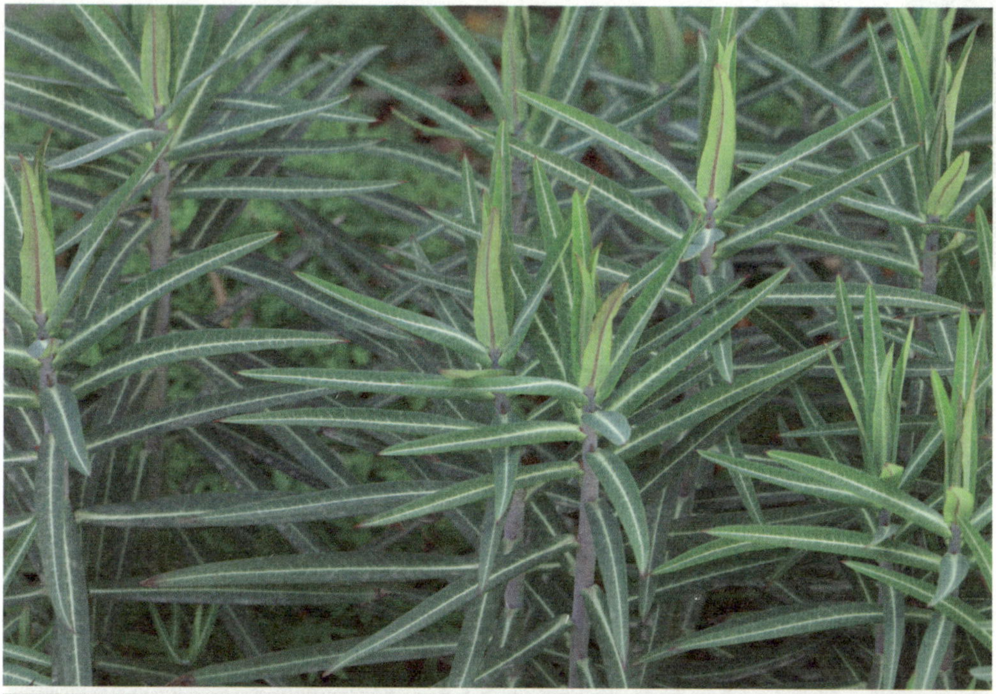

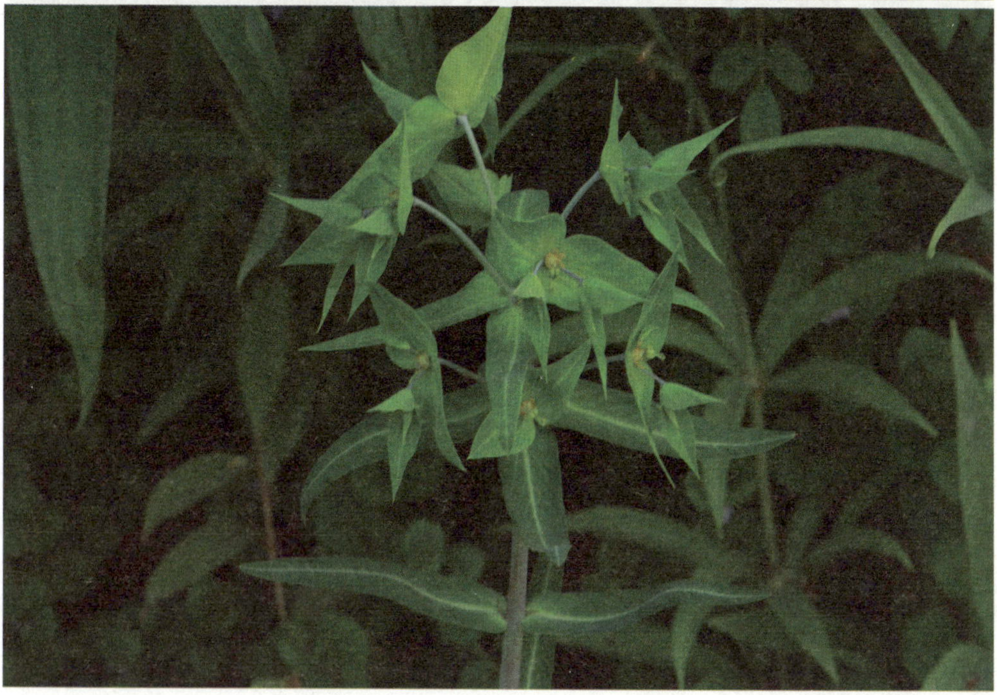

祛风湿药

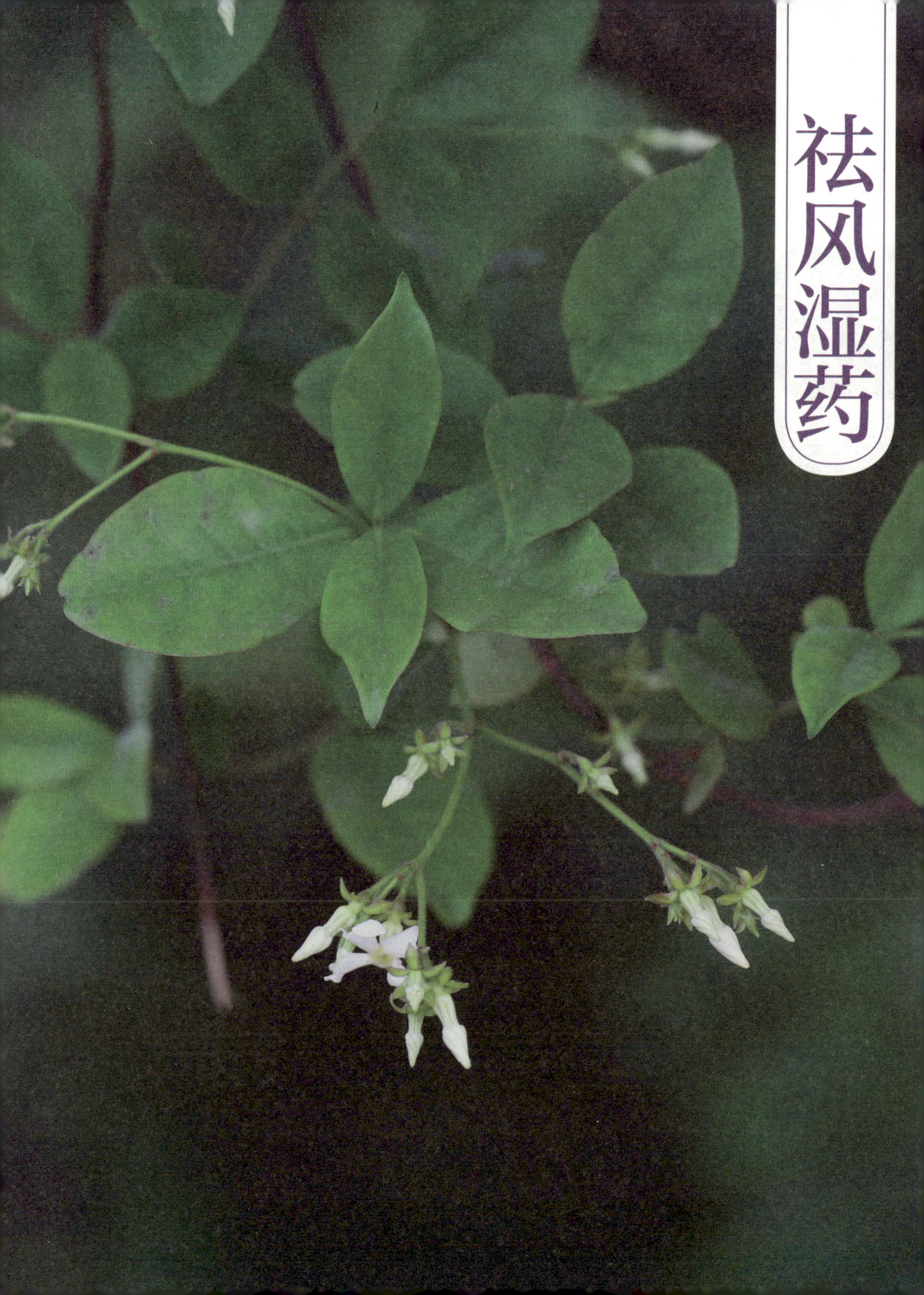

祛风寒湿药

独活

DU HUO

别名 大活、独滑、川独活、巴东独活、胡王使者。

来源 本品为伞形科植物重齿毛当归 (*Angelica pubescens* Maxim. f. *biserrata* Shan et Yuan) 的干燥根。

生境 生长于山谷沟边或草丛中。主产于湖北、四川等地。

采收 春初苗刚发芽或秋末茎叶枯萎时采挖，除去须根及泥沙，烘至半干，堆置2～3日，发软后再烘至全干。

功用 辛、苦，微温。归肾、膀胱经。祛风除湿，通痹止痛。用于风寒湿痹，腰膝疼痛，风寒挟湿头痛。

验方 **①慢性气管炎：**独活15克，红糖25克，加水煎成100毫升，分3～4次服用。**②青光眼：**独活、羌活、五味子各6克，白芍12克，水煎服。**③面神经炎：**独活、薄荷、白芷各30克，共研为细末，炼蜜为丸，每丸3克，每日3丸，口含服。

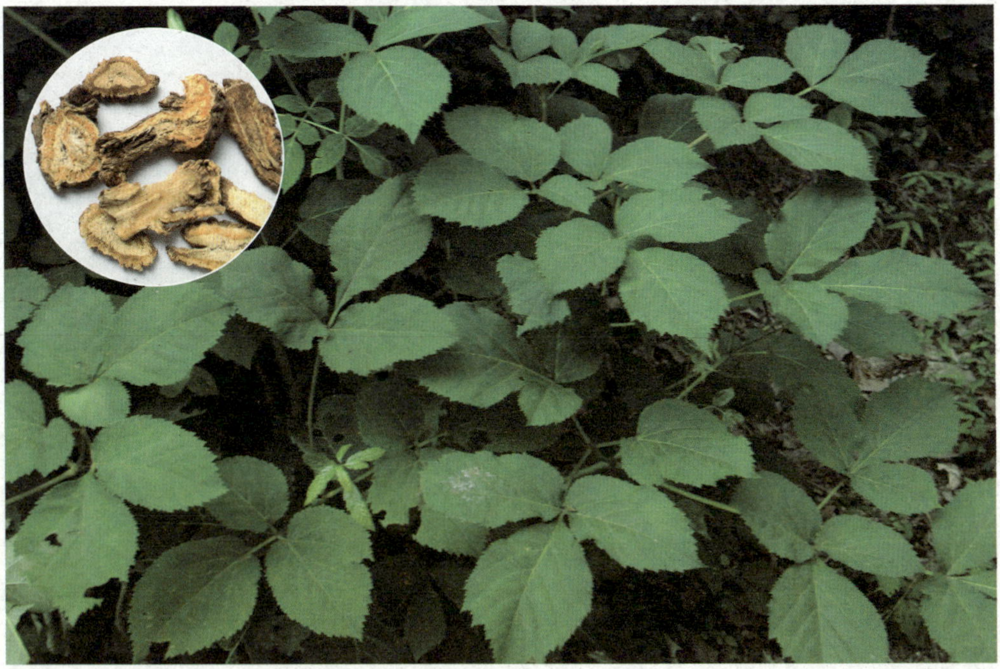

威灵仙

WEI LING XIAN

别名　灵仙、黑骨头、黑须根、黑脚威灵仙、铁脚威灵仙。

来源　本品为毛茛科植物威灵仙 (*Clematis chinensis* Osbeck)、棉团铁线莲 (*Clematis hexapetala* Pall.) 或东北铁线莲 (*Clematis manshurica* Rupr.) 的干燥根及根茎。

生境　生长于山谷、山坡或灌木丛中。主产于江苏、浙江、江西、安徽、四川、贵州、福建、广东、广西等地。

采收　秋季采挖，除去泥沙，晒干。

功用　辛、咸，温。归膀胱经。祛风除湿，通络止痛。用于风湿痹痛，肢体麻木，筋脉拘挛，屈伸不利，骨鲠咽喉。

验方　**①诸骨哽喉：**威灵仙30克，浓煎含咽。**②胆石症：**威灵仙60克，水煎服。**③腰脚疼痛：**威灵仙150克，捣为散，饭前温酒调服，每次3克。**④尿路结石：**威灵仙60～90克，金钱草50～60克，水煎服。**⑤疟疾：**威灵仙15克，酒煎温服。**⑥呃逆：**威灵仙、蜂蜜各30克，黑芝麻20克，加水750毫升，水煎30分钟，每日1剂。

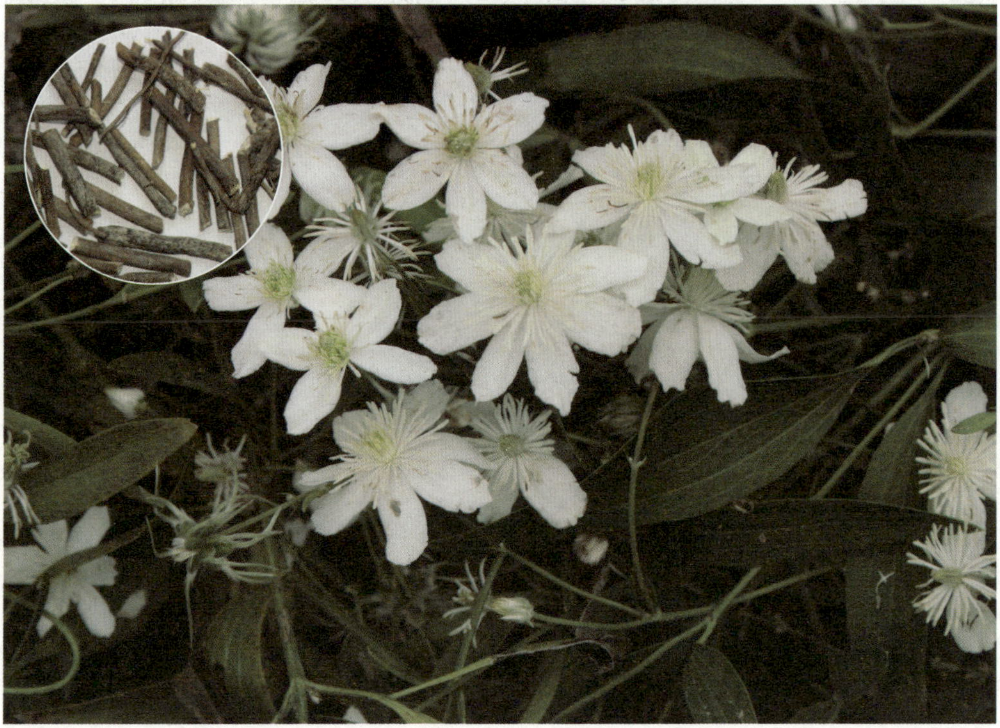

川乌

CHUAN WU

别名 草乌、乌喙、铁花、乌头、五毒、鹅儿花。

来源 本品为毛茛科植物乌头 (*Aconitum carmichaelii* Debx.) 的干燥母根。

生境 生长于山地草坡或灌木丛中。主产于四川、陕西等地。

采收 6月下旬至8月上旬采挖，除去子根、须根及泥沙，晒干。

功用 辛、苦，热；有大毒。归心、肝、肾、脾经。祛风除湿，温经止痛。用于风寒湿痹，关节疼痛，心腹冷痛，寒疝作痛，麻醉止痛。一般炮制后用。

验方 **①风湿关节痛：**制川乌6克，麻黄8克，白芍、黄芪各12克，水煎服。**②颈椎病：**制川乌、制草乌各100克，丹参250克，川芎、白芷各50克，威灵仙500克，研碎调匀，装入布袋作枕用。**③腰脚痹痛：**生川乌1克，捣为散，醋调涂布上敷痛处。**④肩周炎：**制川乌、樟脑、草乌各90克，白芷50克，共研粉，使用时根据疼痛部位大小取适量药粉，用食醋与蜂蜜调成糊状，外敷于肩周炎疼痛点，外用胶布固定，用热水袋外敷30分钟，每日1次，连用15日。

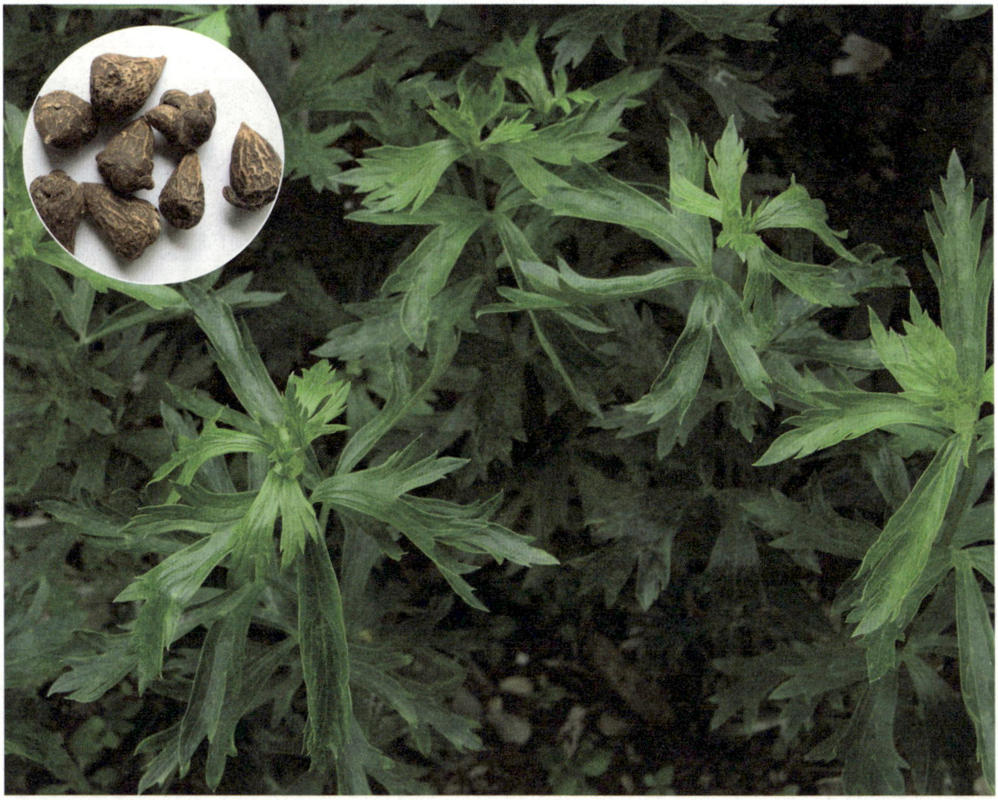

草乌

CAO WU

别名 乌头、鸡毒、药羊蒿、草乌头、鸡头草、百步草。

来源 本品为毛茛科植物北乌头（*Aconitum kusnezoffii* Reichb.）的干燥块根。

生境 生长于山坡草地或疏林中。主产于山西、河北、内蒙古等地。

采收 秋季茎叶枯萎时采挖，除去须根及泥沙，干燥。

功用 辛、苦，热；有大毒。归心、肝、肾、脾经。祛风除湿，温经止痛。用于风寒湿痹，关节疼痛，心腹冷痛，寒疝作痛，麻醉止痛。一般炮制后用。

验方 **①风寒关节炎：** 草乌、松节、川乌各30克，生半夏、生天南星各30克，研粗末浸酒，擦敷患处。**②十二指肠溃疡：** 草乌、川乌各9克，白及、白芷各12克，研末和面少许，调和成饼，外敷于剑突下胃脘部，一昼夜后除去。**③气滞血瘀心痛：** 草乌15克，土木香10克，马钱子9克，肉豆蔻、广木香各20克，沉香6克，共研粗末，每次水煎服3～6克，每日3次。**④淋巴结炎、淋巴结结核：** 草乌1个，用烧酒适量磨汁，外搽局部，每日1次。

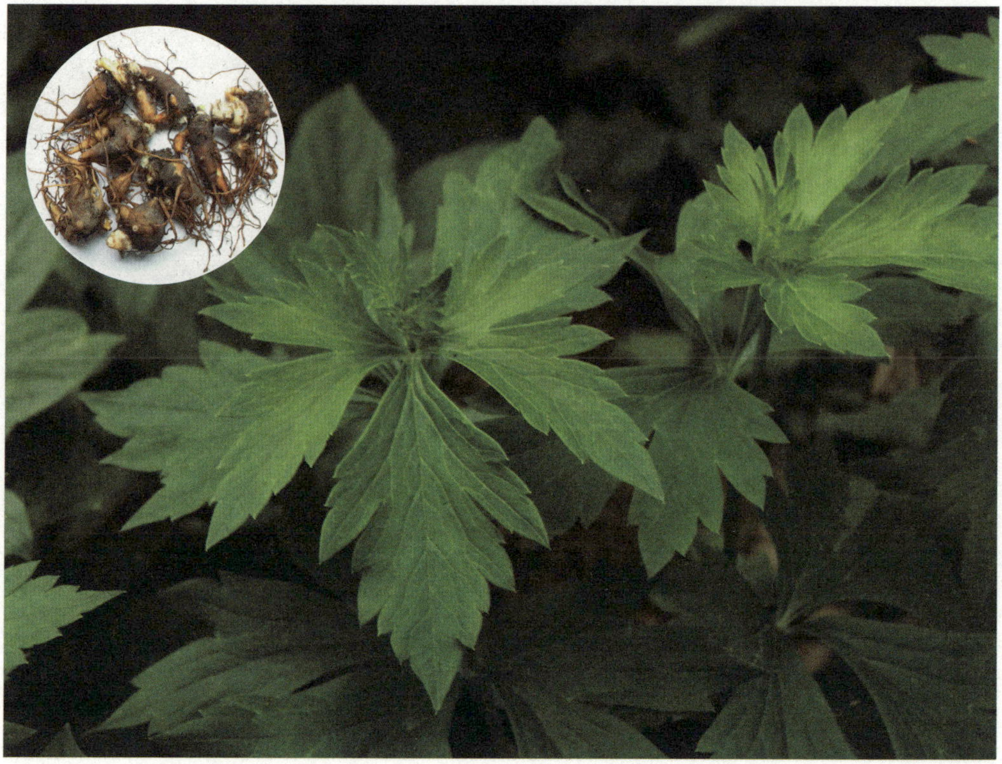

木瓜

MU GUA

别名 酸木瓜、铁脚梨、秋木瓜、皱皮木瓜、贴梗海棠。

来源 本品为蔷薇科植物贴梗海棠 [*Chaenomeles speciosa* (Sweet) Nakai]的干燥近成熟果实。

生境 生长于山坡地、田边地角、房前屋后。主产于山东、河南、陕西、安徽、江苏、湖北、四川、浙江、江西、广东、广西等地。

采收 夏、秋二季果实绿黄时采收，置沸水中烫至外皮灰白色，对半纵剖，晒干。

功用 酸，温。归肝、脾经。舒筋活络，和胃化湿。用于湿痹拘挛，腰膝关节酸重疼痛，吐泻转筋，脚气水肿。

验方 **①消化不良：**木瓜10克，麦芽、谷芽各15克，木香3克，水煎服。**②产后体虚、乳汁不足：**鲜木瓜250克，切块，猪蹄500克，先加适量水炖熟猪蹄，再将鲜木瓜放入汤中，炖至烂熟，食用即可。**③脚气：**干木瓜1个，明矾50克，煎水，趁热熏洗。

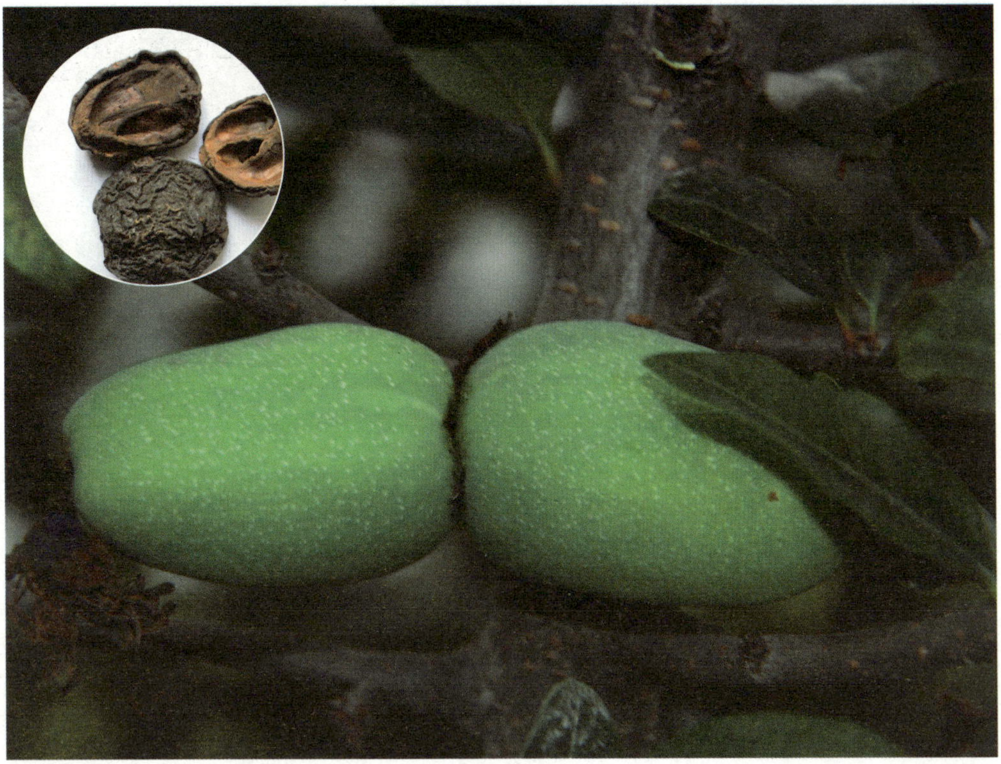

伸筋草

SHEN JIN CAO

别名 狮子草、小伸筋、舒筋草、金毛狮子草。

来源 本品为石松科植物石松 (*Lycopodium japonicum* Thunb.) 的干燥全草。

生境 生长于疏林下荫蔽处。主产于浙江、湖北、江苏等地。

采收 夏、秋二季茎叶茂盛时采收，除去杂质，晒干。

功用 微苦、辛，温。归肝、脾、肾经。祛风除湿，舒筋活络。用于关节酸痛，屈伸不利。

验方 **①风痹筋骨不舒：**伸筋草15～50克，水煎服。**②糖尿病性颈椎增生：**伸筋草15克，豨莶草3克，石膏20克，龙骨8克，加水煎汁，热敷患处。**③小儿麻痹后遗症：**伸筋草、松节、南蛇藤根、寻骨风各25克，威灵仙15克，茜草10克，杜衡2克，水煎服。**④带状疱疹：**伸筋草（焙）研粉，青油或麻油调成糊状，涂患处，每日数次。**⑤中风后遗症：**伸筋草、红花、透骨草各3克，煎水浸泡手足。**⑥关节痛：**伸筋草、豨莶草各25克，路边荆、老鼠刺各50克，水煎服。**⑦关节酸痛、手足麻痹：**伸筋草30克，丝瓜络、爬山虎各15克，大活血9克，水、酒各半煎服。

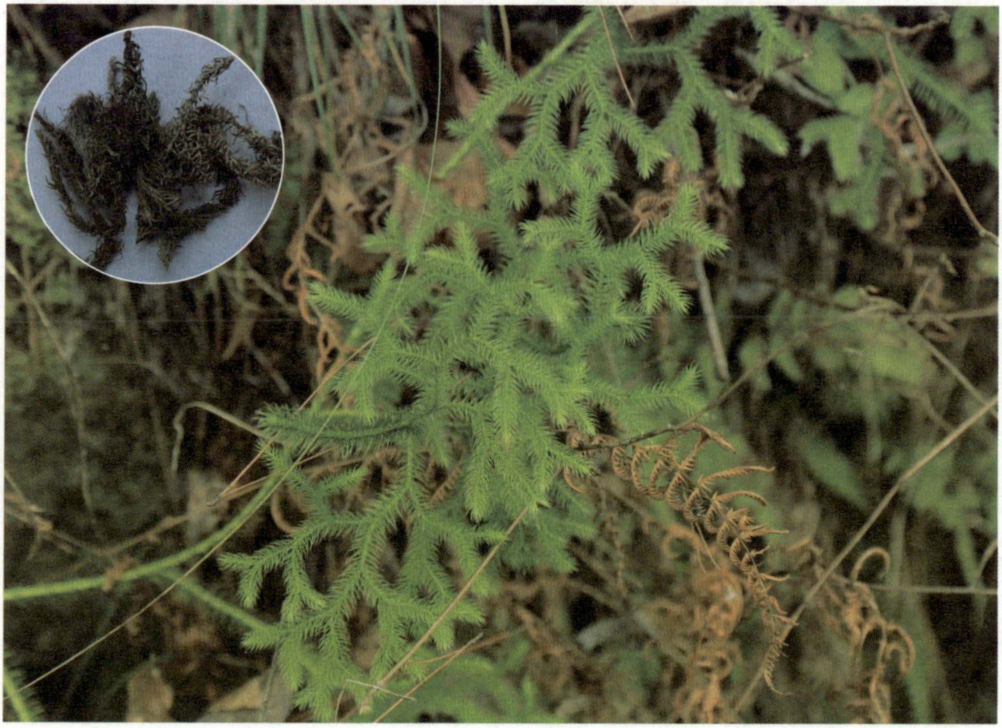

祛风湿热药

秦艽

QIN JIAO

别名 秦胶、大艽、左扭、左秦艽、西秦艽、萝卜艽。

来源 本品为龙胆科植物秦艽 (*Gentiana macrophylla* Pall.) 、麻花秦艽 (*Gentiana straminea* Maxim.) 、粗茎秦艽 (*Gentiana crassicaulis* Duthie ex Burk.) 或小秦艽 (*Gentiana dahurica* Fisch.) 的干燥根。

生境 生长于山地草甸、林缘、灌木丛或沟谷中。主产于陕西、甘肃等地。

采收 春、秋二季采挖，除去泥沙，晒软，堆置“发汗”至表面呈红黄色或灰黄色时，摊开晒干，或不经“发汗”直接晒干。

功用 辛、苦，平。归胃、肝、胆经。祛风湿，清湿热，止痹痛，退虚热。用于风湿痹痛，中风半身不遂，筋脉拘挛，骨节酸痛，湿热黄疸，骨蒸潮热，小儿疳积发热。

验方 **①臂痛：**秦艽6克，红花4.5克，羌活3克，丝瓜络适量，水煎服。**②风湿性关节炎、肢体关节疼痛：**秦艽、地龙、牛膝、五加皮、海桐皮、没药各15克，桑寄生、海风藤各20克，水煎服。

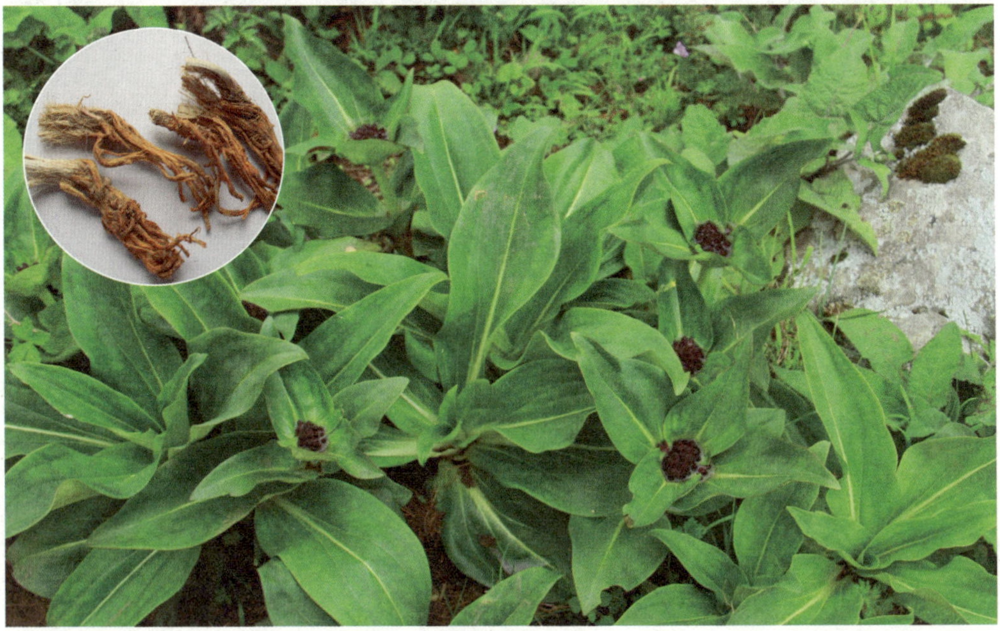

豨莶草

XI XIAN CAO

别名 豨莶、珠草、猪膏草、风湿草、黏金强子。

来源 本品为菊科植物豨莶 (*Siegesbeckia orientalis* L.) 、腺梗豨莶 (*Siegesbeckia pubescens* Makino) 或毛梗豨莶 (*Siegesbeckia glabrescens* Makino) 的干燥地上部分。

生境 生长于林缘、林下、荒野、路边。主产于湖南、福建、湖北、江苏等地。

采收 夏、秋二季花开前及花期均可采割，除去杂质，晒干。

功用 辛、苦，寒。归肝、肾经。祛风湿，利关节，解毒。用于风湿痹痛，筋骨无力，腰膝酸软，四肢麻痹，半身不遂，风疹湿疮。

验方 **①疟疾：**豨莶草（干品）50克，每日1剂，分2次煎服，连服3日。**②黄疸型肝炎：**豨莶草30克，车前草、金钱草各15克，栀子9克，水煎服。**③风湿性关节炎、高血压：**豨莶草、夏枯草、臭梧桐各9克，水煎服。**④痈疽肿毒：**豨莶草、乳香各30克，白矾15克，共为末，每次6克，热酒调下。

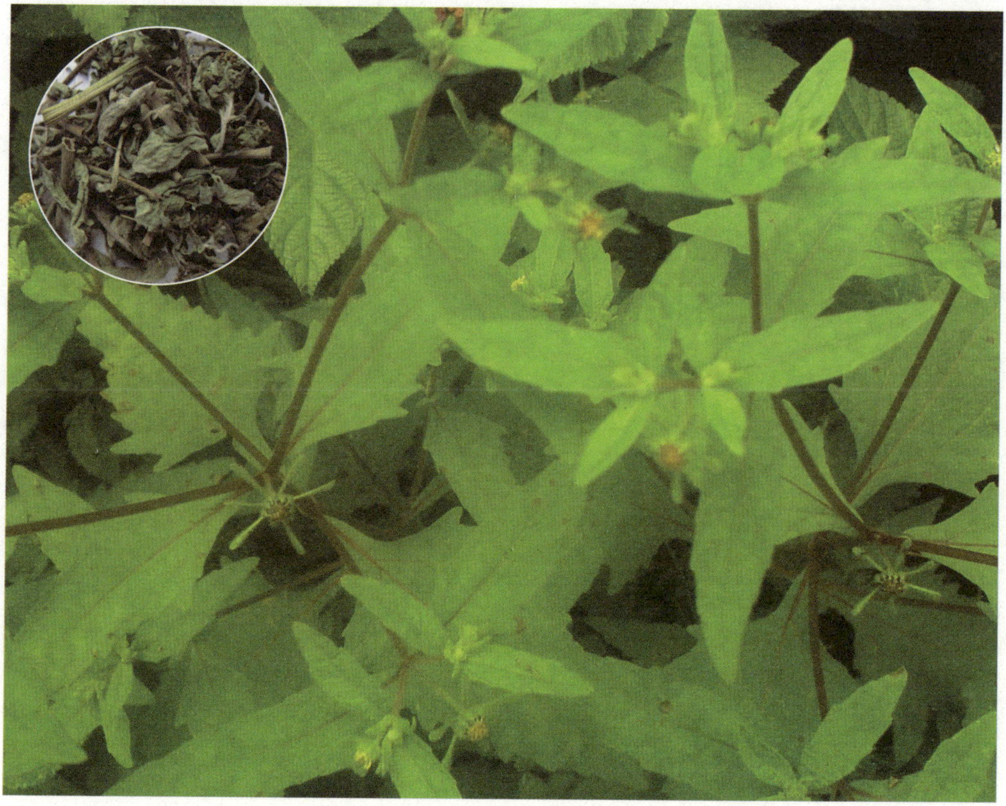

络石藤

LUO SHI TENG

别名 络石、爬山虎、石龙藤、钻骨风、白花藤、沿壁藤。

来源 本品为夹竹桃科植物络石 [*Trachelospermum jasminoides* (Lindl.) Lem.] 的干燥带叶藤茎。

生境 生长于温暖、湿润、疏荫的沟渠旁、山坡林木丛中。主产于江苏、安徽、湖北、山东等地。

采收 冬季至次春采割，除去杂质，晒干。

功用 苦，微寒。归心、肝、肾经。祛风通络，凉血消肿。用于风湿热痹，筋脉拘挛，腰膝酸痛，喉痹，痈肿，跌打损伤。

验方 **①筋骨痛：**络石藤50～100克，浸酒服。**②风湿热痹、关节热痛：**络石藤、海风藤各12克，生石膏30克，苍术15克，牛膝10克，水煎服。**③关节炎：**络石藤、五加皮各50克，牛膝25克，水煎服，白酒为引。**④外伤出血：**络石藤适量，晒干研末，撒敷患处，外加包扎。

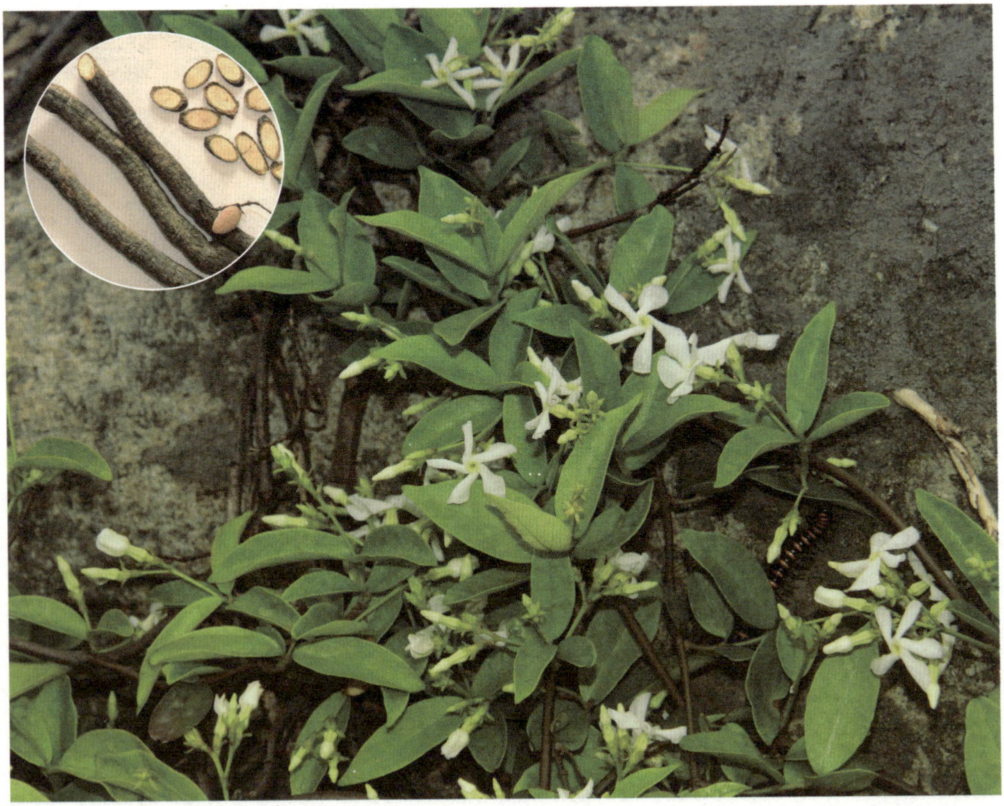

九里香

JIU LI XIANG

别名 石辣椒、九秋香、九树香、万里香、山黄皮、千只眼。

来源 本品为芸香科植物九里香 (*Murraya exotica* L.) 和千里香 [*Murraya paniculata* (L.) Jack] 的干燥叶和带叶嫩枝。

生境 性喜温暖、湿润气候，喜阳光，生长于土层深厚、肥沃及排水良好的土壤，不耐寒。主产于广东、广西、福建等地。

采收 全年可采，晒干，切段。

功用 辛、微苦，温；有小毒。归肝、胃经。行气止痛，活血散瘀。用于胃痛，风湿痹痛；外治牙痛，跌打肿痛，虫蛇咬伤。

验方 **①皮肤湿疹：**九里香鲜枝叶，水煎，擦洗患处。**②跌打肿痛：**鲜九里香叶、鲜地耳草、鲜水茴香、鲜栀子叶各等量，共捣烂，酒炒敷患处。**③胃痛：**九里香3克，香附9克，水煎服。**④慢性腰腿痛：**九里香15克，续断9克，水煎服。

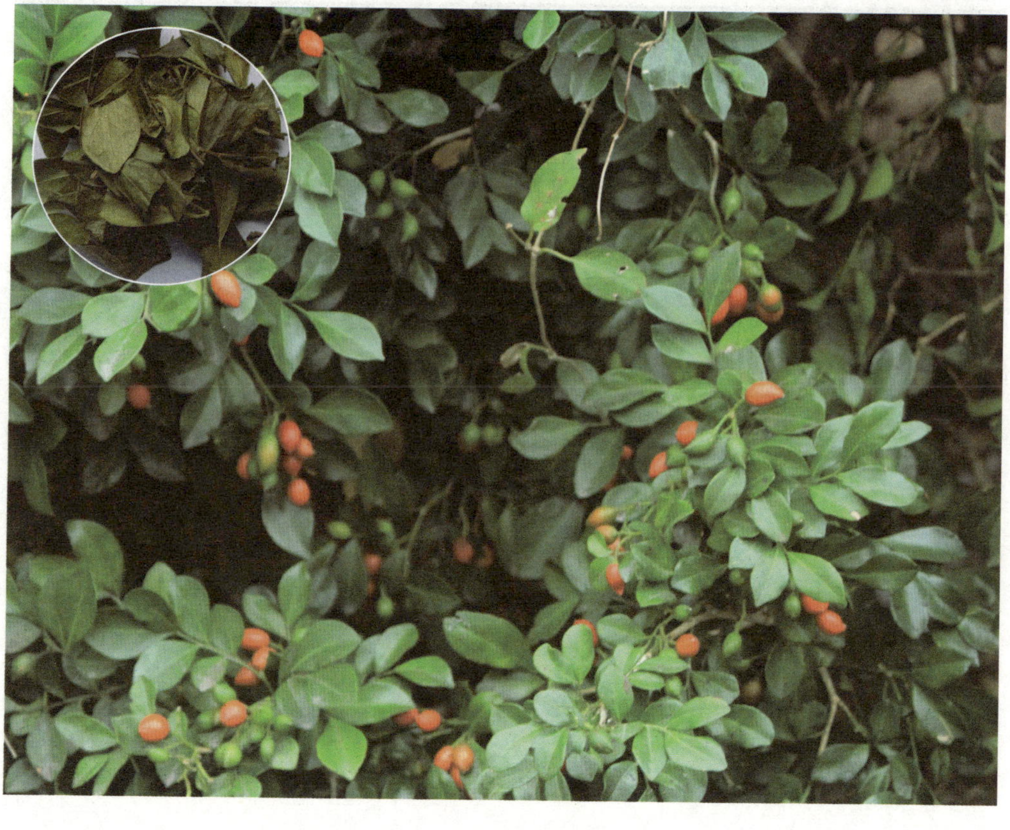

野木瓜

YE MU GUA

别名 木莲、乌藤、假荔枝、绕绕藤、八月挪、五爪金龙。

来源 本品为木通科植物野木瓜 (*Stauntonia chinensis* DC.) 的干燥带叶茎枝。

生境 生长于湿润通风的杂木林中、山路边及溪谷两旁。分布于安徽、浙江、江西、福建、广东、广西、海南等地。

采收 全年均可采割，洗净，切段，干燥。

功用 微苦，平。归肝、胃经。祛风止痛，舒筋活络。用于风湿痹痛，腰腿疼痛，头痛，牙痛，痛经，跌打伤痛。

验方 **①手术后疼痛、麻风反应性疼痛：**野木瓜50克，加水煎成30毫升，痛时顿服，严重时可每日服3次。**②坐骨神经痛、风湿关节痛：**野木瓜根、大血藤、五加根、胡颓子根各15～24克，水煎服。**③风湿性关节炎：**野木瓜、虎杖、鱼腥草、马鞭草各适量，水煎服，并用鲜品外敷。**④跌打损伤：**野木瓜、酒糟各适量，捣烂，用芭蕉叶包好煨热，敷患处。

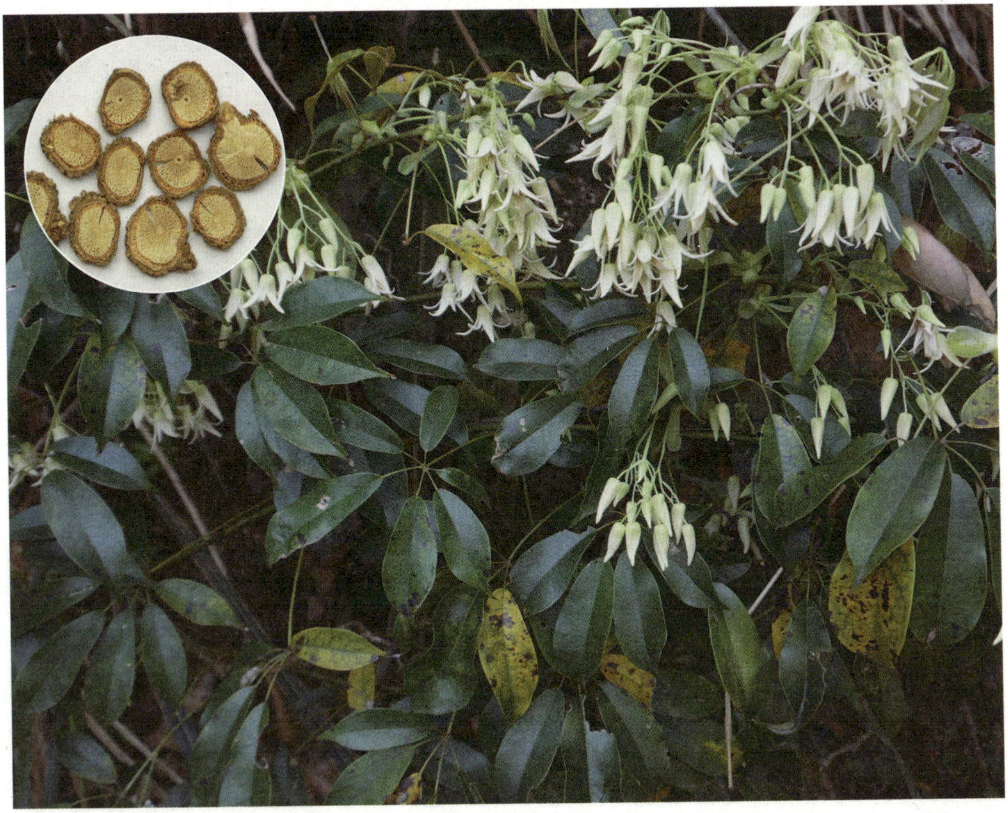

祛风湿强筋骨药

五加皮

WU JIA PI

别名 南五加皮、细柱五加、红五加皮、短梗五加、轮伞五加。

来源 本品为五加科植物细柱五加 (*Acanthopanax gracilistylus* W. W. Smith) 的干燥根皮。

生境 生长于路边、林缘或灌丛中。主产于湖北、河南、辽宁、安徽等地。

采收 夏、秋二季采挖根部，洗净，剥取根皮，晒干。

功用 辛、苦，温。归肝、肾经。祛风除湿，补益肝肾，强筋壮骨。用于风湿痹痛，筋骨痿软，小儿行迟，体虚乏力，水肿，脚气。

验方 **①腰脊、脚膝筋骨弱而行迟：**五加皮为末，粥引调下，每次3克，每日3次。**②腰痛：**五加皮、杜仲（炒）各等份，为末，酒糊丸，如梧桐子大，每次30丸，温酒下。**③风寒湿引起的腰腿痛：**五加皮100克，当归、川牛膝各50克，白酒1000毫升，将诸药切碎浸酒中，7日后可服用，每次15毫升，每日2次。**④水肿、小便不利：**五加皮、大腹皮、陈皮、茯苓皮、生姜皮各9克，水煎服。

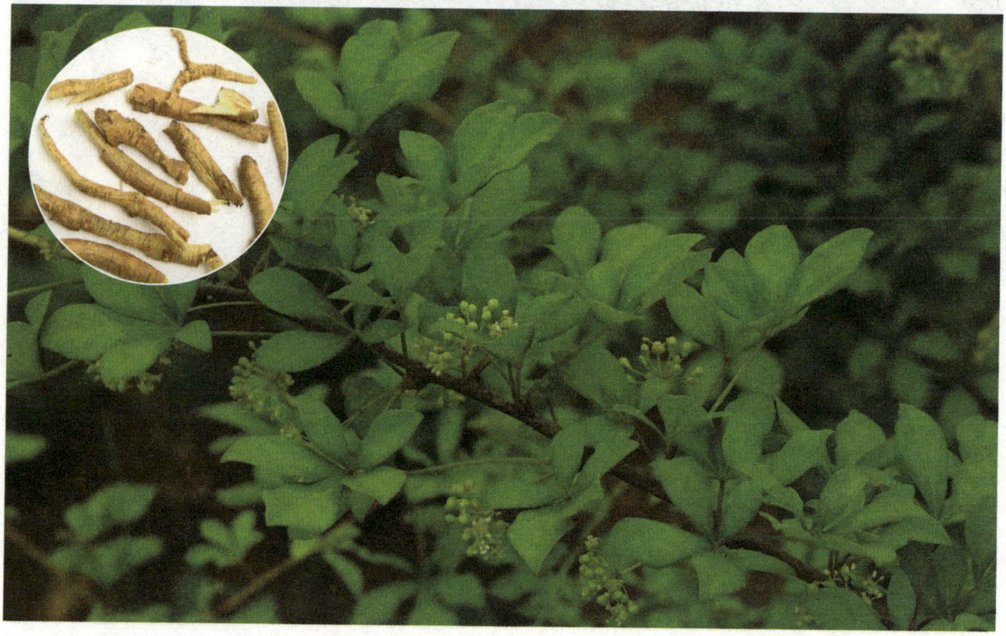

桑寄生

SANG JI SHENG

别名 寄生、寄生草、寄生树、桑上寄生。

来源 本品为桑寄生科植物桑寄生 [*Taxillus chinensis* (DC.) Danser] 的干燥带叶茎枝。

生境 寄生于构、槐、榆、木棉、朴等树上。主产于福建、台湾、广东、广西、云南等地。

采收 冬季至次春采割，除去粗茎，切段，干燥，或蒸后干燥。

功用 苦、甘，平。归肝、肾经。补肝肾，强筋骨，祛风湿，安胎元。用于风湿痹痛，腰膝酸软，筋骨无力，崩漏经多，妊娠漏血，胎动不安，高血压。

验方 **①冻伤：**桑寄生300克，制成干浸膏，茶油调敷。**②胎动腹痛：**桑寄生50克，阿胶（炒）、艾叶各25克，水煎，去渣温服。**③风湿性关节炎：**桑寄生、玉竹各30克，鹿衔草、白芍、白术、牛膝、茯苓各15克，炙甘草9克，水煎服，每日1剂，分2次服用。**④肾虚胎动不安：**桑寄生、苎麻根各15克，杜仲、艾叶各10克，水煎服。**⑤风湿腰腿痛：**桑寄生、当归、秦艽、独活各9克，水煎服。**⑥高血压：**桑寄生、豨莶草各15克，夏枯草50克，牛膝12克，水煎服。

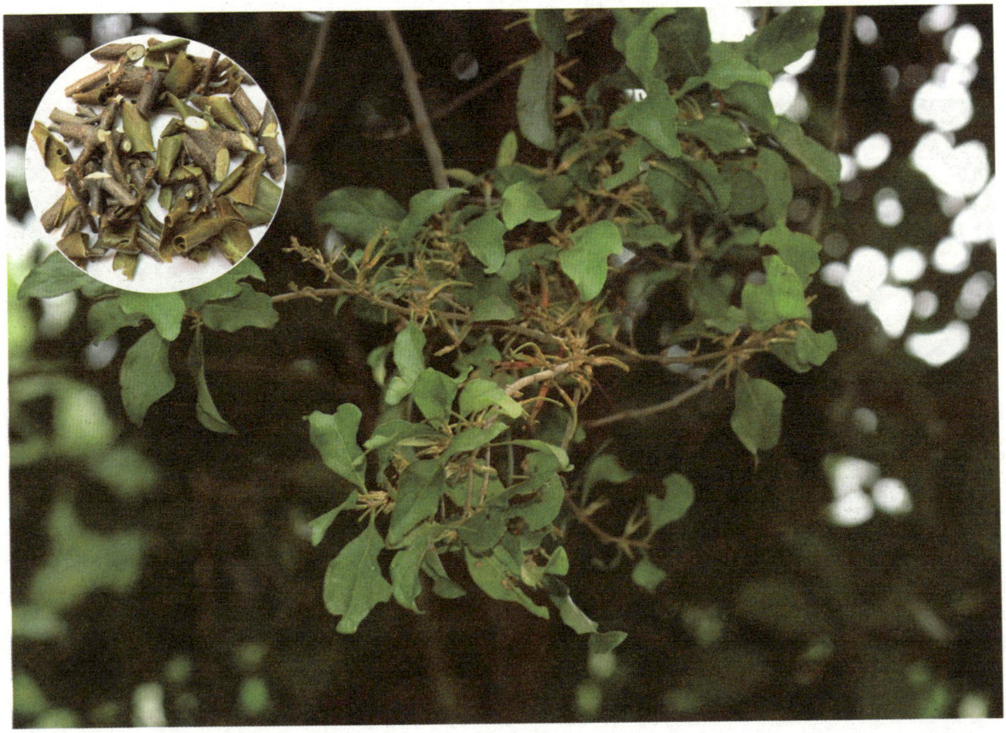

狗脊

GOU JI

别名 苟脊、扶筋、狗青、黄狗头、金狗脊、金毛狗脊。

来源 本品为蚌壳蕨科植物金毛狗脊 [*Cibotium barometz* (L.) J. Sm.] 的干燥根茎。

生境 生长于山脚沟边及林下阴处酸性土壤。均为野生。主产于四川、广东、贵州、浙江、福建等地。

采收 秋、冬二季采挖，除去泥沙，干燥，或去硬根、叶柄及金黄色茸毛，切厚片，干燥，为“生狗脊片”；蒸后晒至六七成干，切厚片，干燥，为“熟狗脊片”。

功用 苦、甘，温。归肝、肾经。补肝肾，强腰膝，祛风湿。用于腰膝酸软，下肢无力，风湿痹痛。

验方 **①骨质增生症：**狗脊、熟地黄、枸杞子、川牛膝、补骨脂、桑寄生各15克，杜仲、菟丝子各12克，淫羊藿9克，水煎服。**②风湿痹痛、手足麻木：**狗脊、牛膝、木瓜、海风藤各9克，桑枝、桂枝、松节、秦艽、炒续断各6克，水煎服。

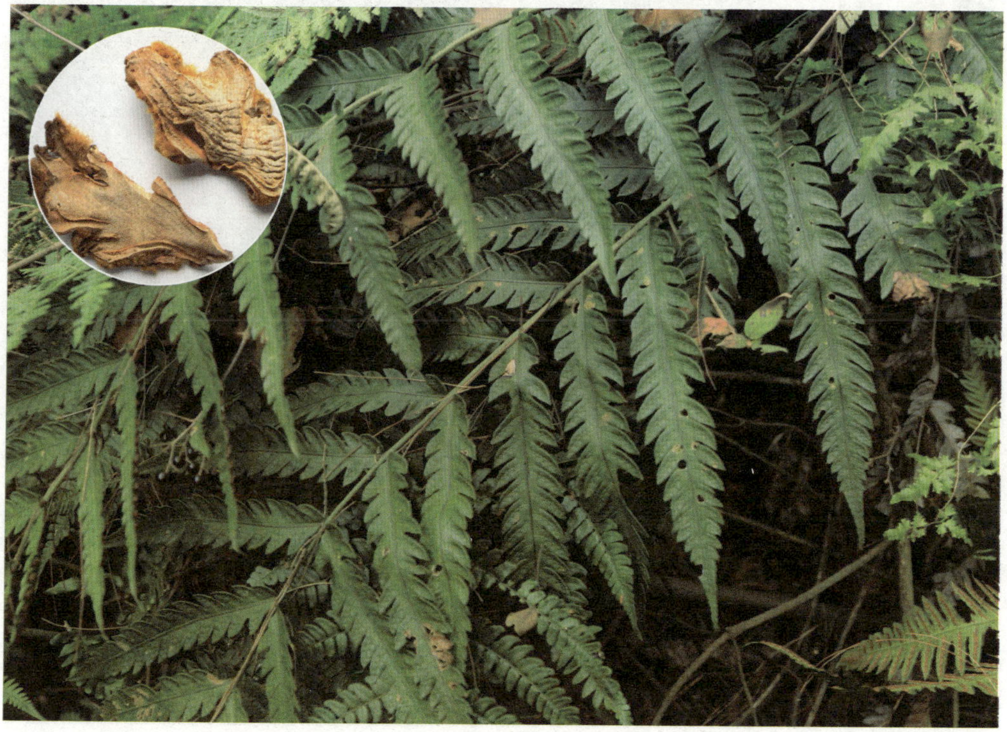

千年健

QIAN NIAN JIAN

别名 一包针、千年见、千颗针。

来源 本品为天南星科植物千年健 [*Homalomena occulta* (Lour.) Schott] 的干燥根茎。

生境 生长于树木繁茂的阔叶林下、土质疏松肥沃的坡地、河谷或溪边阴湿地。主产于广西、云南等地。

采收 春、秋二季采挖，洗净，除去外皮，晒干。

功用 苦、辛，温。归肝、肾经。祛风湿，壮筋骨。用于风寒湿痹，腰膝冷痛，下肢拘挛麻木。

验方 **①风湿性关节炎：**千年健、海风藤、青风藤、桑寄生各15克，独活、羌活各10克，水煎服。**②跌打损伤、瘀滞肿痛：**鲜千年健60克，捣烂调酒外敷。**③肢体麻木、下肢无力：**千年健、牛膝、五加皮、木瓜各15克，浸酒服。**④跌打损伤、瘀滞肿痛：**千年健、川芎各10克，红花8克，水煎服。

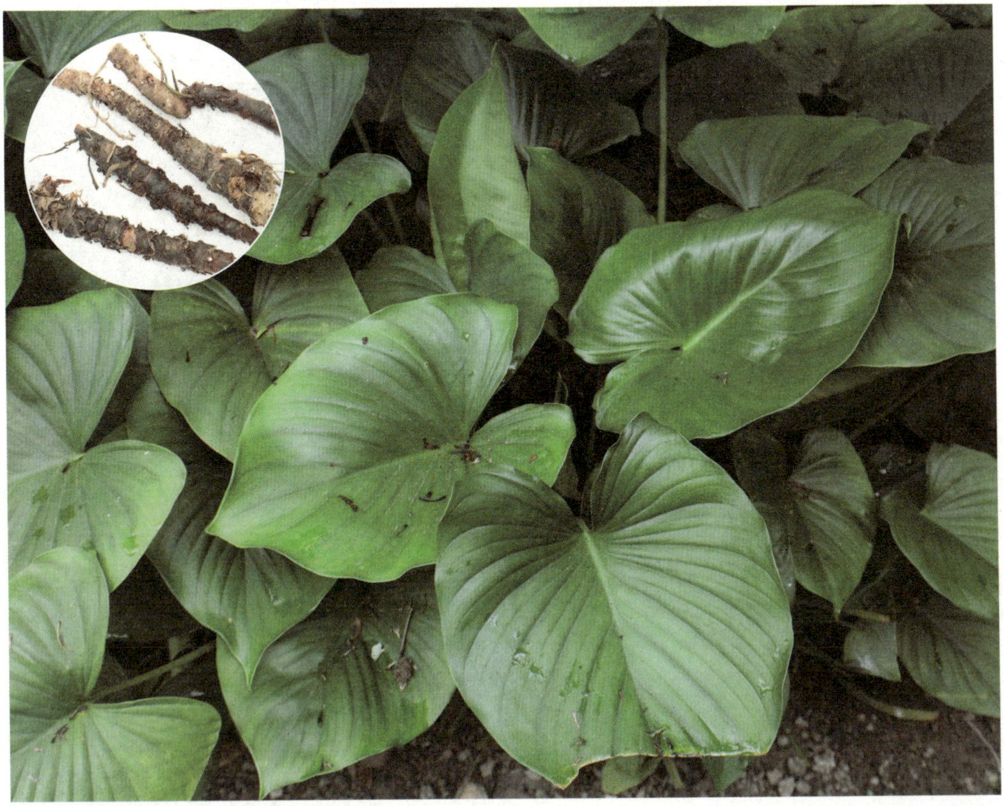

鹿衔草

LU XIAN CAO

别名 鹿蹄草、破血丹、鹿安茶、纸背金牛草。

来源 本品为鹿蹄草科植物鹿蹄草 (*Pyrola calliantha* H. Andres)或普通鹿蹄草(*Pyrola decorata* H. Andres) 的干燥全草。

生境 生长于庭院和岩石园中的潮湿地。产于我国大部分地区。

采收 全年均可采挖，除去杂质，晒至叶片较软时，堆置至叶片变紫褐色，晒干。

功用 甘、苦，温。归肝、肾经。祛风湿，强筋骨，止血，止咳。用于风湿痹痛，腰膝无力，月经过多，久咳劳嗽。

验方 **①肾虚腰痛、神疲乏力：**鹿衔草、熟地黄、黄芪、山药、补骨脂、菟丝子、杜仲、怀牛膝、白芍各15克，当归10克，水煎服。**②小便清长或尿频、阳痿：**鹿衔草30克，猪蹄1对，炖食。**③外伤出血：**鲜鹿衔草适量，捣烂外敷。**④风湿性关节炎：**鹿衔草、海风藤各15克，苍术、羌活各6克，桂枝9克，地龙5克，水煎服。**⑤慢性咳嗽（慢性支气管炎、肺结核引起的）：**鹿衔草15克，百部9克，水煎服。**⑥肺结核咯血：**鹿衔草、白及各20克，水煎服。

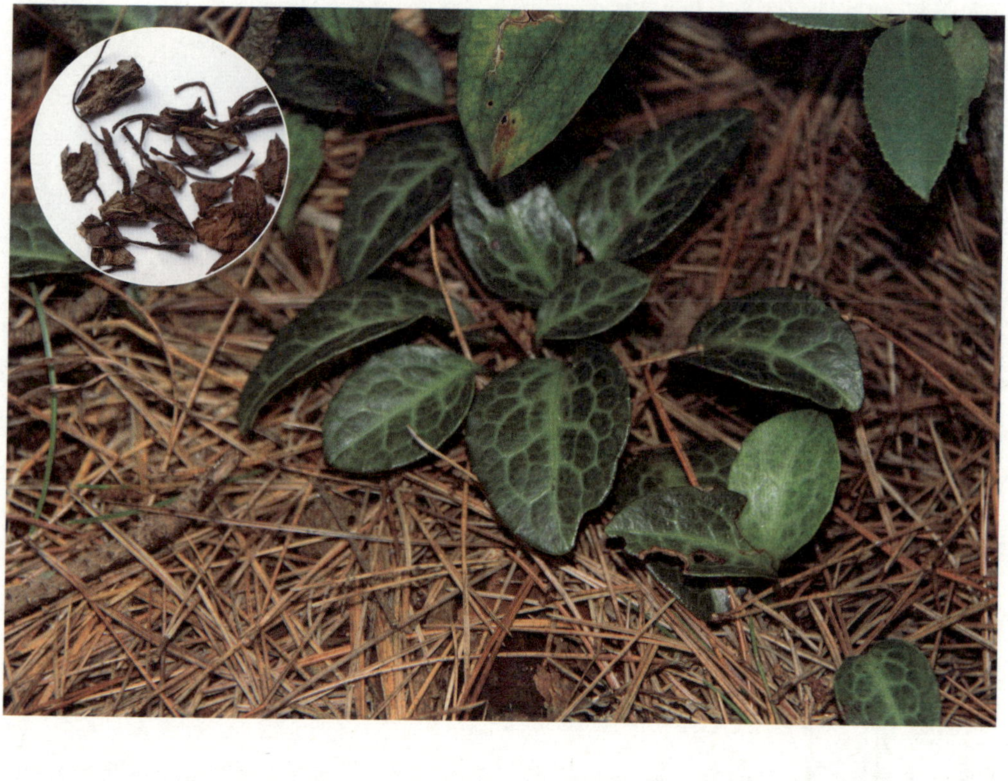

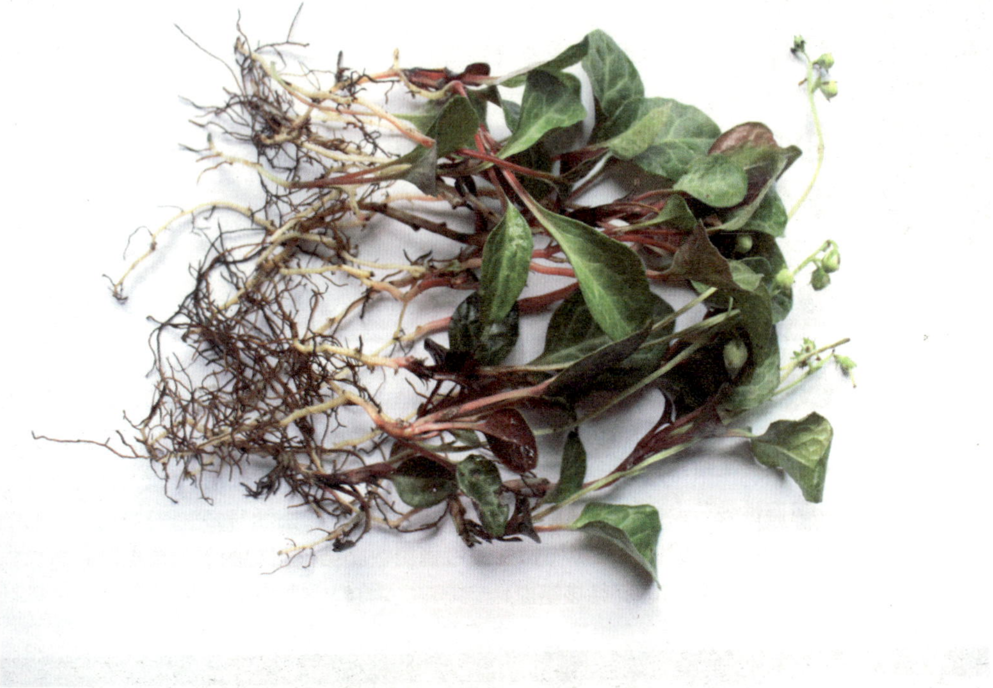

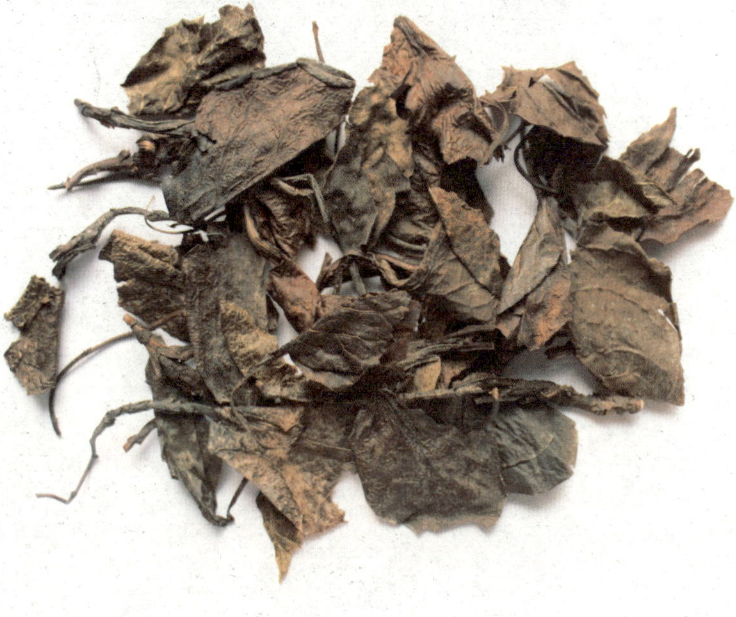

化湿药

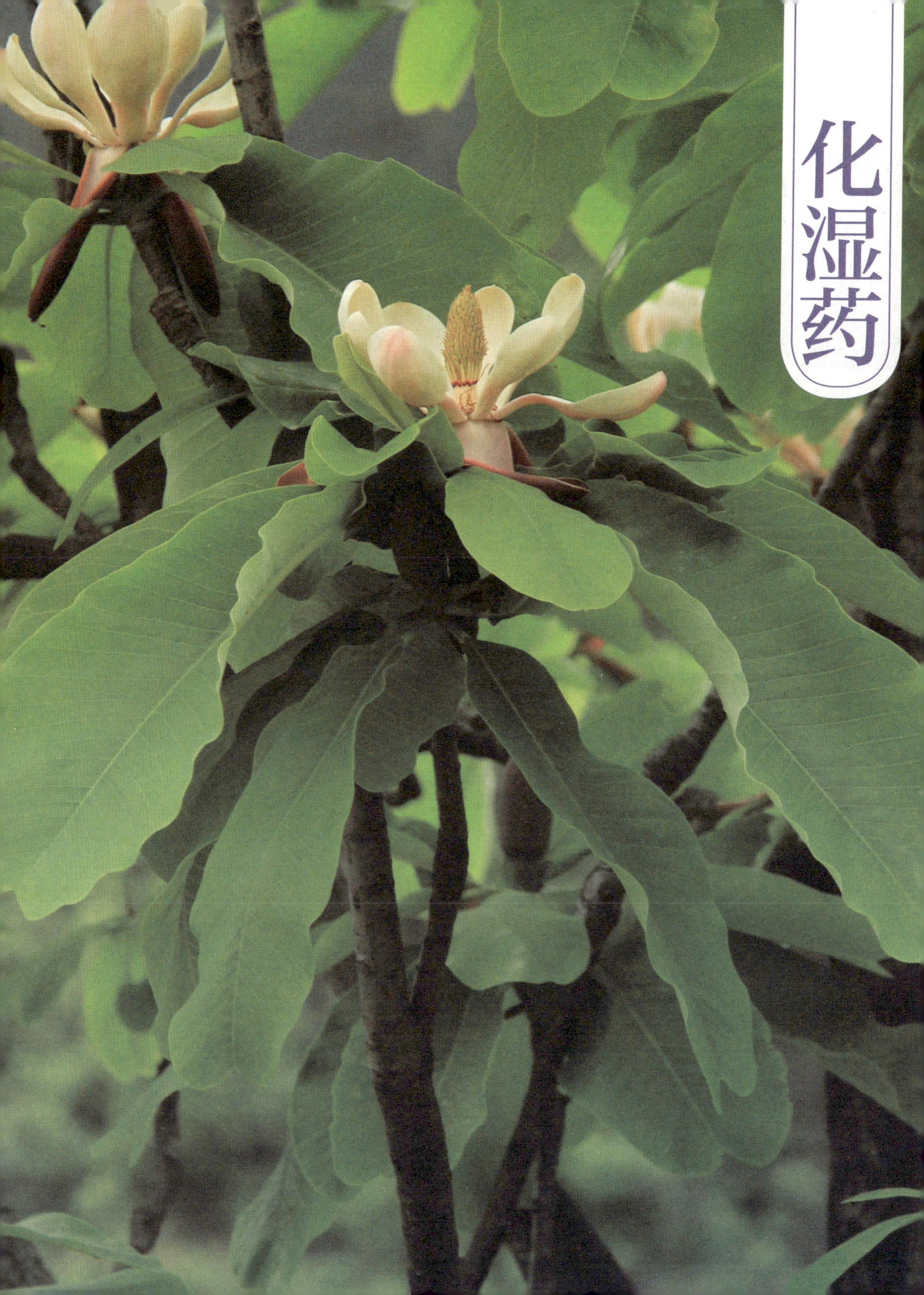

广藿香

GUANG HUO XIANG

别名 藿香、海藿香。

来源 本品为唇形科植物广藿香 [*Pogostemon cablin* (Blanco) Benth.] 的干燥地上部分。

生境 生长于向阳山坡。主产于广东、海南、台湾、广西、云南等地。

采收 枝叶茂盛时采割，日晒夜闷，反复至干。

功用 辛，微温。归脾、胃、肺经。芳香化浊，开胃止呕，发表解暑。用于湿浊中阻，脘痞呕吐，暑湿表证，发热倦怠，胸闷不舒，寒湿闭暑，腹痛吐泻，鼻渊头痛。

验方 **①胎气不安：**广藿香、香附、甘草各10克，研末，每次10克，入盐少许，沸汤服之。**②口臭：**广藿香洗净，煎汤，漱口。**③冷露疮烂：**广藿香叶、细茶各等份，烧灰，油调涂叶上贴之。**④过敏性鼻炎：**广藿香、苍耳子、辛夷、连翘各10克，升麻6克，将药材浸泡于水中，约半小时，用大火煮开，每日1～2次。**⑤预防感冒：**广藿香、生甘草各6克，射干、桑叶各10克，板蓝根30克，金银花、绵马贯众、桔梗各12克，连翘15克，水煎服。

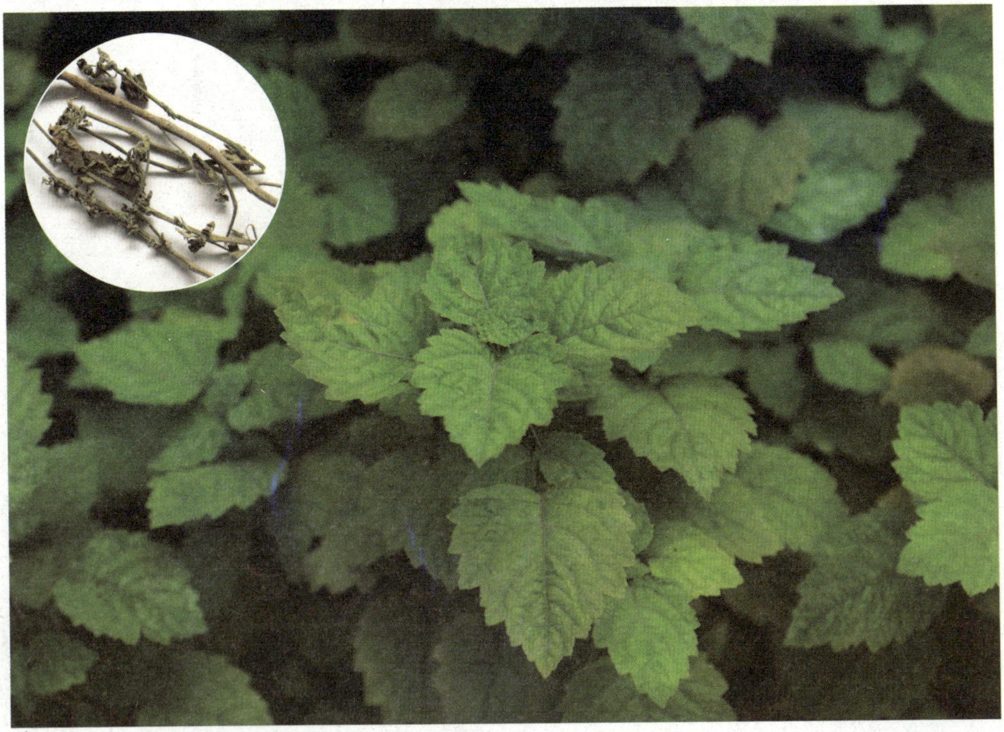

佩兰

PEI LAN

别名 兰草、水香、大泽兰、燕尾香、都梁香、针尾凤。

来源 本品为菊科植物佩兰 (*Eupatorium fortunei* Turcz.) 的干燥地上部分。

生境 生长于路边灌丛或溪边。主产于河北、陕西、山东、江苏、安徽、浙江、江西、湖北、湖南、广东、广西、四川、贵州、云南等地。

采收 夏、秋二季分2次采割，除去杂质，晒干。

功用 辛，平。归脾、胃、肺经。芳香化湿，醒脾开胃，发表解暑。用于湿浊中阻，脘痞呕恶，口中甜腻，口臭，多涎，暑湿表证，湿温初起，发热倦怠，头胀胸闷。

验方 **①夏季伤暑：**佩兰10克，鲜莲叶15克，滑石18克，甘草3克，水煎服。**②消化不良、口中甜腻：**佩兰12克，淡竹叶、地豆草各10克，水煎服。**③流行性感冒：**佩兰10克，大青叶15克，水煎服，连服3～5日。

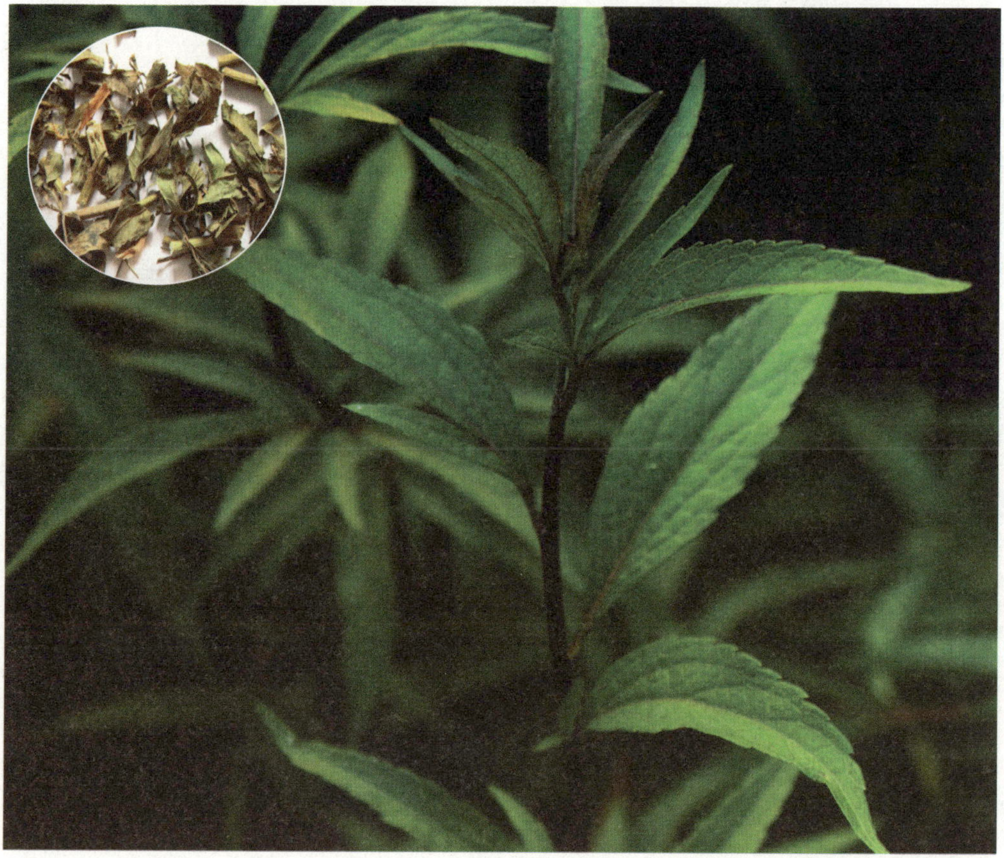

苍术

CANG ZHU

别名 赤术、仙术、茅术、青术。

来源 本品为菊科植物茅苍术 [*Atractylodes lancea* (Thunb.) DC.] 或北苍术 [*Atractylodes chinensis* (DC.) Koidz.] 的干燥根茎。

生境 生长于山坡、林下及草地。主产于山东、河南、陕西等地。

采收 春、秋二季采挖，除去泥沙，晒干，去须根。

功用 辛、苦，温。归脾、胃、肝经。燥湿健脾，祛风散寒，明目。用于湿阻中焦，脘腹胀满，泄泻，水肿，脚气痿躄，风湿痹痛，风寒感冒，夜盲，眼目昏涩。

验方 **①湿疹：**苍术、黄柏、煅石膏各等份，研末敷患处。**②风湿性关节炎：**苍术、黄柏各9克，忍冬藤30克，水煎服。**③脾虚气陷型胃下垂：**苍术15克，加水煎煮或用沸水浸泡，每剂可煎煮2次或冲泡3杯，每日1剂，连续服用1个月。**④腰痛伴不能弯腰：**苍术15克，白术30克，薏苡仁20克，水煎服。**⑤感冒：**苍术50克，细辛10克，侧柏叶15克，共研细末，每日4次，每次7.5克，开水冲服，葱白为引，生吃。

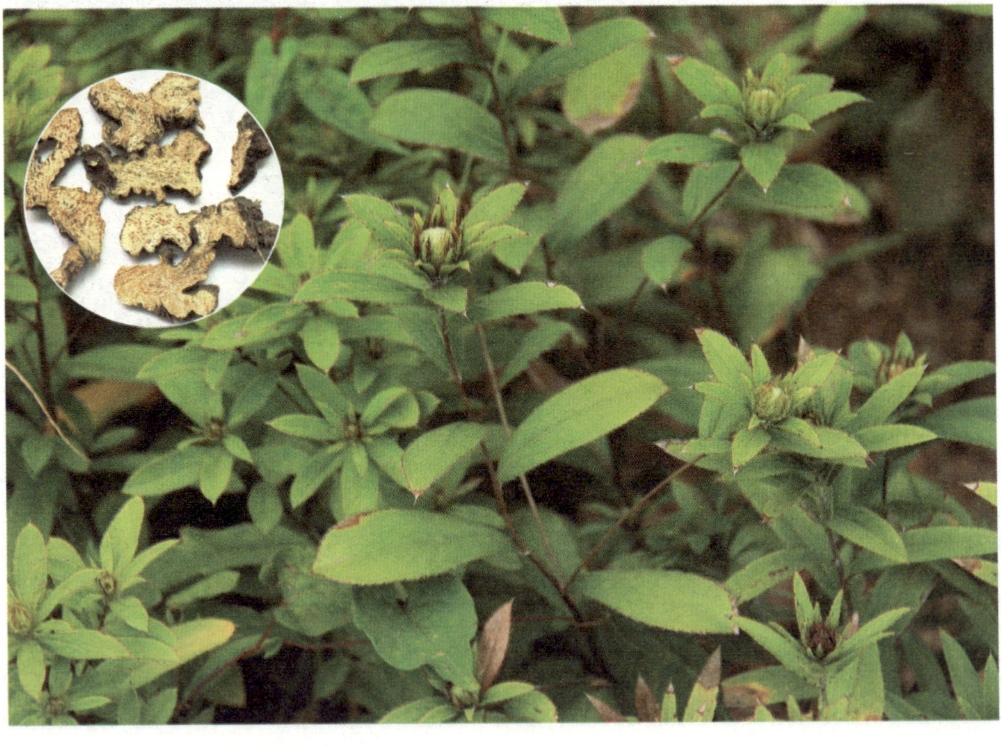

厚朴

HOU PO

别名 川朴、烈朴、重皮、赤朴、厚皮。

来源 本品为木兰科植物厚朴 (*Magnolia officinalis* Rehd. et Wils.) 或凹叶厚朴 (*Magnolia officinalis* Rehd. et Wils. var. *biloba* Rehd. et Wils.) 的干燥干皮、根皮及枝皮。

生境 常混生于落叶阔叶林内或生长于常绿阔叶林缘。主产于陕西、甘肃、四川、重庆、贵州、湖北、湖南、广西等地。

采收 4—6月剥取根皮及枝皮，直接阴干，干皮置沸水中微煮后，堆置于阴湿处，“发汗”至内表面变紫褐色或棕褐色时，蒸软，取出，卷成筒状，干燥。

功用 苦、辛，温。归脾、胃、肺、大肠经。燥湿消痰，下气除胀满。用于湿滞伤中，脘痞吐泻，食积气滞，腹胀便秘，痰饮喘咳。

验方 **①腹泻伴消化不良：**厚朴、黄连各9克，水煎，空腹服。**②肠道寄生虫：**厚朴、槟榔各6克，乌梅2个，水煎服。**③便秘：**厚朴、枳实各9克，大黄6克，水煎服。

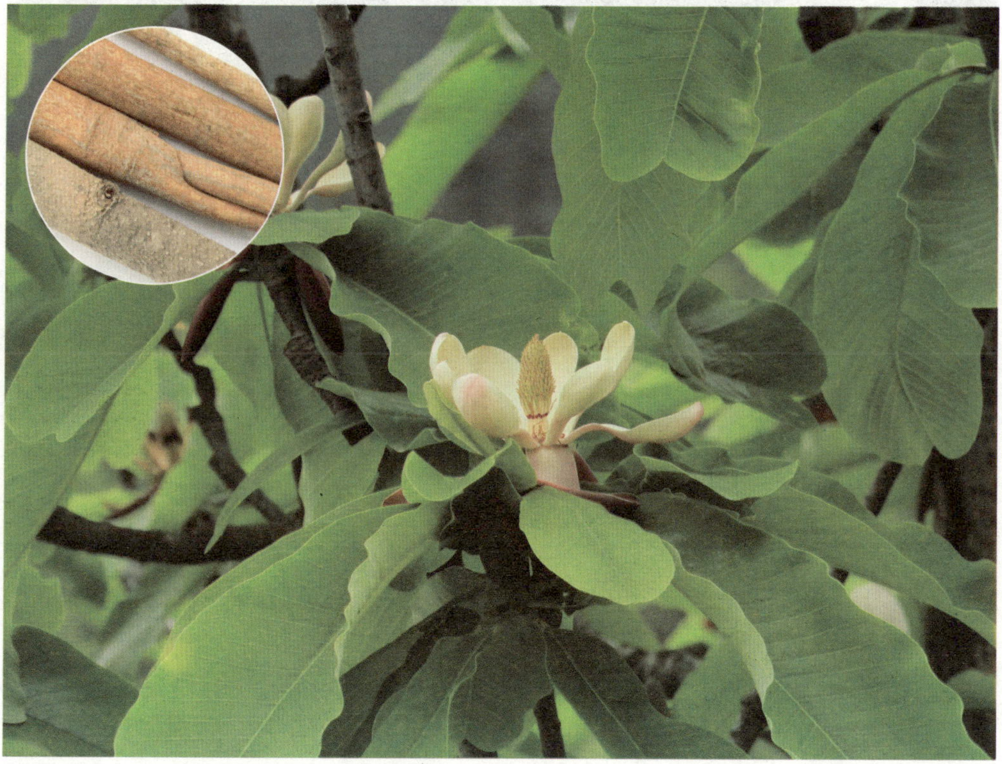

砂仁

SHA REN

别名 春砂仁、缩砂仁、缩砂蜜。

来源 本品为姜科植物阳春砂 (*Amomum villosum* Lour.) 等的干燥成熟果实。

生境 生长于气候温暖、潮湿、富含腐殖质的山沟林下阴湿处。主产于广东、广西、云南和福建等地。

采收 夏、秋二季果实成熟时采收，晒干或低温干燥。

功用 辛，温。归脾、胃、肾经。化湿开胃，温脾止泻，理气安胎。用于湿浊中阻，脘痞不饥，脾胃虚寒，呕吐泄泻，妊娠恶阻，胎动不安。

验方 **①胎动不安：**砂仁5克，紫苏梗9克，莲子60克，先将莲子用净水浸泡半天，再入锅中加水炖煮至九成熟时加入紫苏梗、砂仁，用文火煮至莲子熟透即可，吃莲子喝汤，每日1剂，连用5～7日。**②妊娠呕吐：**砂仁适量，研为细末，每次6克，姜汁少许，沸汤服。**③浮肿：**砂仁、蝼蛄各等份，焙燥研细末，每次3克，以温黄酒和水各半送服，每日2次。

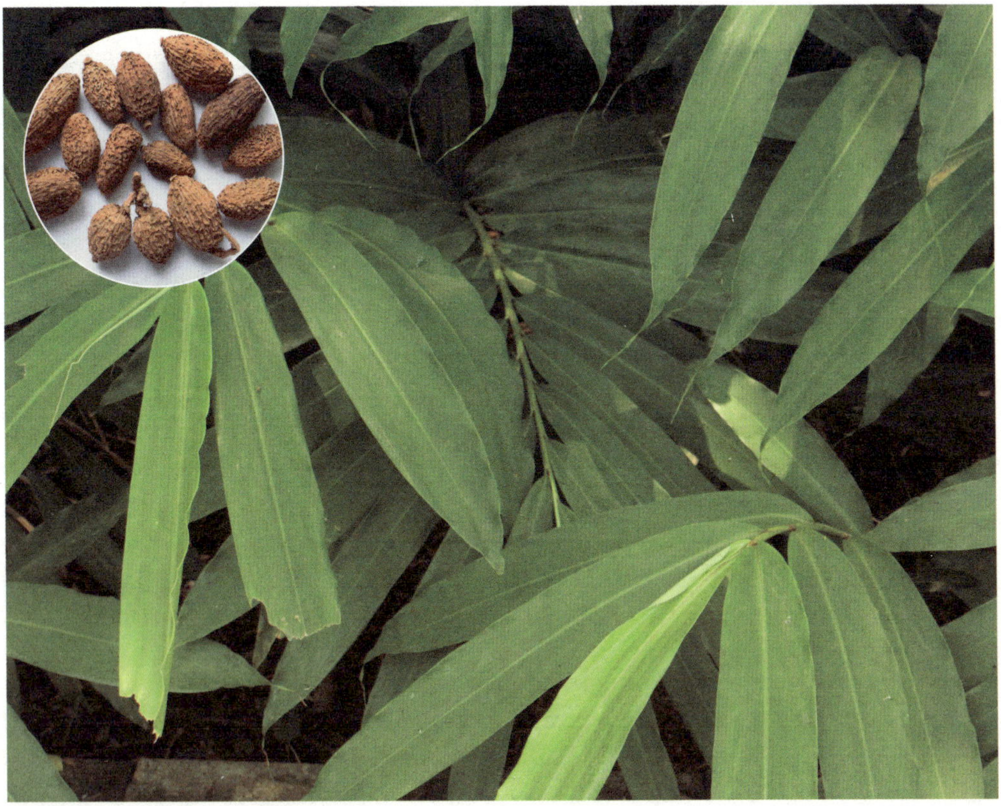

草豆蔻

CAO DOU KOU

别名 豆蔻、偶子、草蔻、草果、草蔻仁。

来源 本品为姜科植物草豆蔻（*Alpinia katsumadai* Hayata）的干燥近成熟种子。

生境 生长于林缘、灌木丛或山坡草丛中。主产于广东、福建、台湾、海南、广西等地。

采收 夏、秋二季采收，晒至九成干，或用水略烫，晒至半干，除去果皮，取出种子团，晒干。

功用 辛，温。归脾、胃经。燥湿行气，温中止呕。用于寒湿内阻，脘腹胀满冷痛，嗳气呕逆，不思饮食。

验方 **①心腹胀满：**草豆蔻50克，去皮为末，每次2克，以木瓜生姜汤调服。**②慢性胃炎：**草豆蔻炒黄研末，每次3克，温开水送服，每日3次。**③中暑受热、恶心呕吐、腹痛泄泻、胸中满闷、晕车晕船、水土不服：**草豆蔻、砂仁、青果、肉桂、槟榔、橘皮、茯苓、小茴香各30克，甘草250克，木香45克，红花、丁香各15克，薄荷27克，冰片9克，麝香0.3克，糊丸，每次10粒，温开水送服；平时每次2～3粒，含化。

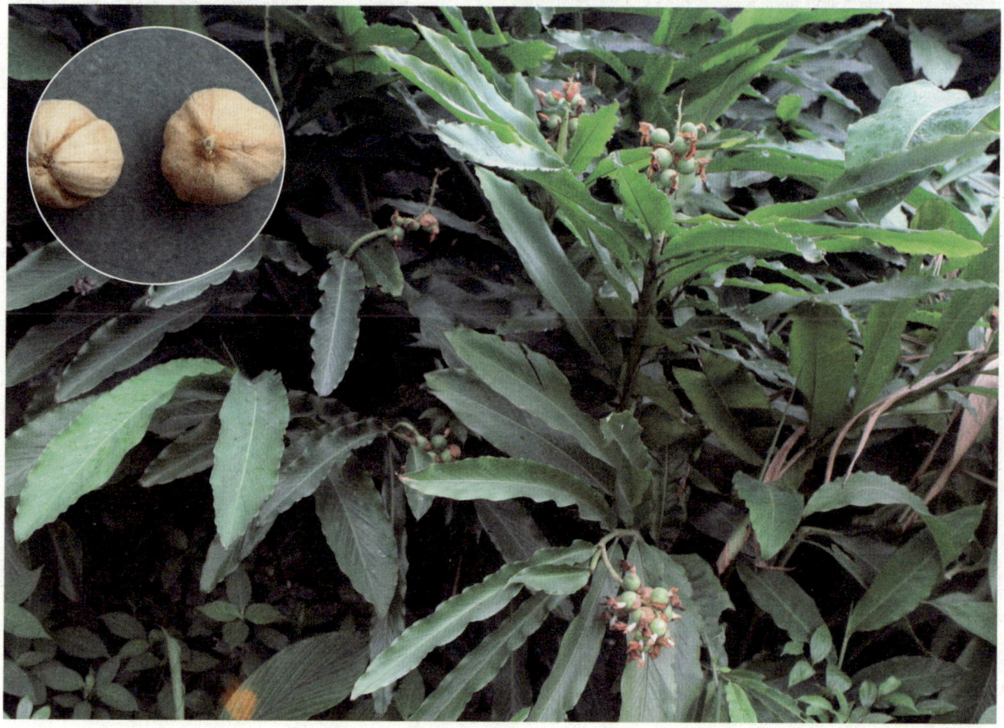

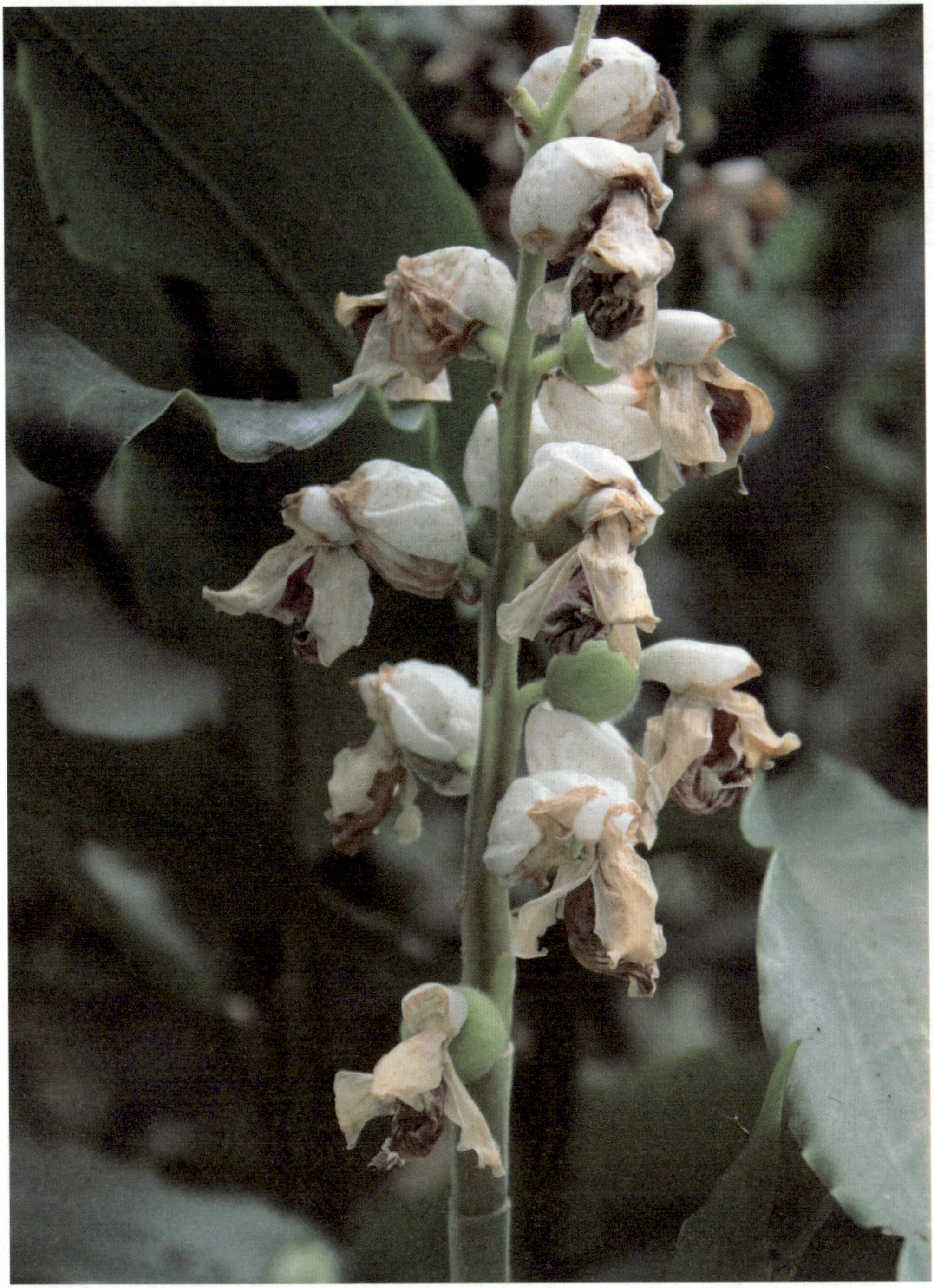

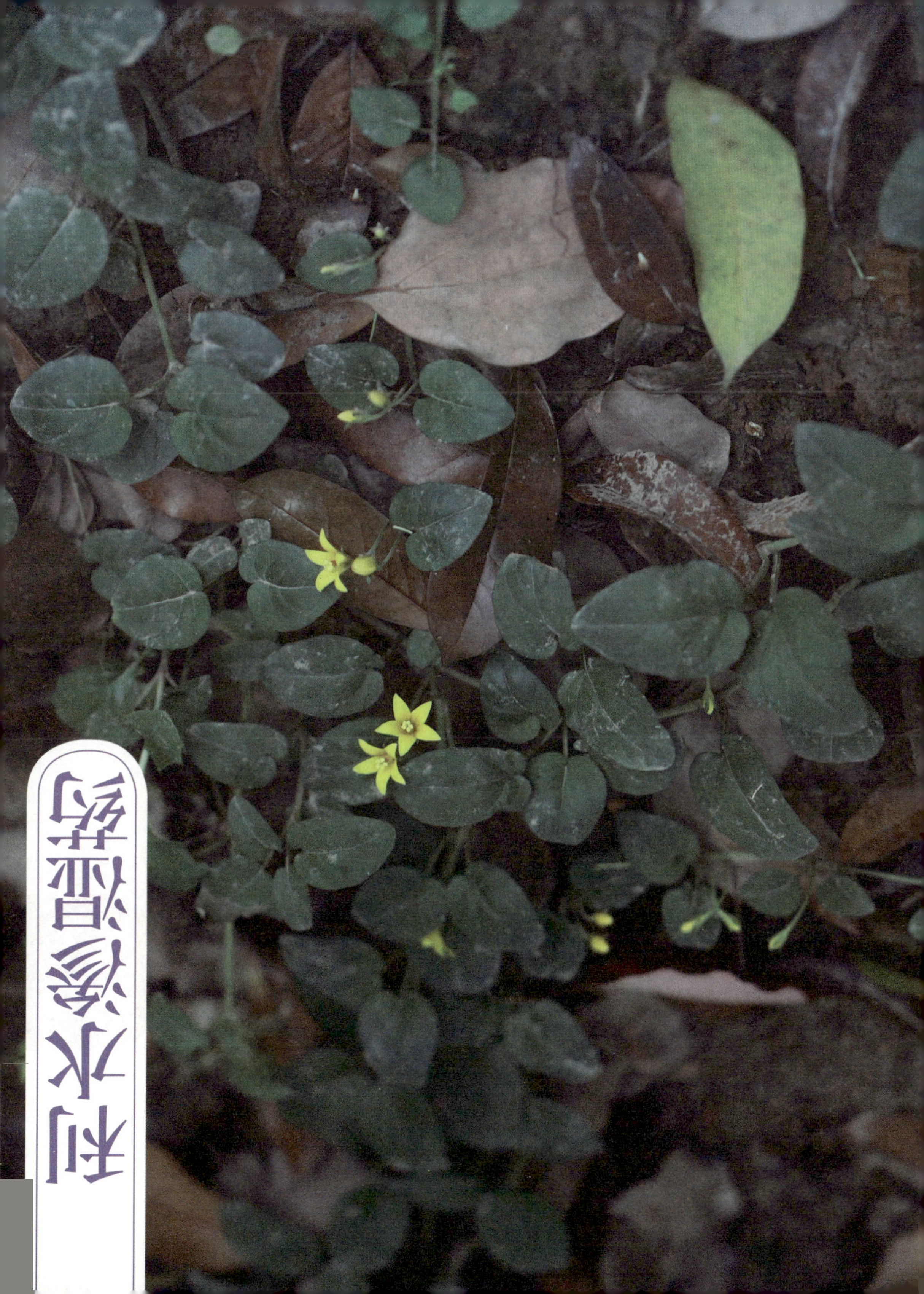
利水渗湿药

利水消肿药

茯苓

FU LING

别名 茯菟、茯灵、松薯、云苓。

来源 本品为多孔菌科真菌茯苓 [*Poria cocos* (Schw.) Wolf] 的干燥菌核。

生境 生长于松科植物赤松或马尾松等的树根上，深入地下20～30厘米。主产于湖北、安徽、河南、云南、贵州、四川等地。

采收 多于7—9月采挖，挖出后除去泥沙，堆置“发汗”后，摊开晾至表面干燥，再“发汗”，反复数次至出现皱纹、内部水分大部分散失后，阴干，称为“茯苓个”；或将鲜茯苓按不同部位切制，阴干，为“茯苓皮”及“茯苓块”。

功用 甘、淡，平。归心、肺、脾、肾经。利水渗湿，健脾，宁心。用于水肿尿少，痰饮眩悸，脾虚食少，便溏泄泻，心神不安，惊悸失眠。

验方 **①斑秃：**茯苓粉，每日2次，每次6克或临睡前10克吞服，或用茯苓皮水煎内服。**②蛋白尿：**茯苓9～15克，每日1剂，水煎服。**③心虚梦泻、小便白浊：**茯苓10克，研末，用米汤送服，每日2次。**④小便失禁：**茯苓（去黑皮）、干山药各等份，为细末，每次6克，每日1次，稀米汤调匀饮之。

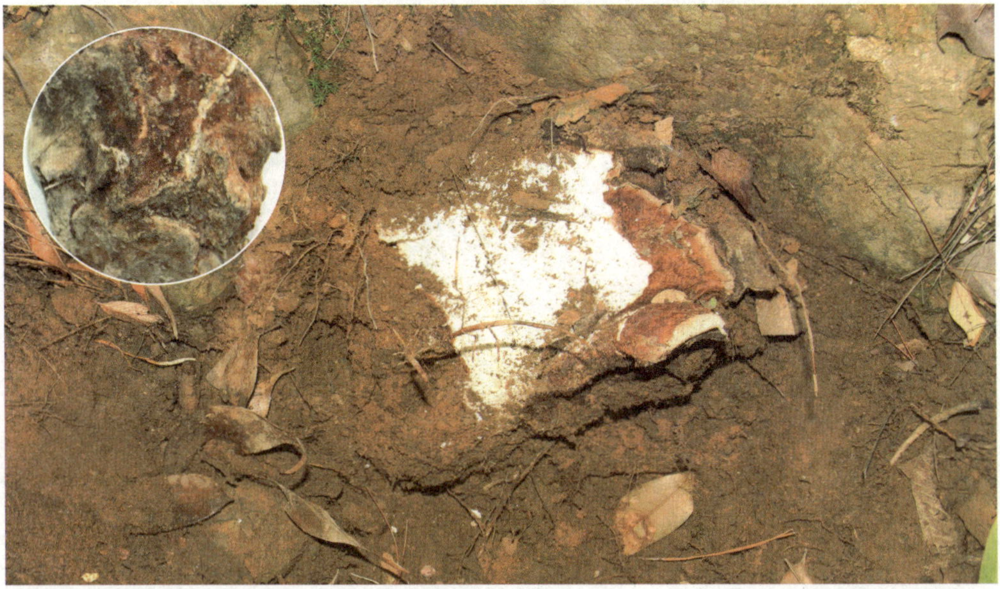

薏苡仁

YI YI REN

别名 薏米、苡仁、薏珠子、回回米、薏仁。

来源 本品为禾本科植物薏米 [*Coix lacryma-jobi* L. var. *mayuen* (Roman.) Stapf] 的干燥成熟种仁。

生境 生长于河边、溪潭边或阴湿山谷中。我国各地均有栽培，长江以南各地有野生。

采收 秋季果实成熟时采割植株，晒干，打下果实，再晒干，除去外壳、黄褐色种皮及杂质，收集种仁。

功用 甘、淡，凉。归脾、胃、肺经。健脾止泻，利水渗湿，除痹，排脓，解毒散结。用于水肿，脚气，脾虚泄泻，小便不利，湿痹拘挛，肺痈，肠痈，癌肿，赘疣。

验方 **①扁平疣：**生薏苡仁末、白砂糖各30克，拌匀，每次1匙，开水冲服，每日3次，7～10日为1个疗程。**②尿路结石：**薏苡仁茎、叶、根适量（鲜品约250克，干品减半），水煎服，每日2～3次。**③慢性结肠炎：**薏苡仁500克，山药100克，炒黄研粉，每次2匙，每日2次，温水、红糖水或蜂蜜水冲服。

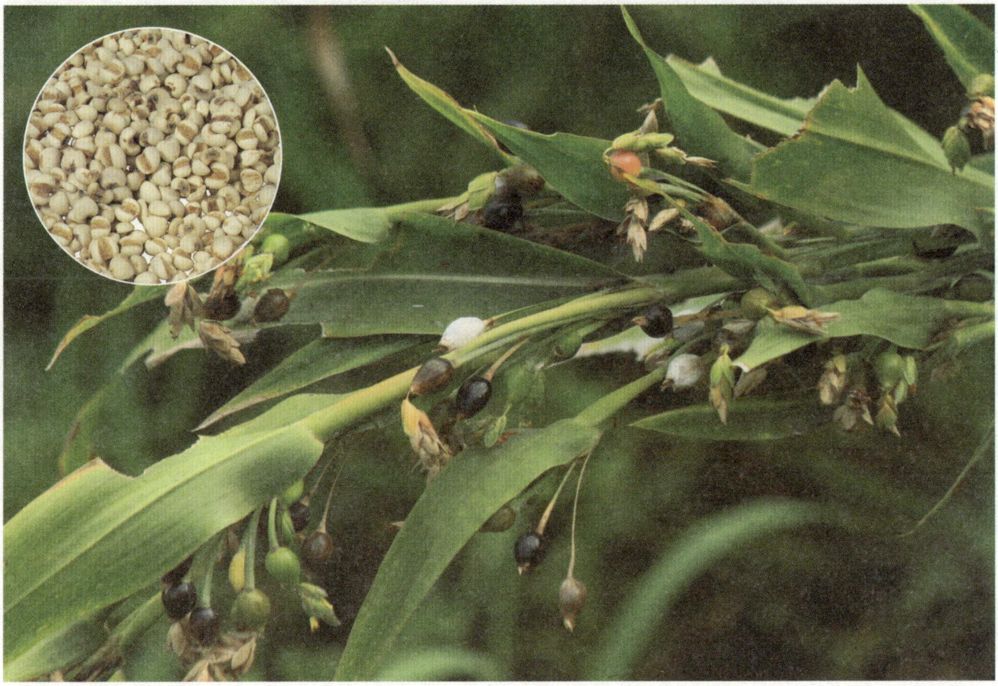

猪苓

ZHU LING

别名 猪茯苓、野猪食、地乌桃、猪屎苓。

来源 本品为多孔菌科真菌猪苓 [*Polyporus umbellatus* (Pers.) Fries] 的干燥菌核。

生境 生长于向阳山地、林下、富含腐殖质的土壤中。主产于陕西、云南等地，河南、甘肃、山西、吉林、四川等地也有分布。

采收 春、秋二季采挖，除去泥沙，干燥。

功用 甘、淡，平。归肾、膀胱经。利水渗湿。用于小便不利，水肿，泄泻，淋浊，带下。

验方 **①水肿、小便不利：**猪苓、泽泻、茯苓、滑石粉各12克，水煎服。**②痰饮呕吐、吐后思水：**猪苓、茯苓、白术各等份，研末，每次6克，温开水调下，每日2～3次。**③急性肾炎、全身浮肿、口渴、小便不利：**猪苓20克，水煎服，每日2次。**④渴欲饮水，水入则吐：**猪苓（去皮）10克，白术、茯苓各9克，泽泻12克，水煎服，每日2次。**⑤尿急、尿频、尿痛：**猪苓、萹蓄、车前子各10克，木通6克，水煎服，每日2次。

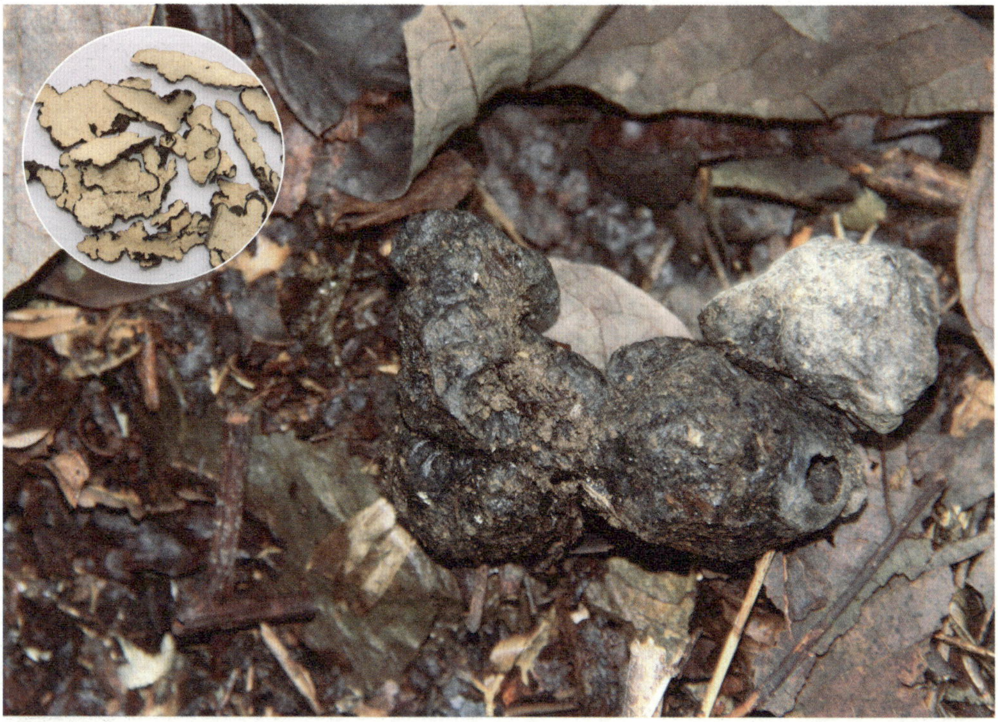

泽泻

ZE XIE

别名 水泽、水泻、泽芝、芒芋、如意花、一枝花。

来源 本品为泽泻科植物东方泽泻 [*Alisma orientale* (Sam.) Juzep.] 或泽泻 (*Alisma plantago-aquatica* Linn.) 的干燥块茎。

生境 生长于沼泽边缘，幼苗喜荫蔽，成株喜阳光，怕寒冷，在海拔800米以下地区一般都可栽培。主产于福建、四川、江西等地。

采收 冬季茎叶开始枯萎时采挖，洗净，干燥，除去须根及粗皮。

功用 甘、淡，寒。归肾、膀胱经。利水渗湿，泻热，化浊除脂。用于小便不利，水肿胀满，泄泻尿少，痰饮眩晕，热淋涩痛，高脂血症。

验方 **①水肿，小便不利：**泽泻、白术各12克，车前子9克，茯苓皮15克，西瓜皮24克，水煎服。**②肠炎泄泻：**泽泻10克，黄连6克，马齿苋15克，水煎服。**③湿热黄疸：**泽泻、茵陈各50克，滑石15克，水煎服。**④耳源性眩晕：**泽泻、茯苓、白术各20克，化橘红、干姜、桂枝各15克，水煎服。**⑤妊娠水肿：**泽泻、桑白皮、槟榔、赤茯苓各1.5克，姜水煎服。

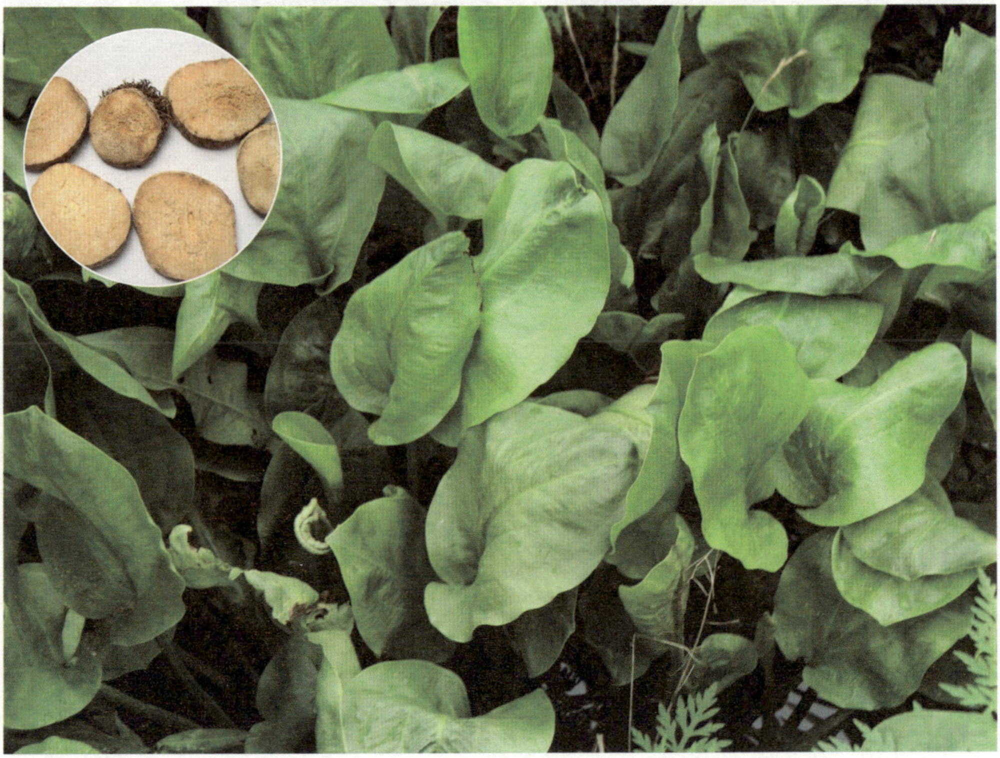

香加皮

XIANG JIA PI

别名 臭五加、杠柳皮、山五加皮、北五加皮、香五加皮。

来源 本品为萝藦科植物杠柳 (*Periploca sepium* Bge.) 的干燥根皮。

生境 生长于河边、山野、沙质地。主产于吉林、辽宁、内蒙古、河北、山西、陕西、四川等地。

采收 春、秋二季采挖，剥取根皮，晒干。

功用 辛、苦，温；有毒。归肝、肾、心经。利水消肿，祛风湿，强筋骨。用于风寒湿痹，腰膝酸软，心悸气短，下肢浮肿。

验方 **①水肿：**香加皮7.5～15克，水煎服。**②水肿、小便不利：**香加皮、陈皮、茯苓皮、生姜皮、大腹皮各15克，水煎服。**③筋骨软弱、脚痿行迟：**香加皮、牛膝、木瓜各等份，共为末，每次5克，每日3次。**④风湿性关节炎、关节拘挛疼痛：**香加皮、白鲜皮、穿山龙各25克，用白酒泡24小时，每日服10毫升。

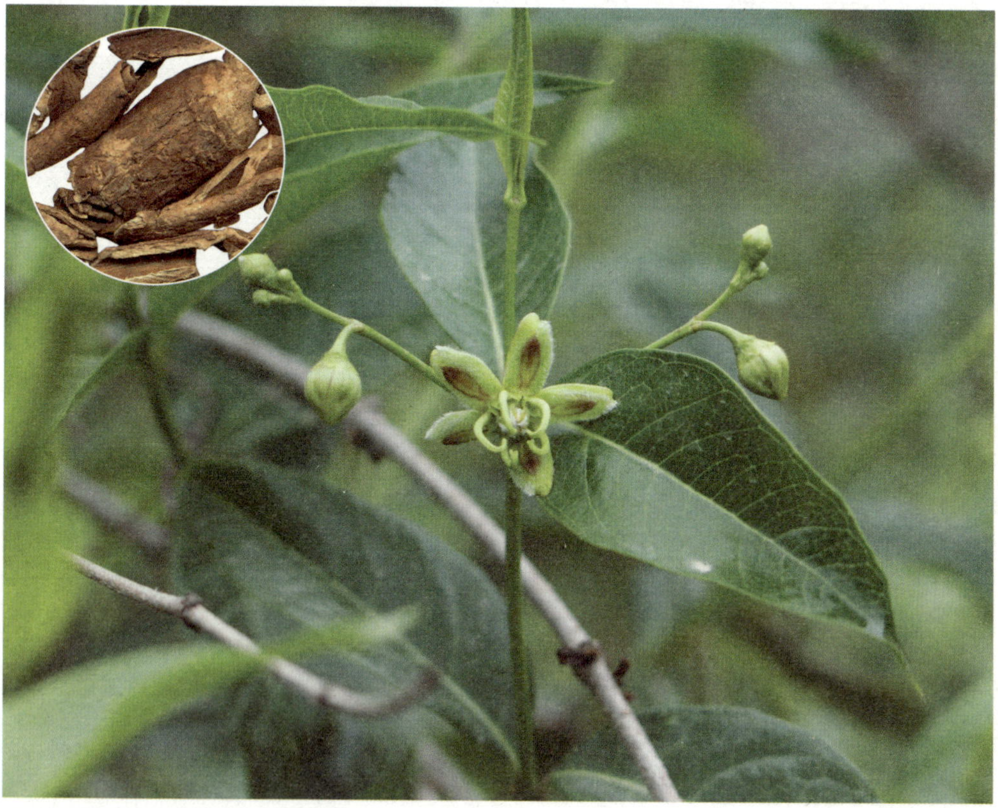

广金钱草

GUANG JIN QIAN CAO

别名 假花生、山地豆、落地金钱草。

来源 本品为豆科植物广金钱草 [*Desmodium styracifolium* (Osb.) Merr.] 的干燥地上部分。

生境 生长于荒地草丛中或经冲刷过的山坡上。主产于福建、广东、广西、湖南等地。

采收 夏、秋二季采割，除去杂质，晒干。

功用 甘、淡，凉。归肝、肾、膀胱经。利湿退黄，利尿通淋。用于热淋，石淋，黄疸尿赤，小便涩痛，水肿尿少。

验方 **①膀胱结石：**广金钱草60克，海金沙15克，水煎服。**②肾结石：**广金钱草18克，大茴香、小茴香各7.5克，大黄（后下）15克，萹蓄50克，净水3碗，煎至1碗服，并多饮黄豆卷汤，助肾结石加速排出。**③黄疸：**广金钱草30克，水煎服。**④小儿疳积：**广金钱草适量，煮猪瘦肉食。

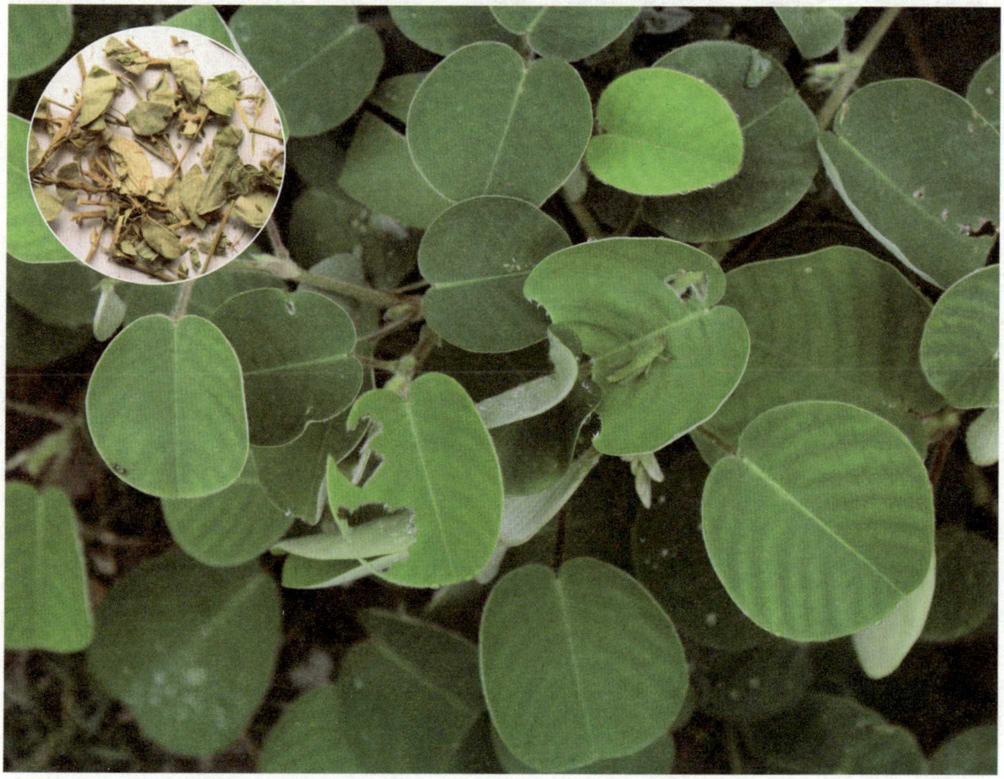

三白草

SAN BAI CAO

别名 水木通、白水鸡、三点白。

来源 本品为三白草科植物三白草 [*Saururus chinensis* (Lour.) Baill.] 的干燥地上部分。

生境 生长于沟旁、沼泽等低湿及近水的地方。主产于河北、山东、安徽、江苏、浙江、广东、湖南、湖北、江西、四川、重庆等地。

采收 根茎秋季采挖。全草全年均可采挖，洗净，晒干。

功用 甘、辛，寒。归肺、膀胱经。清热解毒，利尿消肿。用于小便不利，淋沥涩痛，白带，尿路感染，肾炎水肿；外治疮疡肿毒，湿疹。

验方 **①乳汁不足：**鲜三白草根50克，猪前脚1节，水煎，服汤食肉，每日1剂。**②妇女白带：**鲜三白草根100克，猪瘦肉200克，水煎，服汤食肉，每日1剂。**③风湿痹痛：**三白草根、牛膝根、白茅根、毛竹根各9～15克，水煎服，红糖、米酒为引。

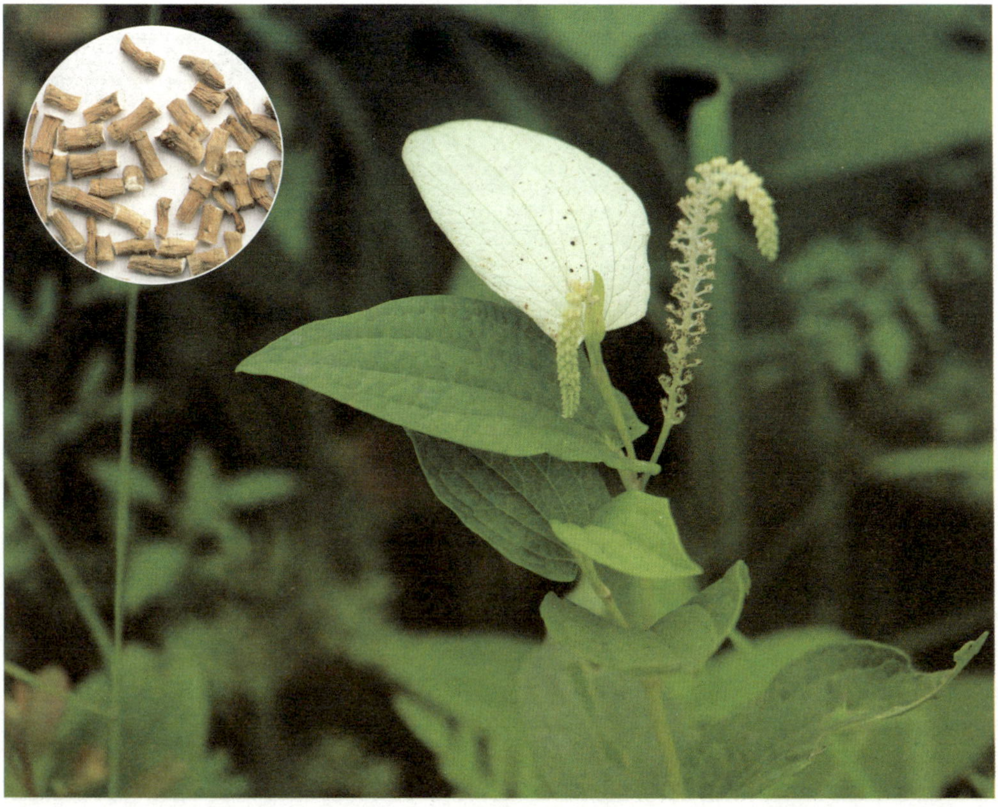

利尿通淋药

车前子

CHE QIAN ZI

别名 车前实、蛤蟆衣子、凤眼前仁、猪耳朵穗子。

来源 本品为车前科植物车前 (*Plantago asiatica* L.) 或平车前 (*Plantago depressa* Willd.) 的干燥成熟种子。

生境 生长于山野、路旁、沟旁及河边。分布于我国各地。

采收 夏、秋二季种子成熟时采收果穗，晒干，搓出种子，除去杂质。

功用 甘，微寒。归肝、肾、肺、小肠经。清热利尿，渗湿止泻，通淋，明目，祛痰。用于水肿胀满，热淋涩痛，暑湿泄泻，目赤肿痛，痰热咳嗽。

验方 **①尿血、尿痛（热性病引起的）：**车前子晒干为末，每次10克，车前叶煎汤下。**②阴下痒痛：**车前子煮汁频洗。**③风热目暗、涩痛：**车前子、黄连各50克，为末，饭后用温酒服5克，每日2次。**④白带多、腹泻：**车前子30克，用纱布包裹煎煮半小时后取出，再加粳米60克、茯苓粉30克同煮成粥，食用即可。**⑤寒湿泻：**车前子20克，广藿香、炮姜各10克，水煎服。

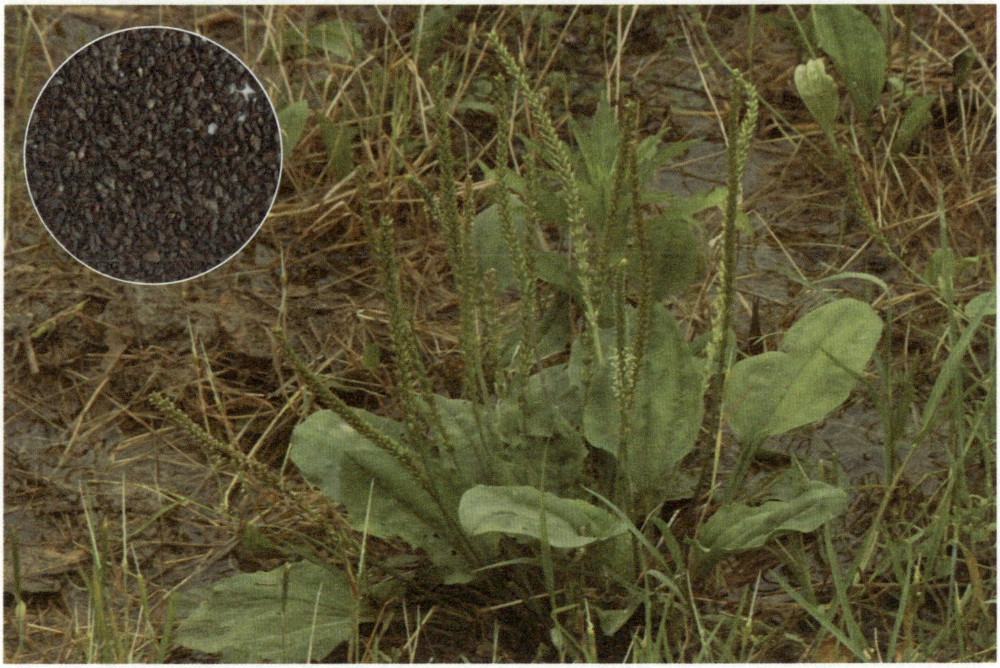

滑石

HUA SHI

别名 脱石、液石、画石、脆石。

来源 本品为硅酸盐类矿物滑石族滑石，主要成分是含水硅酸镁[$Mg_3(Si_4O_{10})(OH)_2$]。

生境 主产于山东、江苏、陕西、山西、辽宁等地。

采收 采挖后，除去泥沙及杂石。

功用 甘、淡，寒。归膀胱、肺、胃经。利尿通淋，清热解暑；外用祛湿敛疮。用于热淋，石淋，尿热涩痛，暑湿烦渴，湿热水泻；外治湿疹，湿疮，痱子。

验方 **①慢性肾盂肾炎：**滑石、车前子各15克，金银花、蒲公英各20克，水煎服。**②尿路感染：**滑石、车前子各15克，布包煎代茶饮。**③痱子：**滑石、薄荷、生甘草各适量，研细末，洗净皮肤，外撒患处。**④湿疹、湿疮：**滑石粉、煅石膏各适量，黄柏30克，研细末，撒患处。**⑤前列腺炎：**滑石30克，葱白50克，先将滑石研末，葱白单独煎汤，将滑石粉倒入汤内调匀服下。

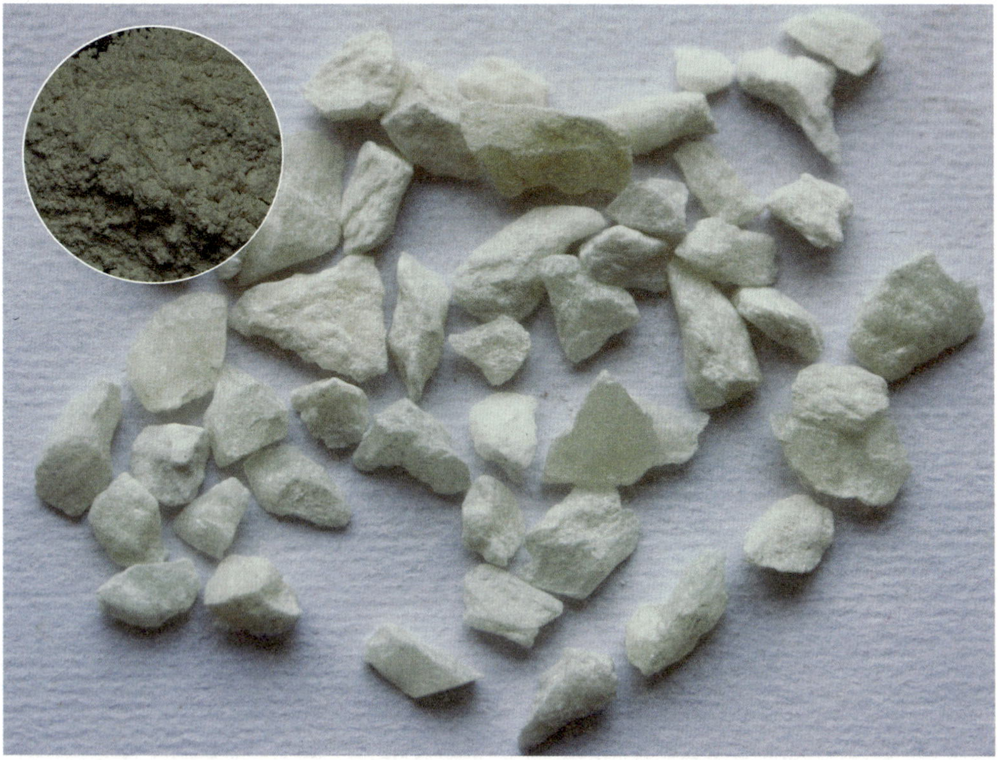

川木通

CHUAN MU TONG

别名 油木通、淮木通、白木通。

来源 本品为毛茛科植物小木通 (*Clematis armandii* Franch.) 或绣球藤(*Clematis montana* Buch.-Ham.) 的干燥藤茎。

生境 生长于林边及半阴处。主产于四川、湖南、陕西、贵州、湖北等地。

采收 春、秋二季采收，除去粗皮，晒干；或趁鲜切薄片，晒干。

功用 苦，寒。归心、小肠、膀胱经。利尿通淋，清心除烦，通经下乳。用于淋证，水肿，心烦尿赤，口舌生疮，湿热痹痛，经闭乳少。

验方 **①小儿心热（小肠有火，面赤狂躁，口糜舌疮，咬牙口渴）：**川木通、生地黄、甘草（生）各等份，上研为末，每次15克，入竹叶，水煎服。**②尿血（热性病引起的）：**川木通、生地黄、牛膝、黄柏、天冬、五味子、麦冬、甘草各适量，同煎服。

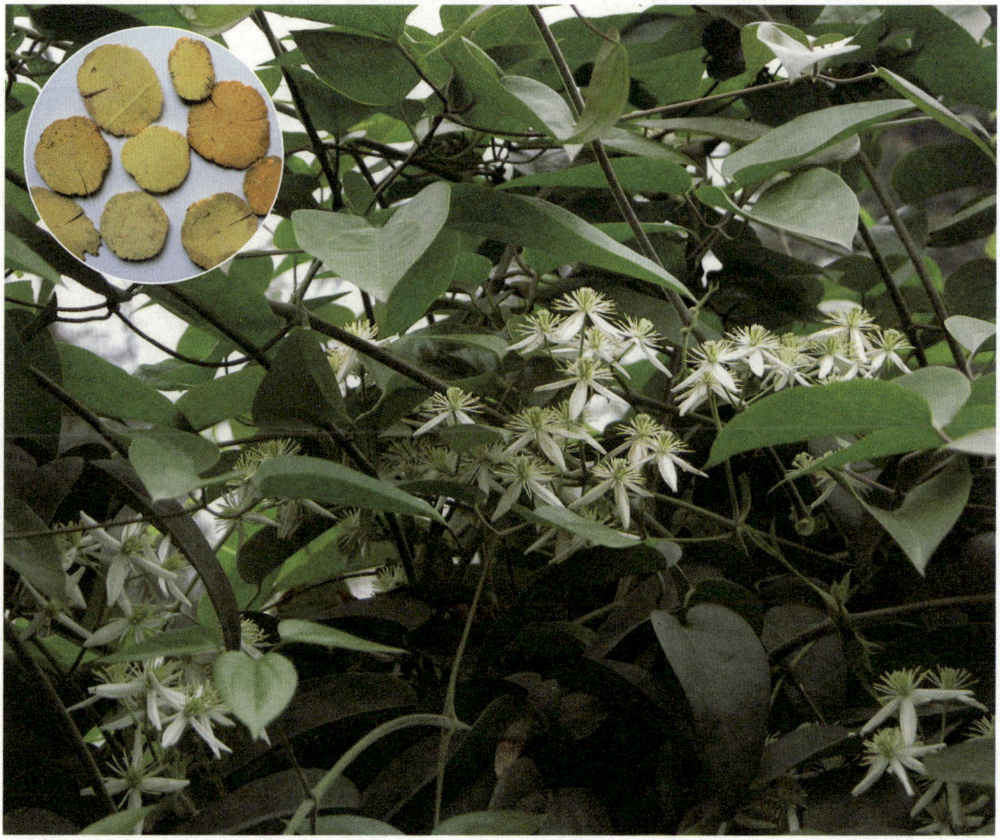

瞿麦

QU MAI

别名 大兰、大菊、巨句麦、麦句姜、竹节草。

来源 本品为石竹科植物瞿麦 (*Dianthus superbus* L.) 或石竹 (*Dianthus chinensis* L.) 的干燥地上部分。

生境 生长于山坡、田野、林下。主产于河北、四川、重庆、湖北、湖南、浙江、江苏等地。

采收 夏、秋二季花果期采割，除去杂质，干燥。

功用 苦，寒。归心、小肠经。利尿通淋，破血通经。用于热淋，血淋，石淋，小便不通，淋沥涩痛，经闭瘀阻。

验方 **①尿血、尿急、尿痛（热性病引起的）：** 瞿麦、白茅根、小蓟各15克，赤芍、生地黄各12克，水煎服。**②湿疹、阴痒：** 鲜瞿麦60克，捣汁外涂或煎汤外洗。**③闭经、痛经：** 瞿麦、丹参各15克，赤芍、桃仁各8克，水煎服。**④卵巢囊肿：** 瞿麦50克，加水1升，开锅后文火煎20分钟，取汁代茶饮，连续服用30～60日。

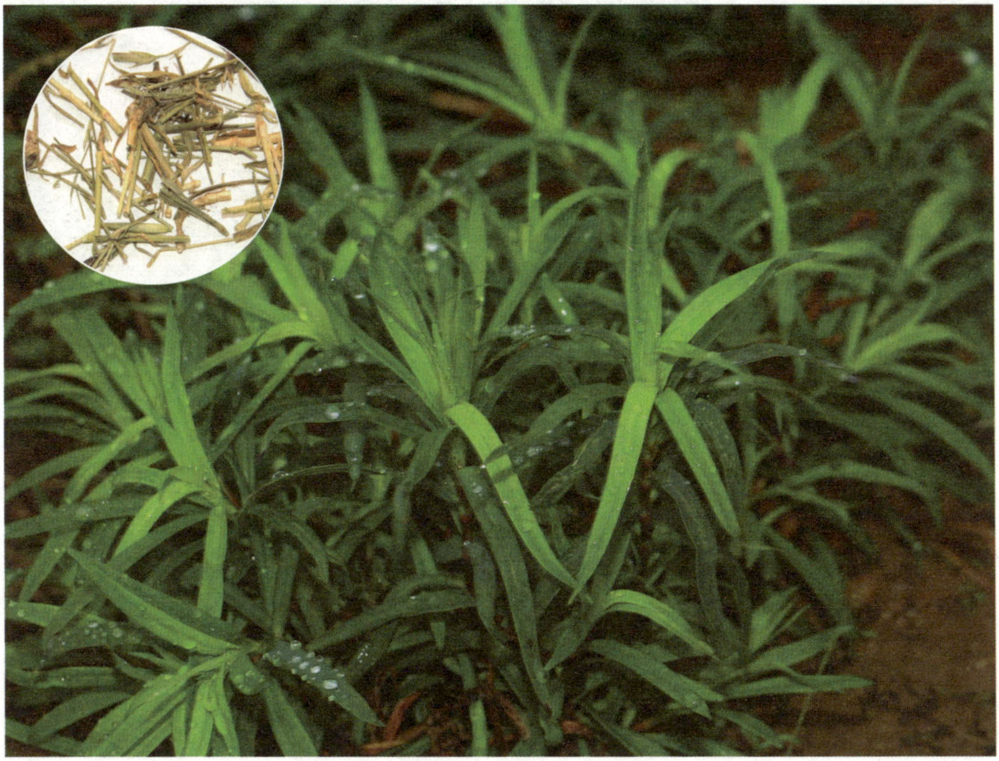

萹蓄

BIAN XU

别名 萹竹、竹节草、地萹蓄、萹蓄蓼、大蓄片。

来源 本品为蓼科植物萹蓄 (*Polygonum aviculare* L.) 的干燥地上部分。

生境 生长于路旁、田野。我国各地均产。

采收 夏季叶茂盛时采收，除去根及杂质，晒干。

功用 苦，微寒。归膀胱经。利尿通淋，杀虫，止痒。用于热淋涩痛，小便短赤，虫积腹痛，皮肤湿疹，阴痒带下。

验方 **①牙痛：**萹蓄50～100克，水煎2次，混合后分2次服用，每日1剂。**②热淋涩痛：**萹蓄煎汤频饮。**③尿热尿黄：**萹蓄适量，取汁顿服。**④肛门湿痒或痔疮初起：**萹蓄100～150克，煎汤，趁热先熏后洗。**⑤湿性足癣：**萹蓄、大黄各10克，蛇床子15克，水煎汤泡足，每日1次，另外加用癣药水外涂患部，早、晚各1次。**⑥小便赤涩、血尿（热性病引起的）：**萹蓄、瞿麦、车前子、栀子、滑石、甘草（炙）、木通、大黄各500克，研为散，每次6克，用灯心草煎水送服。

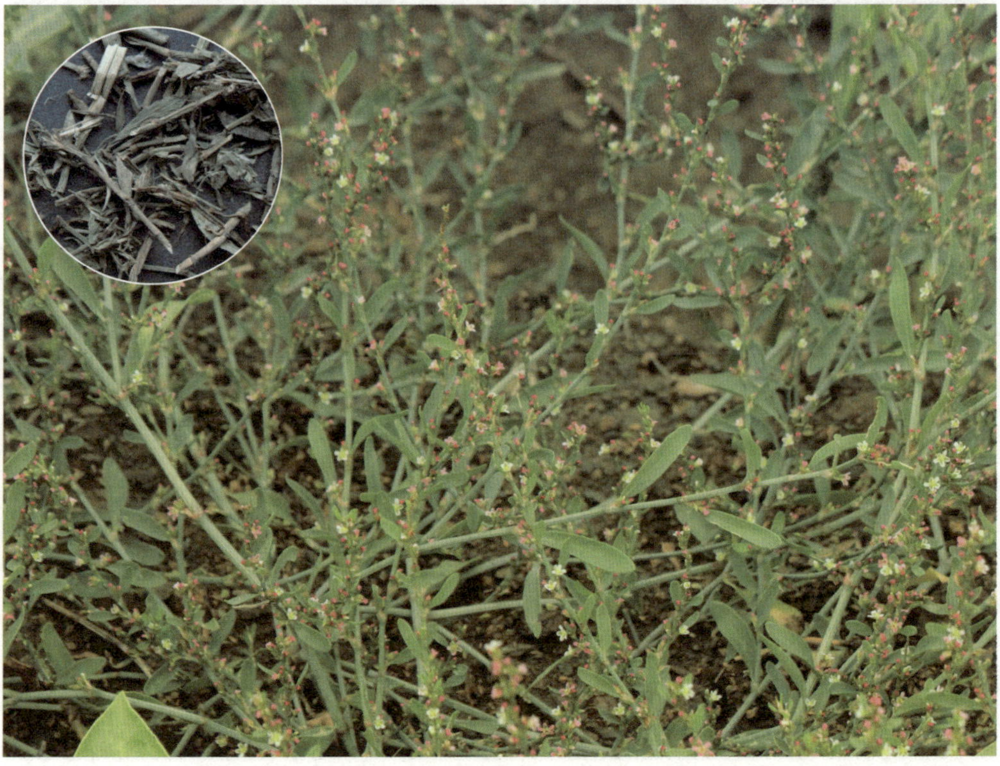

地肤子

DI FU ZI

别名 扫帚子、竹帚子、帚菜子、铁帚把子。

来源 本品为藜科植物地肤 [*Kochia scoparia* (L.) Schrad.] 的干燥成熟果实。

生境 生长于山野荒地、田野、路旁或庭园。主产于江苏、山东、河南、河北等地。

采收 秋季果实成熟时采收植株，晒干，打下果实，除去杂质。

功用 辛、苦，寒。归肾、膀胱经。清热利湿，祛风止痒。用于小便涩痛，阴痒带下，风疹，湿疹，皮肤瘙痒。

验方 **①孕期尿路感染：**地肤子12克，水煎服。**②疝气：**地肤子炒香，研末，每次3克，酒送服。**③风疹瘙痒：**地肤子、荆芥各15克，蝉蜕6克，生地黄20克，水煎服。**④急性乳腺炎：**地肤子50克，红糖适量，将地肤子水煎后加入红糖，每日1剂，趁热服下，取微汗。

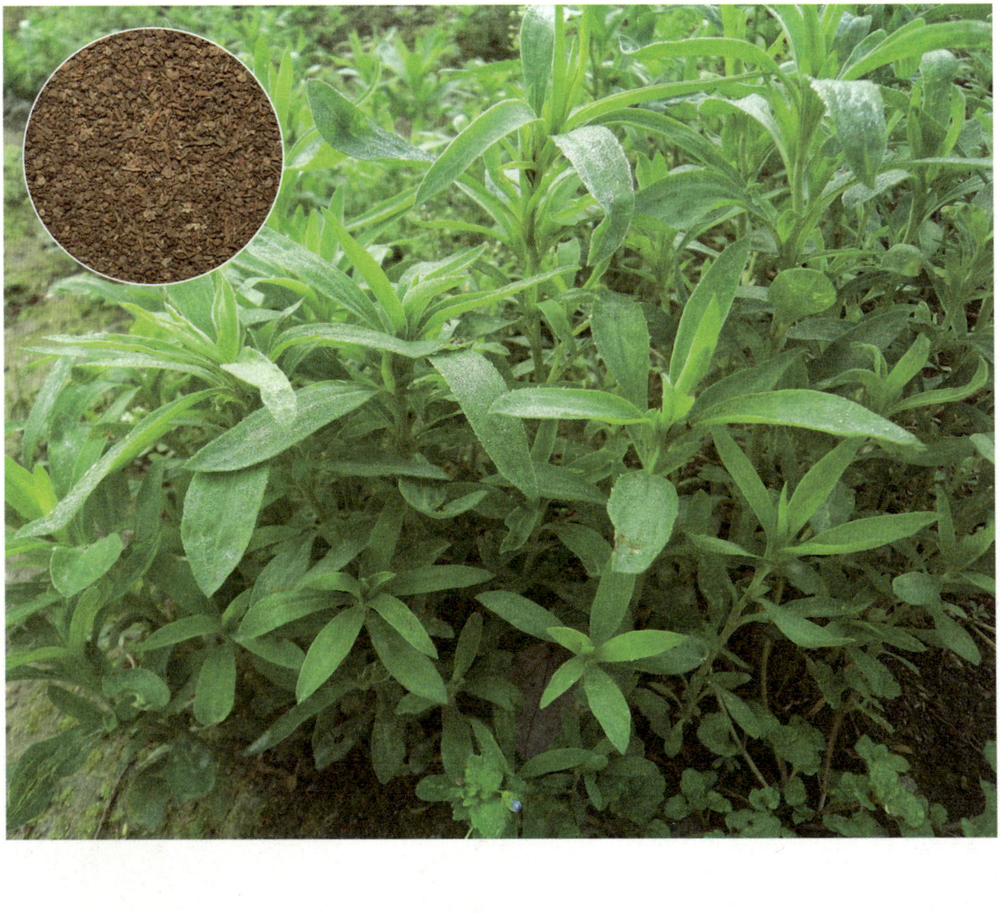

石韦

SHI WEI

别名 石皮、石兰、石剑、七星剑、飞刀剑、金星草。

来源 本品为水龙骨科植物石韦 [*Pyrrosia lingua* (Thunb.) Farwell]、庐山石韦 [*Pyrrosia sheareri* (Bak.) Ching] 或有柄石韦 [*Pyrrosia petiolosa* (Christ) Ching] 的干燥叶。

生境 生长于山野的岩石上或树上。主产于我国长江以南各地。

采收 全年均可采收，除去根茎及根，晒干或阴干。

功用 甘、苦，微寒。归肺、膀胱经。利尿通淋，清肺止咳，凉血止血。用于热淋，血淋，石淋，小便不通，淋沥涩痛，吐血，衄血，尿血，崩漏，肺热喘咳。

验方 **①慢性支气管炎、支气管哮喘：**石韦、鱼腥草各15克，黄芩、浙贝母各8克，水煎服。**②急性膀胱炎、尿路感染：**石韦30克，车前草20克，滑石18克，甘草3克，水煎服。**③气热咳嗽：**石韦、槟榔各等份，为末，每次10克，姜汤送下。**④急性结石发作、绞痛：**石韦、乌药各60克，白芍90克，甘草10克，水煎服。

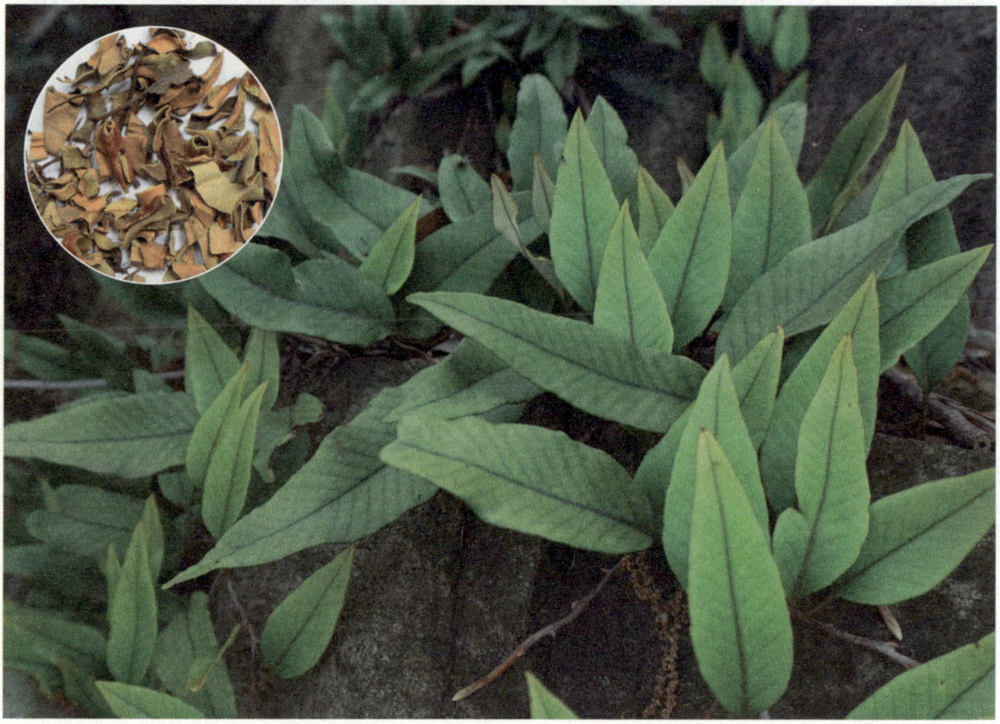

灯心草

DENG XIN CAO

别名 赤须、灯心、灯草、碧玉草、虎须草。

来源 本品为灯心草科植物灯心草 (*Juncus effusus* L.) 的干燥茎髓。

生境 生长于池旁、河边、稻田旁、水沟边、草地上或沼泽湿处。主产于江苏、湖南、四川、云南、贵州等地。

采收 夏末至秋季割取茎，晒干，取出茎髓，理直，扎成小把。

功用 甘、淡，微寒。归心、肺、小肠经。清心火，利小便。用于心烦失眠，尿少涩痛，口舌生疮。

验方 **①水肿：**灯心草90克，水煎服。**②膀胱炎、尿道炎、肾炎水肿：**鲜灯心草30～60克，鲜车前草60克，海金沙、薏苡仁各30克，水煎服。**③小儿心烦夜啼：**灯心草15克，煎2次，分2次服用。**④失眠：**灯心草适量，煎水代茶饮。**⑤急、慢性咽炎：**灯心草、红花各适量烧灰，每次5克，酒送服。**⑥湿热黄疸：**灯心草根200克，加酒、水各半，煮半日，露一夜，温服。**⑦鼻血不止：**灯心草50克，研为末，加朱砂5克，每次10克，米汤送下。

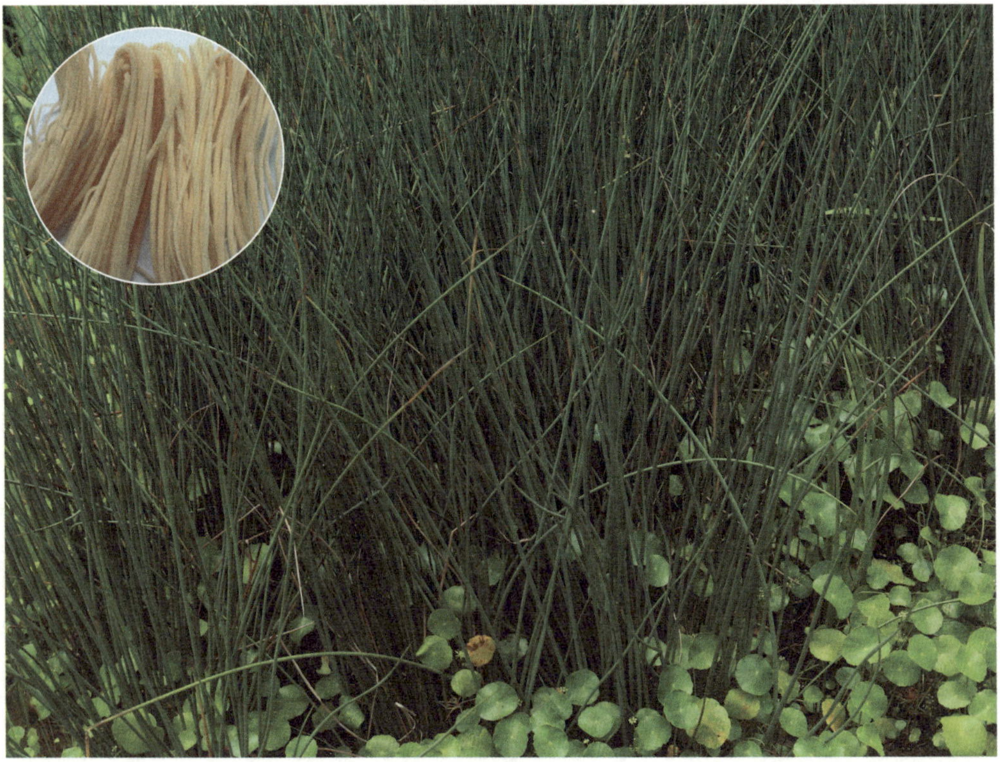

利湿退黄药

茵陈

YIN CHEN

别名 臭蒿、绒蒿、茵陈蒿、婆婆蒿。

来源 本品为菊科植物茵陈蒿 (*Artemisia capillaris* Thunb.) 或滨蒿 (*Artemisia scoparia* Waldst. et Kit.) 的干燥地上部分。

生境 生长于路边或山坡。主产于陕西、山西、安徽等地。

采收 春季幼苗高6～10厘米时采收或秋季花蕾长成时采割，除去杂质及老茎，晒干。春季采收的习称“绵茵陈”，秋季采割的习称“茵陈蒿”。

功用 苦、辛，微寒。归脾、胃、肝、胆经。清湿热，退黄利疸。用于黄疸尿少，湿疮瘙痒，湿温暑湿，黄疸型肝炎。

验方 **①口腔溃疡：**茵陈30克，煎汤内服或漱口。**②遍身风痒生疥疮：**茵陈适量，煮浓汁洗患处。**③肝炎阴黄：**茵陈15克，生姜60克，大枣12克，水煎服。**④黄疸：**茵陈20克，郁金、佩兰各10克，板蓝根30克，水煎服。**⑤黄疸胁痛：**茵陈30克，大黄、栀子、厚朴各15克，川楝子10克，水煎服，每日1剂。

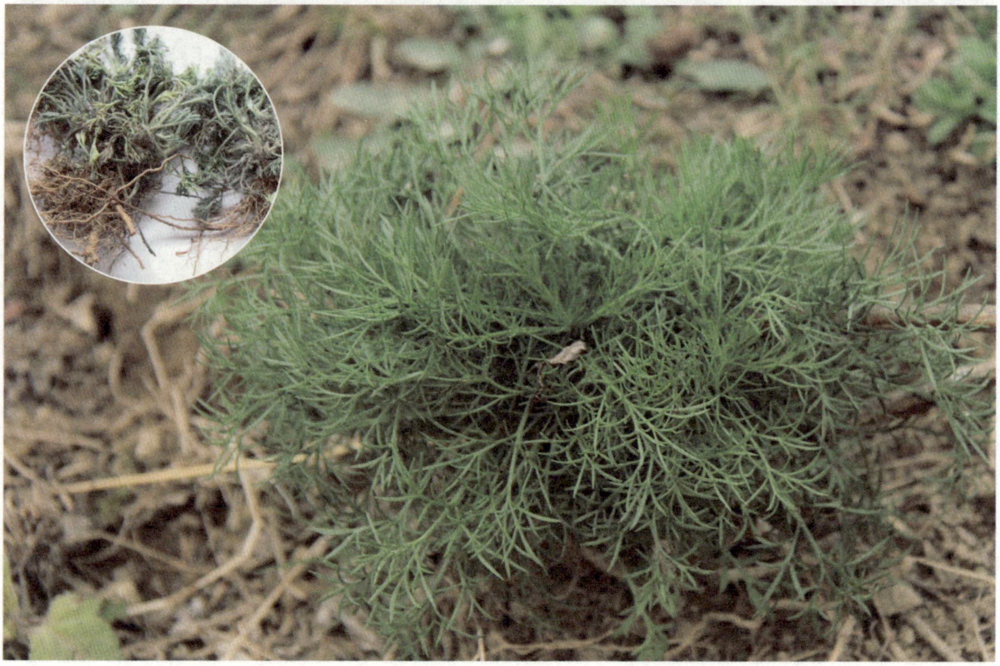

金钱草

JIN QIAN CAO

别名 对座草、过路黄、对叶金钱草、大叶金钱草。

来源 本品为报春花科植物过路黄 (*Lysimachia christinae* Hance)的干燥全草。

生境 生长于山坡路旁、沟边以及林缘阴湿处。主产于四川、山西、陕西、云南、贵州等地。

采收 夏、秋二季采收，除去杂质，晒干。

功用 甘、咸，微寒。归肝、胆、肾、膀胱经。利湿退黄，利尿通淋，解毒消肿。用于湿热黄疸，胆胀胁痛，石淋，热淋，小便涩痛，痈肿疔疮，毒蛇咬伤，肝胆结石，尿路结石。

验方 **①小便不利：**金钱草、车前草、龙须草各25克，水煎服。**②热淋：**金钱草30克，黄芩、车前草各15克，甘草5克，水煎服，每日3次。**③胆结石：**金钱草、茵陈、海金沙各30克，郁金15克，枳壳、木香各12克，大黄（后下）10～15克，栀子、芒硝各10克，水煎服。**④泌尿系统结石：**金钱草120克，水煎服。**⑤湿疹、稻田性皮炎、瘙痒：**金钱草60克，煎汤外洗。

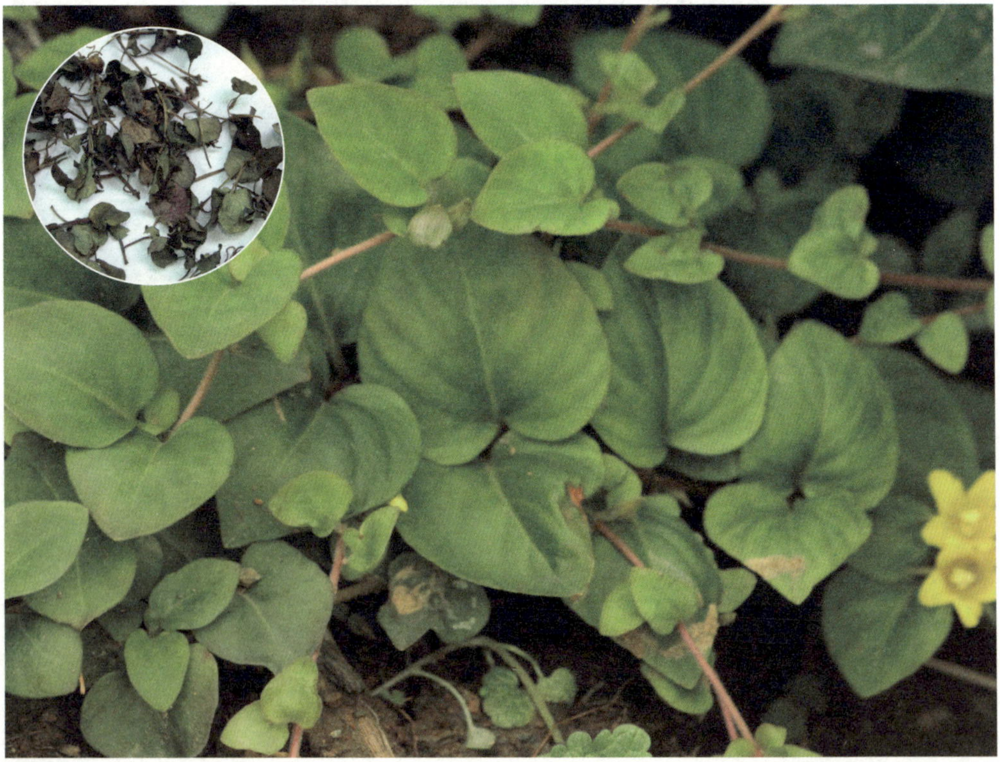

虎杖

HU ZHANG

别名 苦杖、斑杖、酸杖、蛇总管、阴阳莲、紫金龙。

来源 本品为蓼科植物虎杖 (*Polygonum cuspidatum* Sieb. et Zucc.) 的干燥根茎及根。

生境 生长于疏松肥沃的土壤，喜温和湿润气候，耐寒、耐涝。我国大部分地区均产。

采收 春、秋二季采挖，除去须根，洗净，趁鲜切短段或厚片，晒干。

功用 微苦，微寒。归肝、胆、肺经。利湿退黄，清热解毒，散瘀止痛，止咳化痰。用于湿热黄疸，淋浊，带下，风湿痹痛，经闭，症瘕，水火烫伤，跌打损伤，痈肿疮毒，咳嗽痰多。

验方 **①痈肿疮毒：**虎杖、野菊花、千里光各15克，水煎服。**②尿路感染：**虎杖、萹蓄、车前草各15克，水煎服。**③烧烫伤：**虎杖粉1000克，浸入5000毫升75%的乙醇中1～2日，取浸液喷洒创面。

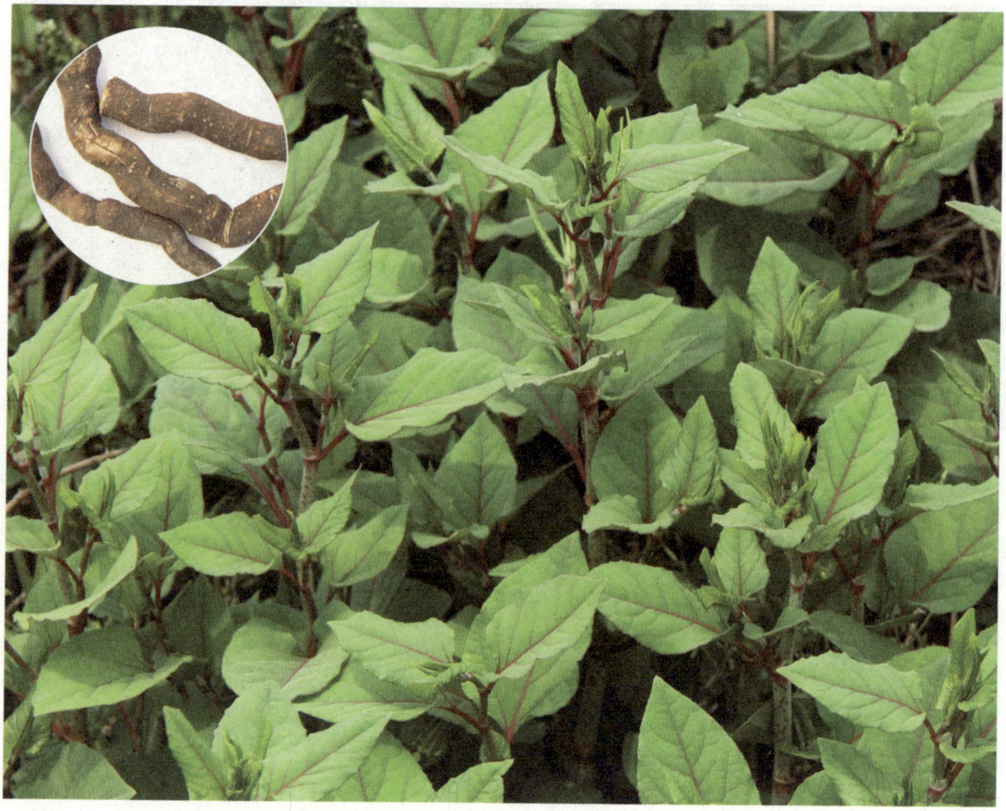

垂盆草

CHUI PEN CAO

别名 狗牙齿、狗牙菜、半枝莲、三叶佛甲草。

来源 本品为景天科植物垂盆草 (*Sedum sarmentosum* Bunge) 的干燥全草。

生境 生长于山坡岩石上。我国各地均有分布。

采收 夏、秋二季采收，除去杂质，鲜用或干燥。

功用 甘、淡，凉。归肝、胆、小肠经。利湿退黄，清热解毒。用于湿热黄疸，小便不利，痈肿疮疡，急、慢性肝炎。

验方 **①黄疸型肝炎：**鲜垂盆草100克，煎2次去渣存汁，粳米100克，煮粥2餐分服。**②肺脓肿：**垂盆草30～60克，薏苡仁、冬瓜仁、鱼腥草各15克，水煎服。**③高脂血症：**垂盆草300克，半边莲200克，燕麦500克，共研细末，加白糖500克制成饼干，烘干装瓶，每餐50克。**④尿血（非器质性疾病引起的）：**垂盆草60克，白茅根30克，玄参15克，水煎服。**⑤无名肿毒、创伤感染：**鲜垂盆草、鲜青蒿、鲜大黄各等份，共捣烂敷患处。

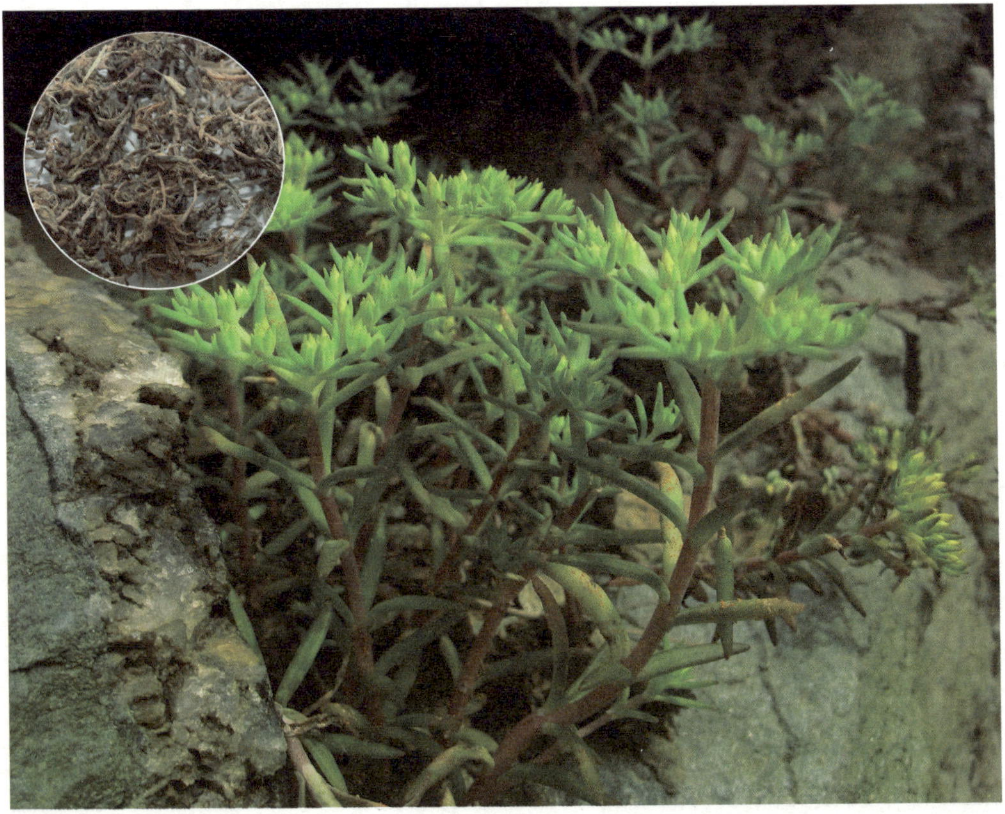

鸡骨草

JI GU CAO

别名 大黄草、黄食草、细叶龙鳞草、红母鸡草。

来源 本品为豆科植物广州相思子 (*Abrus cantoniensis* Hance) 的干燥全株。

生境 生长于丘陵地或山间、路旁灌丛中。主产于广西、广东等地。

采收 全年均可采挖，除去泥沙，干燥。

功用 甘、微苦，凉。归肝、胃经。利湿退黄，清热解毒，疏肝止痛。用于湿热黄疸，胁肋不舒，胃脘胀痛，急、慢性肝炎，乳腺炎。

验方 **①外感风热：**鸡骨草60克，水煎服，每日2次。**②丹毒：**鸡骨草10克，白芍12克，牡丹皮9克，银柴胡、地骨皮各6克，水煎服。**③小儿疳积：**鸡骨草10克，独脚金6克，配猪肝少许，煎服。**④湿热黄疸：**鸡骨草60克，水煎服，每日2次。**⑤肝硬化腹水、胃痛、风湿骨痛：**鸡骨草30～60克，水煎服。

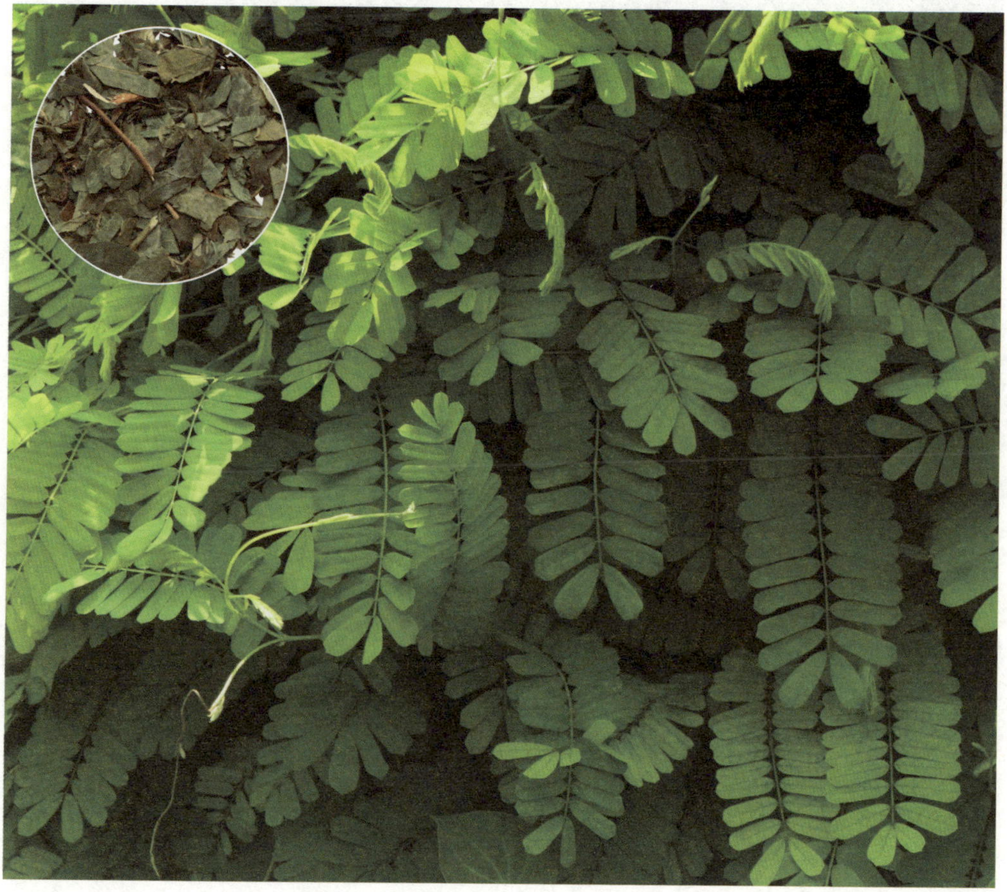

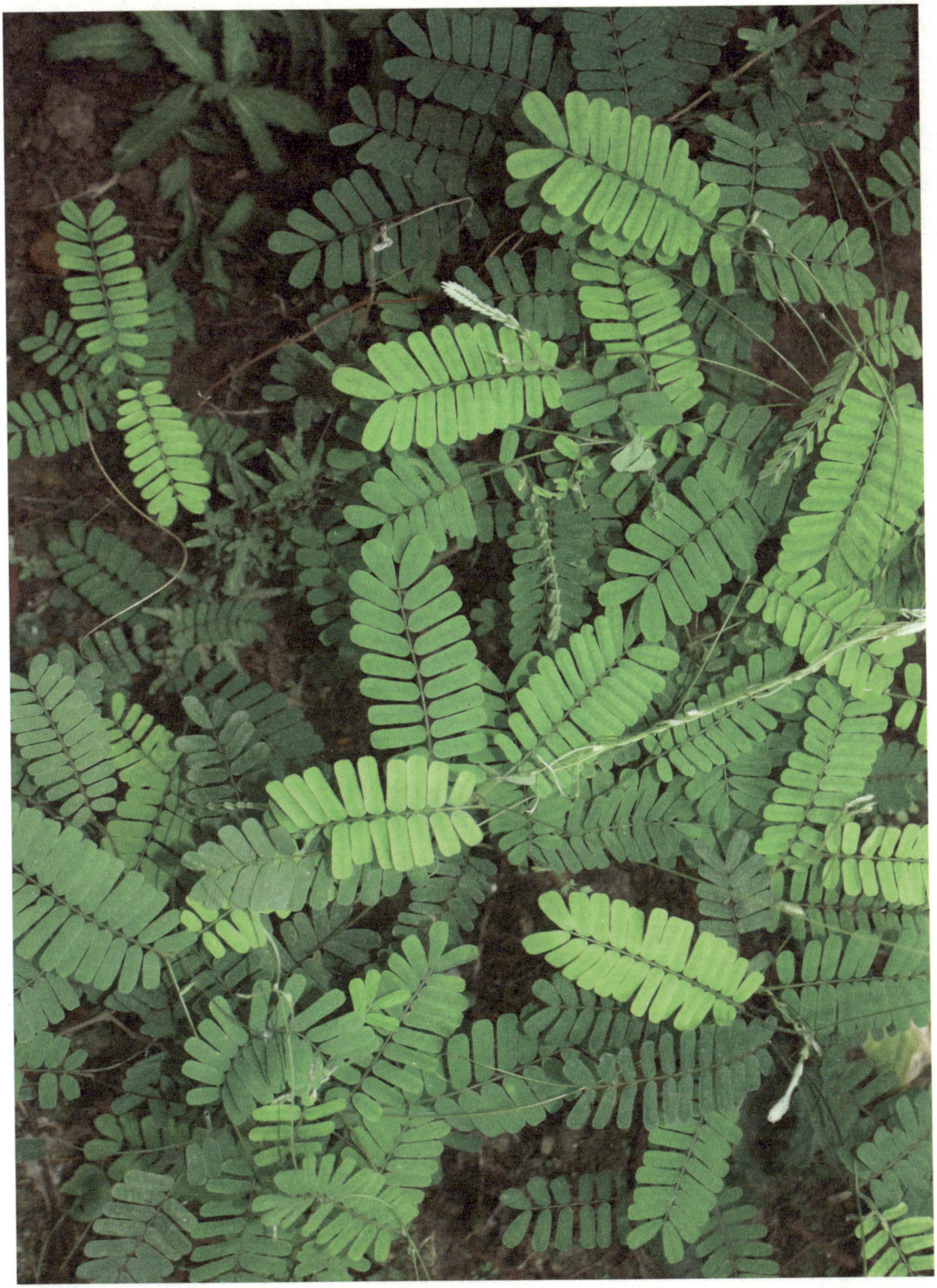

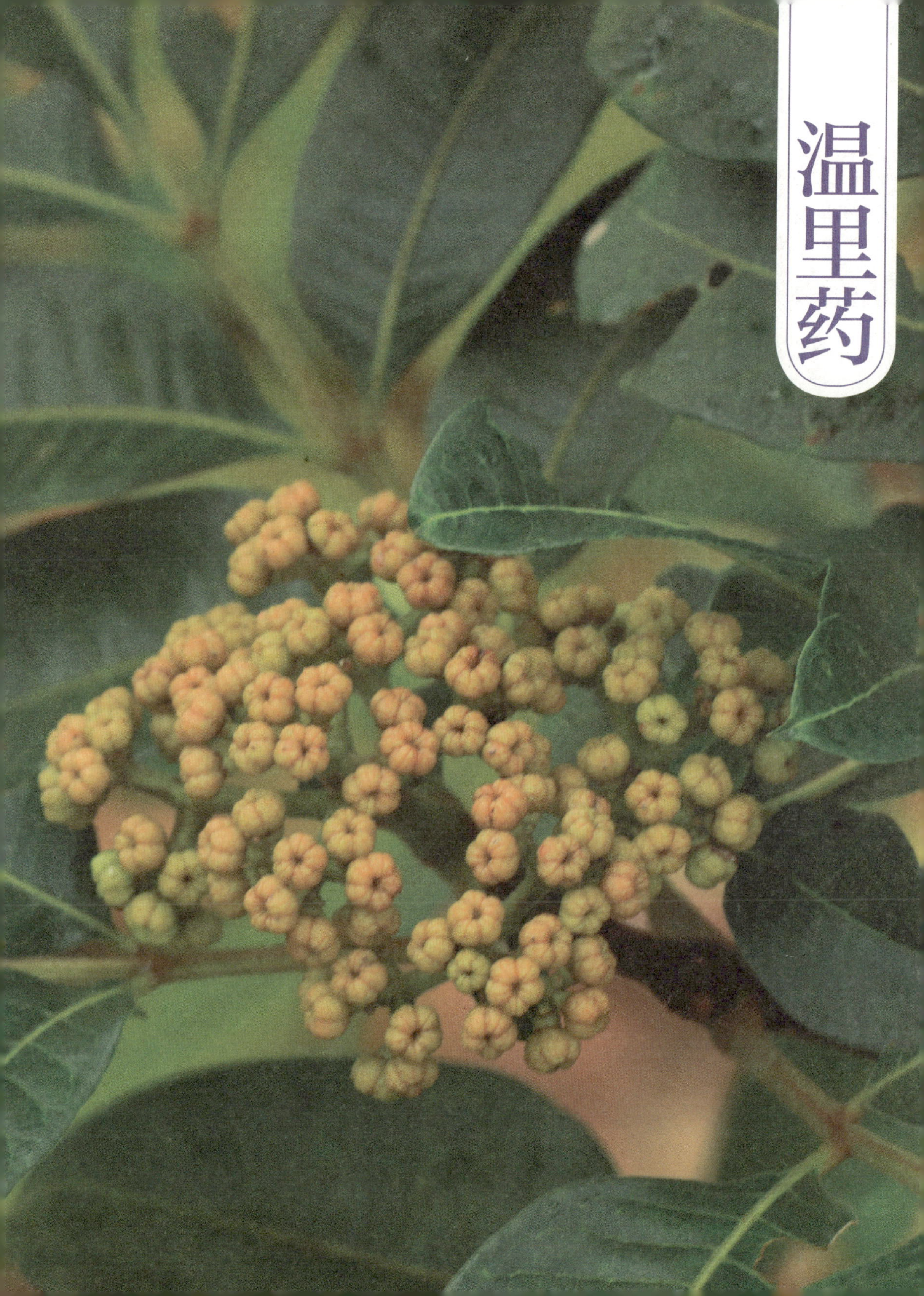

温里药

干姜

GAN JIANG

别名 白姜、均姜、干生姜。

来源 本品为姜科植物姜 (*Zingiber officinale* Rosc.) 的干燥根茎。

生境 生长于阳光充足、排水良好的沙质地。我国大部分地区有栽培。主产于四川、贵州等地。

采收 冬季采挖，除去须根及泥沙，晒干或低温干燥。趁鲜切片晒干或低温干燥者称为“干姜片”。

功用 辛，热。归脾、胃、肾、心、肺经。温中散寒，回阳通脉，温肺化饮。用于脘腹冷痛，呕吐泄泻，肢冷脉微，寒饮喘咳。

验方 **①中寒水泻：**干姜（炮）10克研末，饮服。**②崩漏、月经过多：**干姜（炮）10克，艾叶15克，红糖适量，水煎服。**③脾寒疟疾：**干姜、高良姜等量，研末，每次6克，水冲服。**④赤痢：**干姜烧黑存性，候冷为末，每次3克，用米汤送饮。

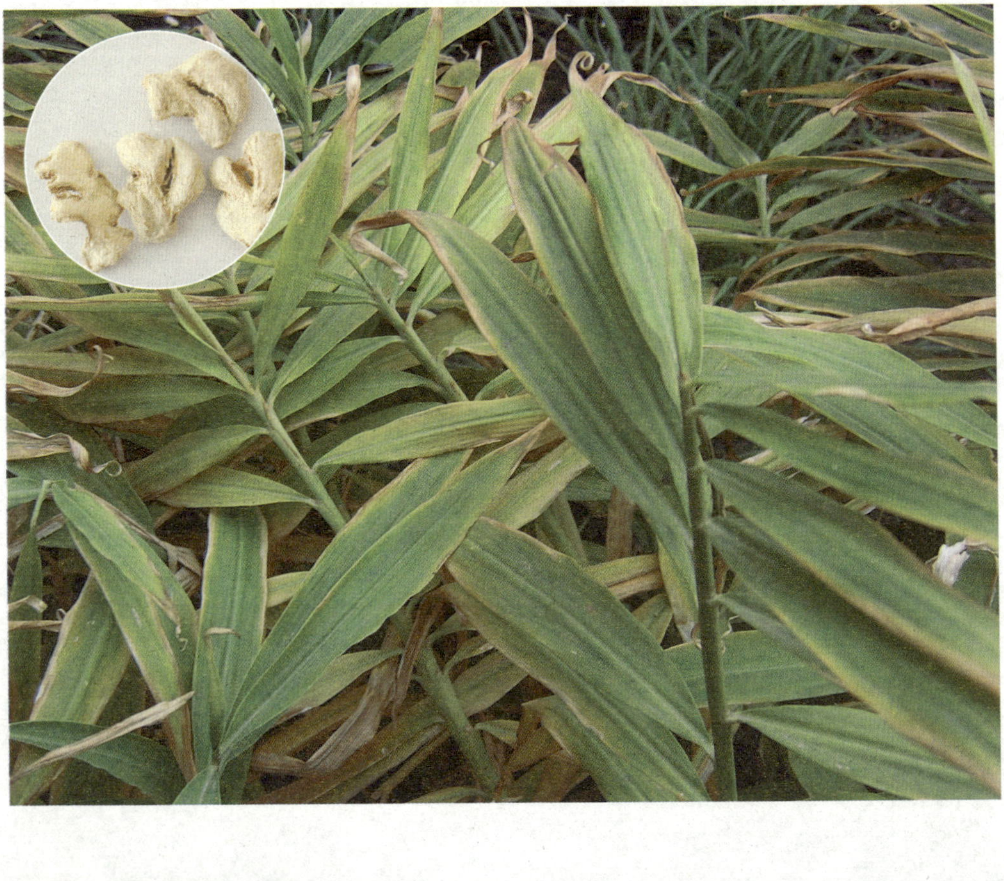

肉桂

ROU GUI

别名 玉桂、牡桂、菌桂、筒桂、大桂、辣桂。

来源 本品为樟科植物肉桂 (*Cinnamomum cassia* Presl) 的干燥树皮。

生境 多为栽培。主产于云南、广西、广东、福建等地。

采收 多于秋季剥取，阴干。

功用 辛、甘，大热。归肾、脾、心、肝经。补火助阳，引火归元，散寒止痛，温通经脉。用于阳痿宫冷，腰膝冷痛，肾虚作喘，虚阳上浮，眩晕目赤，心腹冷痛，虚寒吐泻，寒疝腹痛，经闭，痛经。

验方 **①面赤口烂、腰痛足冷：**肉桂、细辛各3克，玄参、熟地黄、知母各15克，水煎服。**②腹寒腹痛：**肉桂、丁香、吴茱萸等量，研细末，水调饼，贴于脐部。**③腰痛：**肉桂5克，杜仲15克，牛膝12克，水煎服。**④胸痛、跌打损伤：**肉桂、三七各5克，研末，以酒冲服。**⑤冻疮：**肉桂、干姜、辣椒各适量，浸茶油，外涂。

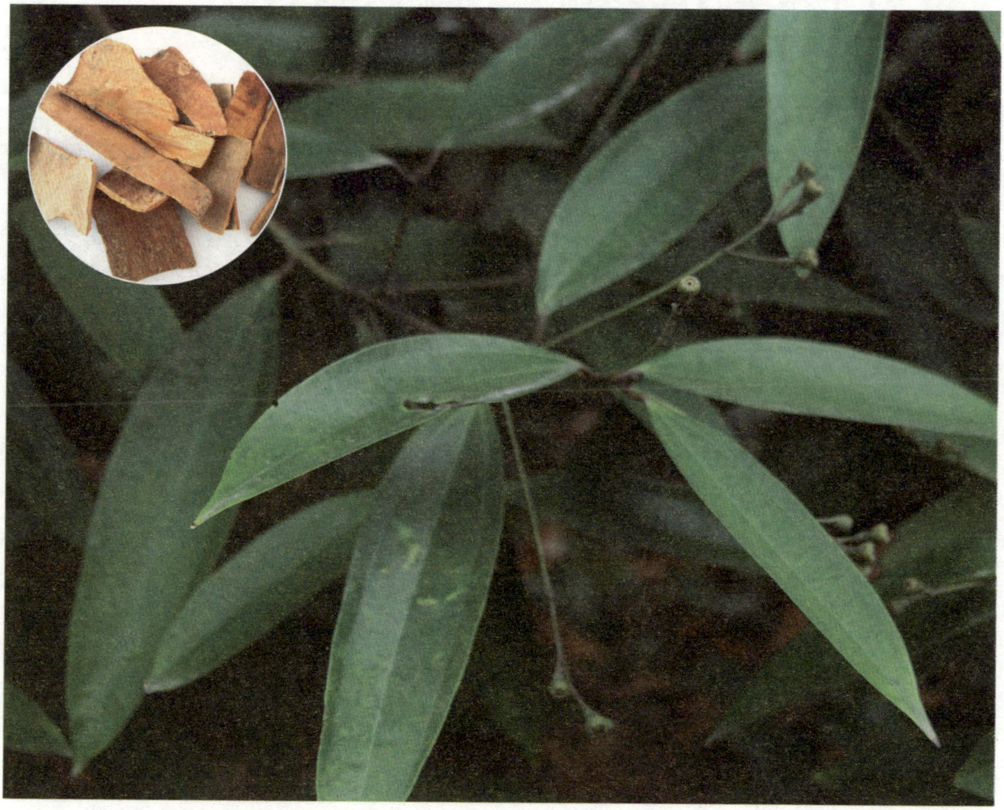

吴茱萸

WU ZHU YU

别名 茶辣、曲药子、食茱萸、伏辣子、臭泡子。

来源 本品为芸香科植物吴茱萸 [*Euodia rutaecarpa* (Juss.) Benth.]、石虎 [*Euodia rutaecarpa* (Juss.) Benth. var. *officinalis* (Dode) Huang] 或疏毛吴茱萸 [*Euodia rutaecarpa* (Juss.) Benth. var. *bodinieri* (Dode) Huang] 的干燥近成熟果实。

生境 生长于温暖地带路旁、山地或疏林下。多为栽培。主产于我国长江流域以南各地。

采收 8—11月果实尚未开裂时，剪下果枝，晒干或低温干燥，除去枝、叶、果梗等杂质。

功用 辛、苦，热；有小毒。归肝、脾、胃、肾经。散寒止痛，降逆止呕，助阳止泻。用于厥阴头痛，寒疝腹痛，寒湿脚气，经行腹痛，脘腹胀痛，呕吐吞酸，五更泄泻；外治口疮，高血压。

验方 **①呕吐、吞酸：**吴茱萸6克，黄连2克，水煎，少量频服。**②头痛（下午及夜间剧烈）：**吴茱萸16克，生姜31克，将吴茱萸研末，生姜捣烂，共炒热，喷一口白酒在药上，包于足心涌泉穴处。

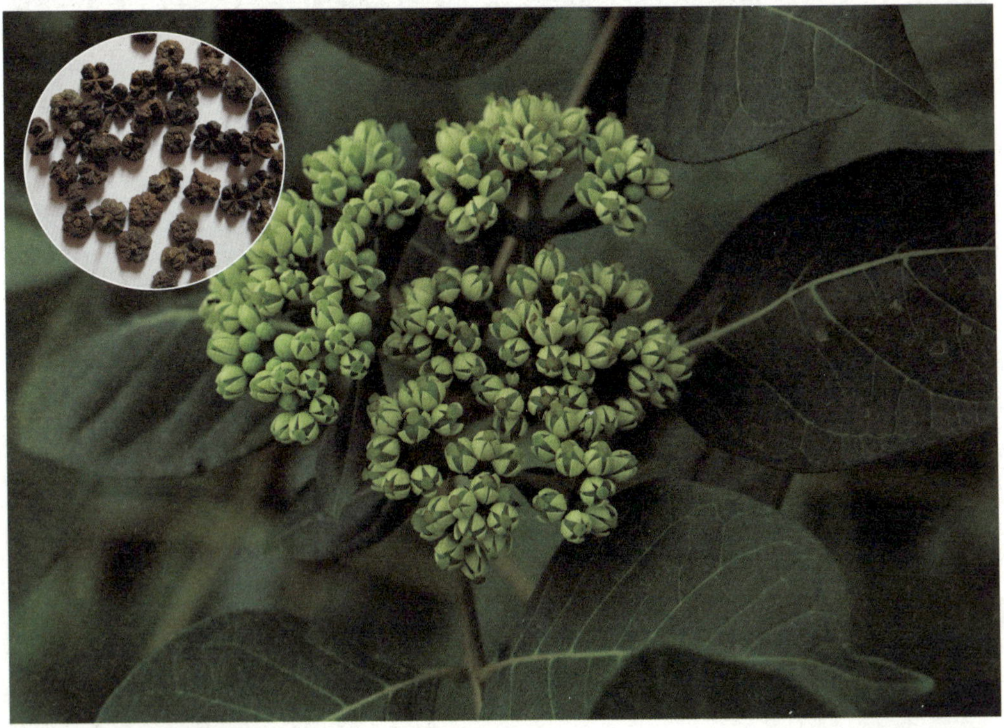

小茴香

XIAO HUI XIANG

别名 谷茴香、土茴香、野茴香、茴香子。

来源 本品为伞形科植物茴香 (*Foeniculum vulgare* Mill.) 的干燥成熟果实。

生境 我国各地均有栽培。主产于山西、内蒙古、甘肃、辽宁等地。

采收 秋季果实初熟时采割植株，晒干，打下果实，除去杂质。

功用 辛，温。归肝、肾、脾、胃经。散寒止痛，理气和胃。用于寒疝腹痛，睾丸偏坠，痛经，睾丸鞘膜积液。

验方 **①疝气、小腹冷痛、胀满：**小茴香、胡椒各15克，酒糊为丸，每次3克，温酒送下。**②肝胃气滞、脘腹胁下胀痛：**小茴香30克，枳壳15克，微炒研末，每次6克，温开水送下。**③痛经：**小茴香、当归、川芎、香附各10克，淡吴茱萸3克，姜半夏、炒白芍各12克，党参、延胡索各15克，炙甘草8克，加水煎至400毫升，温服，每日2次。**④睾丸鞘膜积液：**小茴香15～18克，川楝子（炒香）15克，橘核12～15克，猪苓18克，台乌药、海藻（另包，用水洗去盐分）各12克，青皮、赤芍各10克，蜜枣4枚，加水煎至400毫升，每日2次。

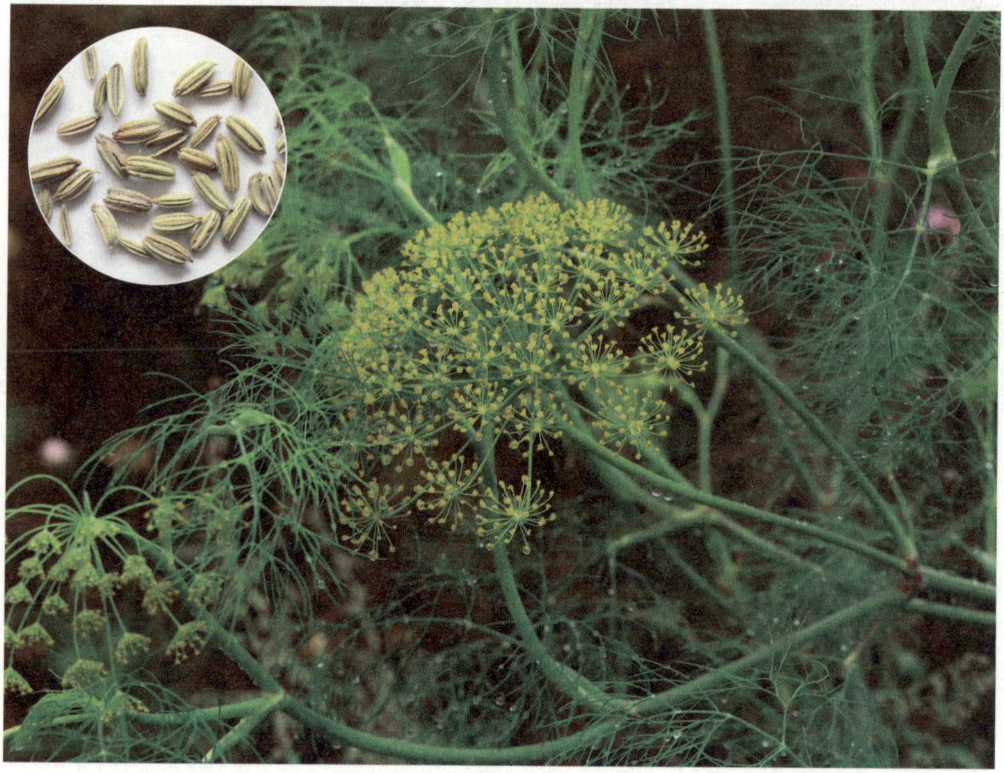

八角茴香

BA JIAO HUI XIANG

别名 八角、大茴香、八月珠、五香八角。

来源 本品为木兰科植物八角茴香 (*Illicium verum* Hook. f.) 的干燥成熟果实。

生境 生长于阴湿、土壤疏松的山地。主产于广东、广西等地。

采收 秋、冬二季果实由绿变黄时采摘，置于沸水中略烫后干燥或直接干燥。

功用 辛，温。归肝、肾、脾、胃经。温阳散寒，理气止痛。用于寒疝腹痛，肾虚腰痛，胃寒呕吐，脘腹冷痛。

验方 **①腰重刺胀：**八角茴香10克，炒后研为末，饭前以酒调服。**②小肠气坠：**八角茴香50克，花椒25克，炒后研为末，每次5克，酒送下。**③大小便闭、鼓胀气促：**八角茴香7个，大麻仁25克，研为末，生葱白7根，同研煎汤，调五苓散末服之，每日1剂。**④风火牙痛：**八角茴香适量，烧灰，乌头10克，熬水一茶杯送下。

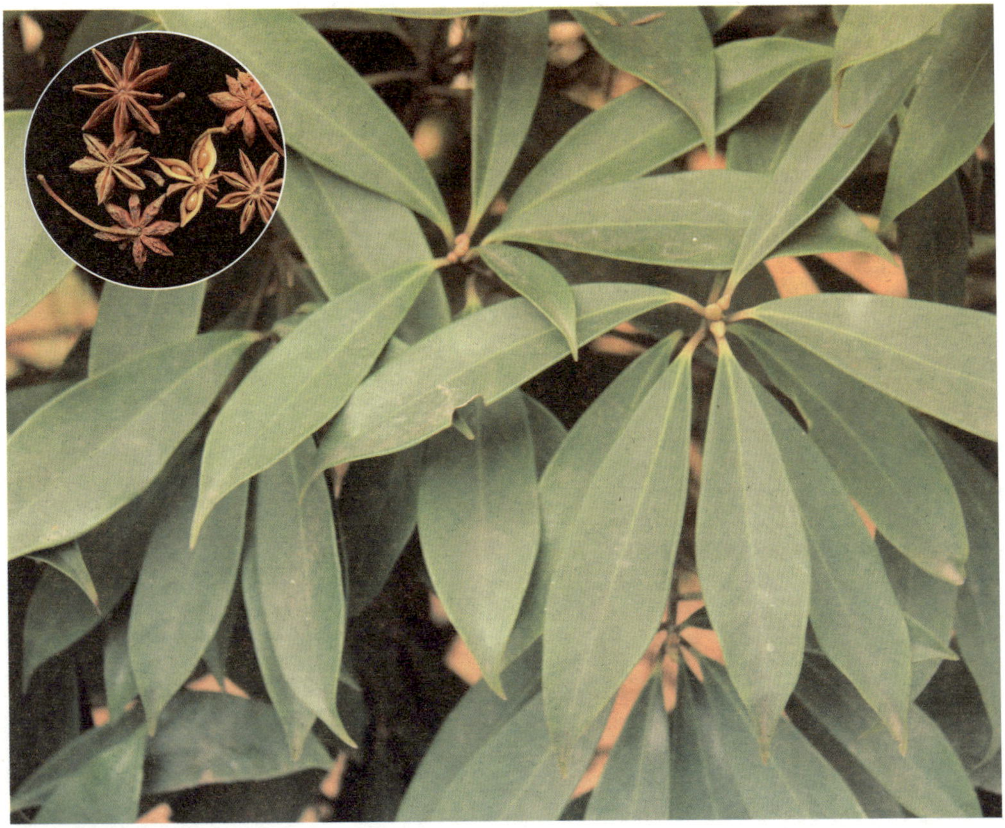

丁香

DING XIANG

别名 丁子香、公丁香、支解香、雄丁香。

来源 本品为桃金娘科植物丁香 (*Eugenia caryophyllata* Thunb.) 的干燥花蕾。

生境 生长于路边、草坪或向阳坡地，或与其他花木搭配栽植在林缘。主产于坦桑尼亚、马来西亚、印度尼西亚等国，我国海南也有栽培。

采收 花蕾由绿转红时采摘，晒干。

功用 辛，温。归脾、胃、肺、肾经。温中降逆，补肾助阳。用于脾胃虚寒，呃逆呕吐，食少吐泻，心腹冷痛，肾虚阳痿。

验方 **①胃寒呕吐：**丁香、陈皮各5克，水煎热服。**②牙痛：**丁香10粒研末，牙痛时将药末纳入牙缝中，严重者连续用2~3次。**③呕逆膈气、反胃吐食：**丁香、砂仁、胡椒、红豆各21粒，研末，姜汁糊丸，每次1丸，以大枣去核填药，面裹煨熟，去面服，每日3次。**④脚臭：**丁香、黄柏、木香各15克，麻黄根30克，水煎，每日用之洗脚3~4次。

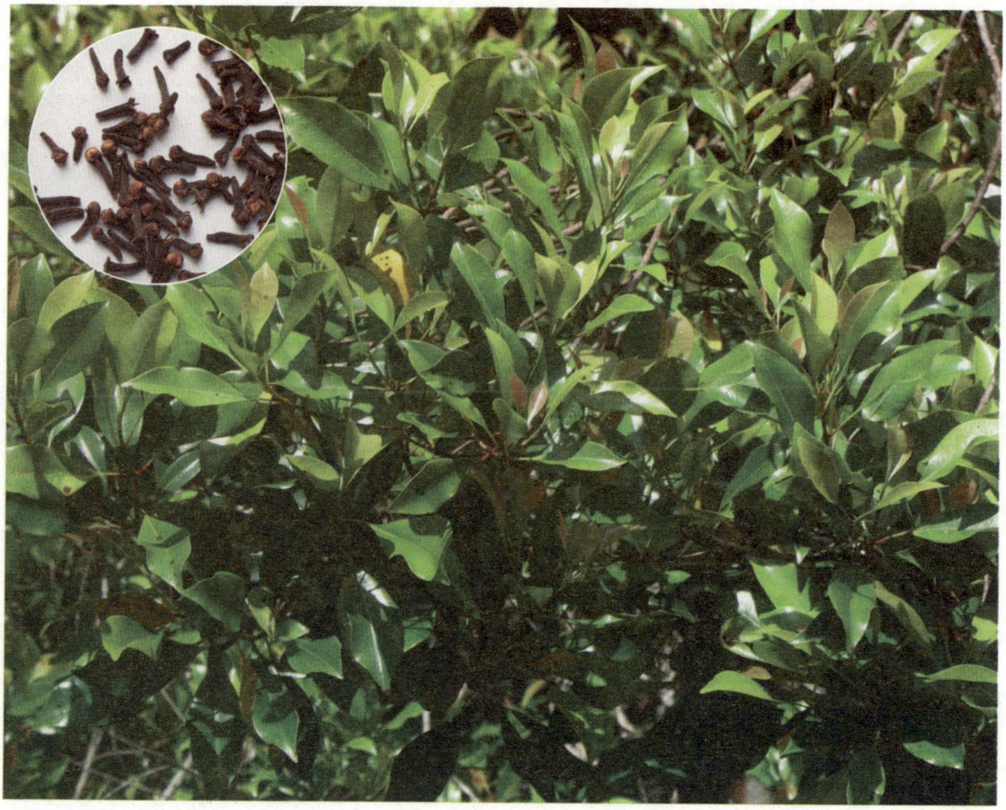

高良姜

GAO LIANG JIANG

别名 良姜、小良姜、海良姜、膏良姜。

来源 本品为姜科植物高良姜 (*Alpinia officinarum* Hance) 的干燥根茎。

生境 生长于山坡、旷野的草地或灌木丛中。主产于广东、海南、广西、云南等地。

采收 夏末秋初采挖，除去须根及残留的鳞片，洗净，切段，晒干。

功用 辛，热。归脾、胃经。温胃散寒，消食止痛。用于脘腹冷痛，胃寒呕吐，嗳气吞酸。

验方 **①霍乱吐泻：**高良姜（炙令焦香）250克，加酒1升，煮三四沸，一次服完。**②养脾温胃、去冷消痰、宽胸下气：**高良姜、干姜各等份，炮制后，研细末，加面糊做成丸子，如梧桐子大，每次15丸，饭后服，橘皮汤送下。孕妇忌服。**③牙痛：**高良姜9克，荜茇10克，细辛4克，冰片3克，共研细末，过筛装瓶备用，牙痛时取药粉少许，塞入鼻孔内用力吸入。

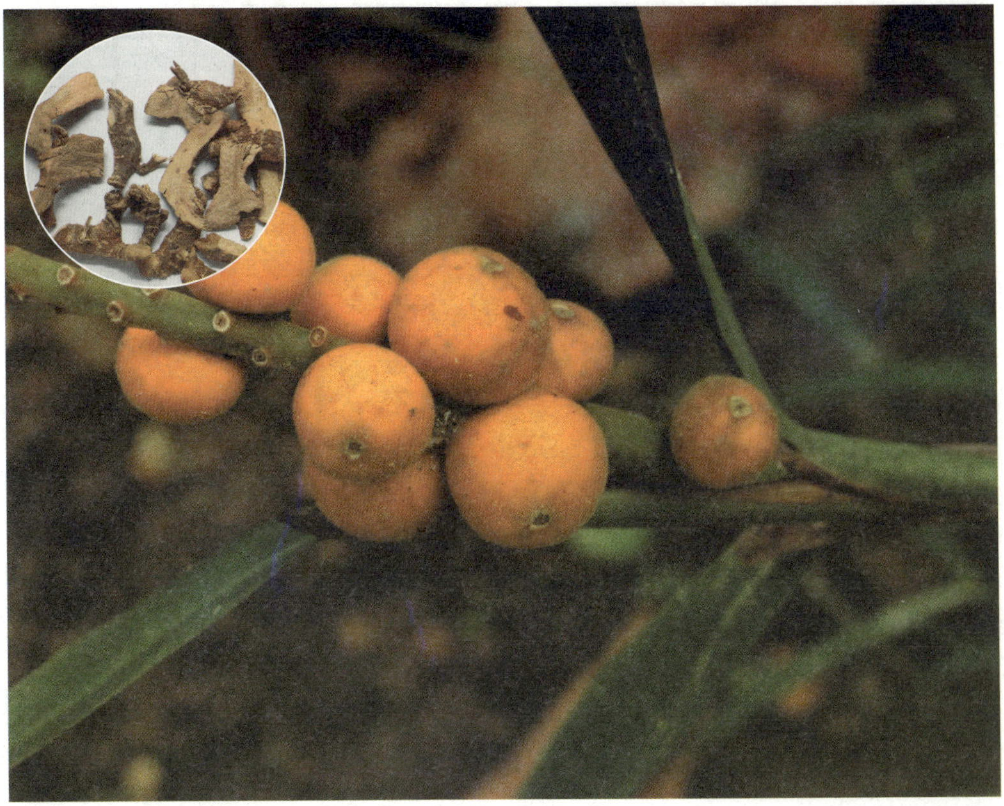

花椒

HUA JIAO

别名 大椒、川椒、秦椒、巴椒、蜀椒。

来源 本品为芸香科植物花椒 (*Zanthoxylum bungeanum* Maxim.) 或青椒 (*Zanthoxylum schinifolium* Sieb. et Zucc.) 的干燥成熟果皮。

生境 生长于温暖湿润、土层深厚肥沃的壤土、沙壤土中。主产于四川、陕西及河北等地。

采收 秋季采收成熟果实，晒干，除去种子及杂质。

功用 辛，温。归脾、胃、肾经。温中止痛，杀虫止痒。用于脘腹冷痛，呕吐泄泻，虫积腹痛，蛔虫病；外治湿疹，阴痒。

验方 **①寒凝气滞之痛经：**花椒10克，胡椒3克，两味共研细粉，用白酒调成糊状，敷于脐眼，外用伤湿止痛膏封闭，每日1次。**②蛀牙疼痛：**花椒9克，烧酒30克，浸泡10日，过滤去渣，用棉球蘸药酒，塞蛀孔内。**③痔疮：**花椒1把，装入小布袋中，扎口，用开水沏于盆中，先用热气熏洗患处，待水温适宜，再行坐浴，全过程约20分钟，每日早、晚各1次。

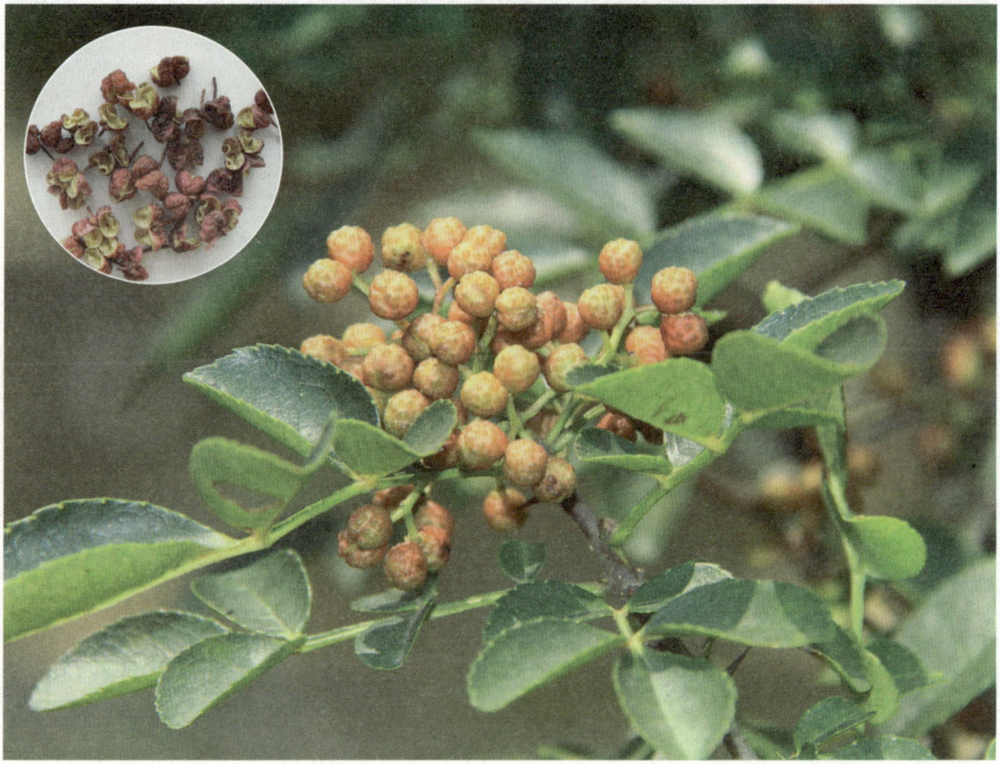

荜茇

BI BO

别名 椹圣、鼠尾、荜拨、蛤蒌、荜拨梨。

来源 本品为胡椒科植物荜茇 (*Piper longum* L.) 的干燥近成熟或成熟果穗。

生境 进口荜茇主产于印度尼西亚、菲律宾、越南等国。我国云南、海南等地也有产出。

采收 果穗由绿变黑时采收，除去杂质，晒干。

功用 辛，热。归胃、大肠经。温中散寒，下气止痛。用于脘腹冷痛，呕吐，泄泻，寒凝气滞，胸痹心痛，头痛；外治牙痛。

验方 **①牙痛：** 荜茇、白芷、甘松各10克，生草乌4克，细辛5克，冰片3克，鹅不食草6克，共研细末，装瓶备用，每次0.3克，抹齿周围。**②妇人血气不和、疼痛不止及下血无时，月经不调：** 荜茇（盐炒）、蒲黄（炒）各等份，共研为末，炼蜜为丸，如梧桐子大，每次30丸，空腹温酒吞下，如不能饮，米汤送下。

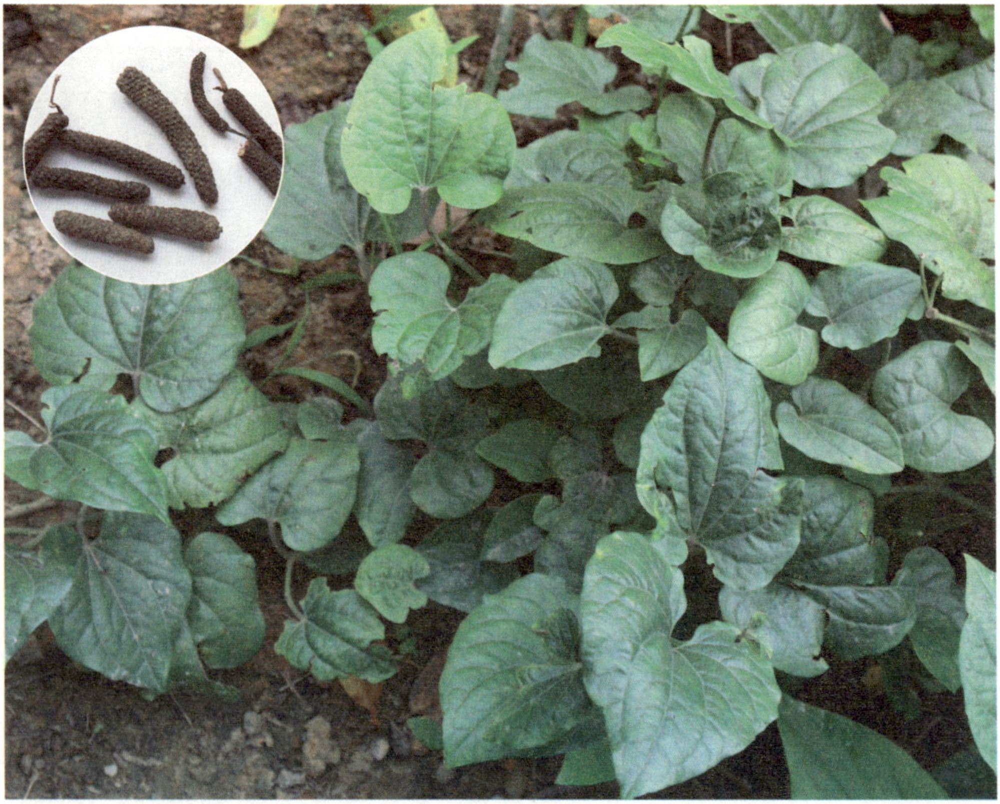

荜澄茄

BI CHENG QIE

别名 毕茄、澄茄、山苍子、毕澄茄、毗陵茄子。

来源 本品为樟科植物山鸡椒 [*Litsea cubeba* (Lour.) Pers.] 的干燥成熟果实。

生境 生长于向阳丘陵和山地的灌木丛或疏林中。多为野生。主产于广西、浙江、四川、广东、云南等地。

采收 秋季果实成熟时采收，除去杂质，晒干。

功用 辛，温。归脾、胃、肾、膀胱经。温中散寒，行气止痛。用于胃寒呕逆，寒疝腹痛，寒湿郁滞，小便浑浊。

验方 **①噎食不纳：**荜澄茄、白豆蔻各等份，研为末，干食。**②脾胃虚弱、胸膈不快、不进饮食：**荜澄茄适量，研为细末，姜汁打神曲末煮糊为丸，如梧桐子大，每次70丸，食后淡姜汤送下。**③支气管哮喘：**荜澄茄、胡颓子叶、地黄根（野生地黄）各25克，水煎服。**④中焦痞塞、气逆上攻、心腹绞痛：**荜澄茄、阿魏（醋、面裹煨熟）各25克，高良姜100克，神曲（炒）、青皮（去白）、肉桂（去皮）各50克，研为末，醋、面糊为丸，如梧桐子大，每次20丸，生姜汤送下，不拘时。

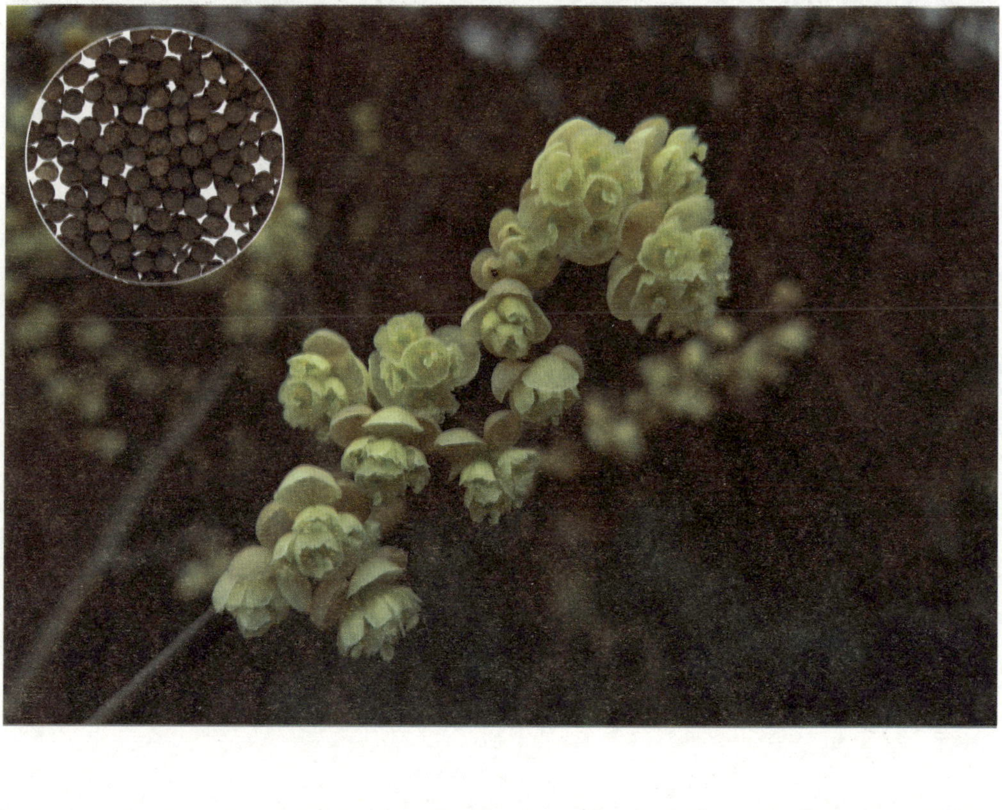

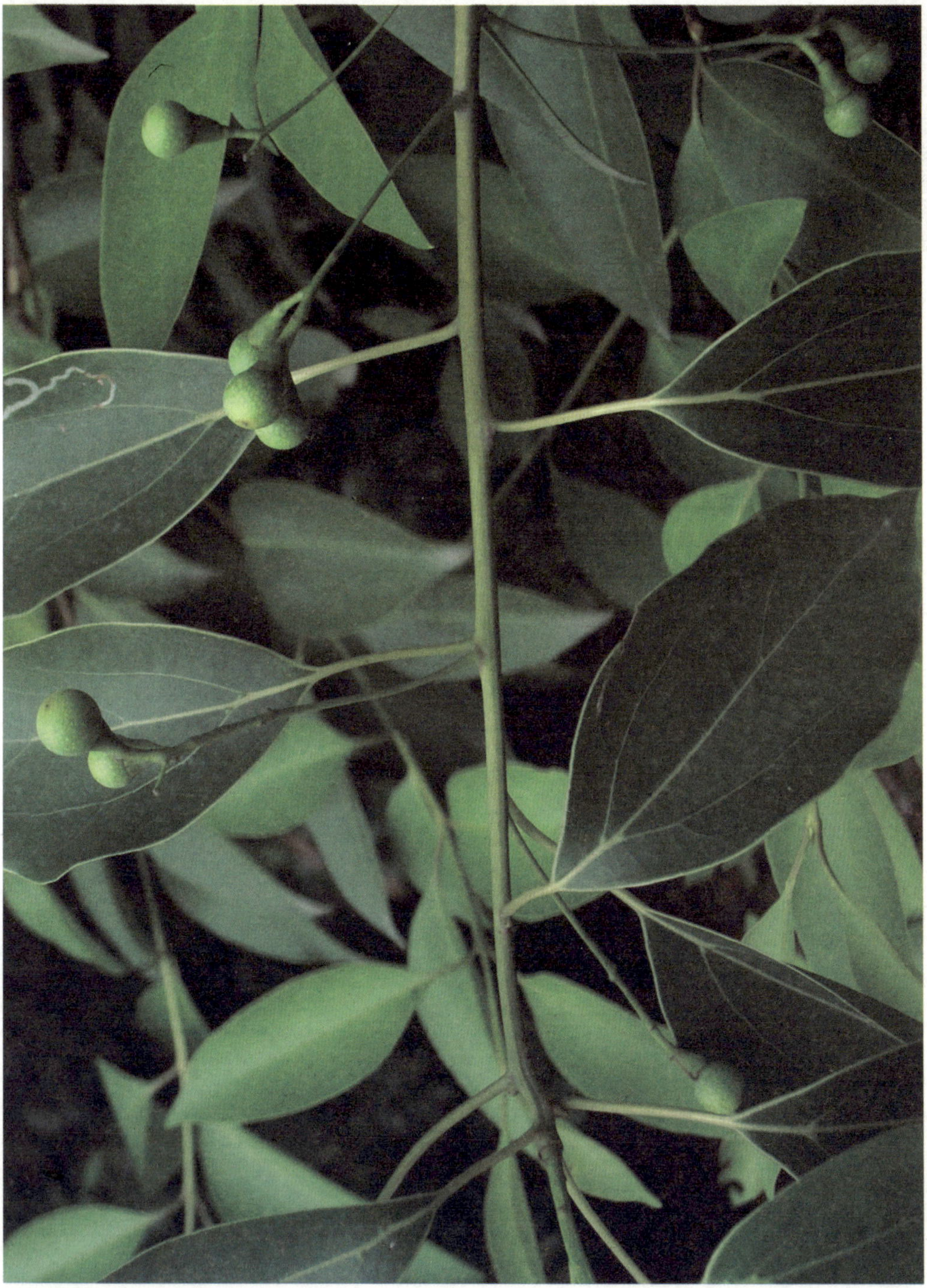

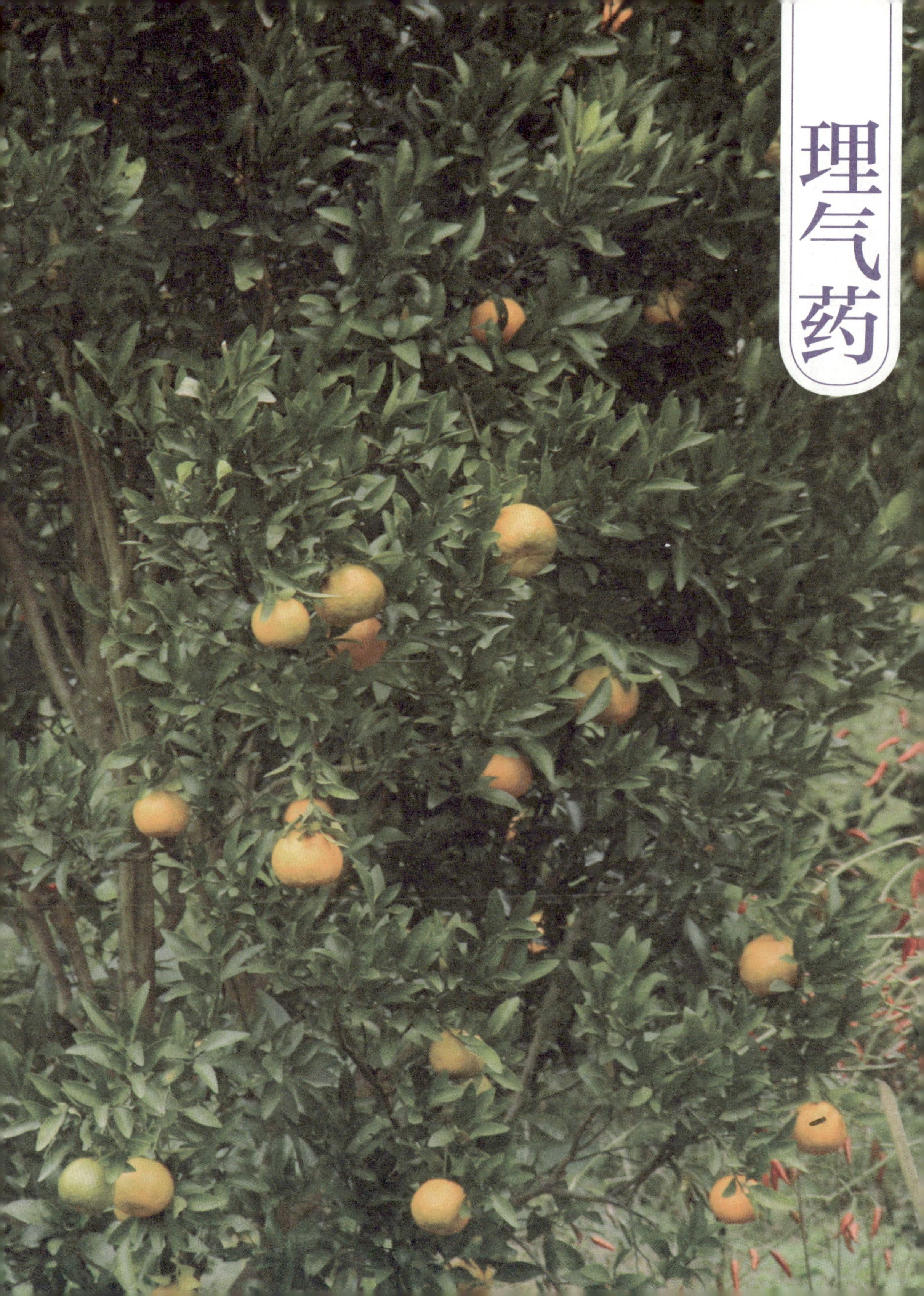
理气药

陈皮

CHEN PI

别名 红皮、橘皮、橘子皮、广橘皮。

来源 本品为芸香科植物橘 (*Citrus reticulata* Blanco) 及其栽培变种的干燥成熟果皮。

生境 生长于丘陵、低山地带、江河湖泊沿岸或平原。我国各产橘区均产。

采收 采摘成熟果实，剥取果皮，晒干或低温干燥。

功用 苦、辛，温。归肺、脾经。理气健脾，燥湿化痰。用于脘腹胀满，食少吐泻，咳嗽痰多。

验方 **①霍乱呕吐：**陈皮15克，广藿香10克。因寒者，配干姜、砂仁各5克；因热者，配黄连、滑石、黄芩各5克。水煎服。**②萎缩性胃炎：**陈皮30克，炒小茴香12克，干姜3克，早、晚水煎服，每日2剂。**③风寒感冒：**陈皮15～20克，生姜数片，葱头适量，煎水，加少许白糖，早上空腹服用。**④急性乳腺炎肝郁证：**陈皮、青皮、麦芽各12克，蒲公英60克，乳香、没药各9克，水煎服。

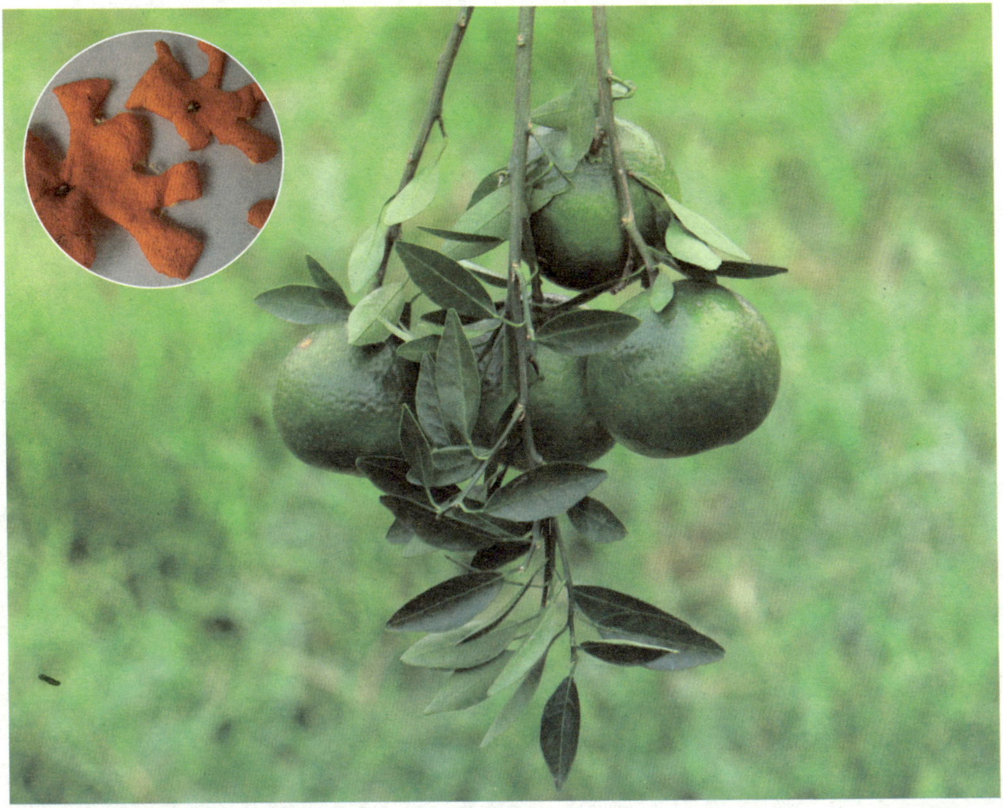

化橘红

HUA JU HONG

别名 化皮、柚皮、橘红、化州橘红。

来源 本品为芸香科植物化州柚 (*Citrus grandis* ‘Tomentosa’)或柚 [*Citrus grandis* (L.) Osbeck] 的未成熟或近成熟的干燥外层果皮。

生境 生长于丘陵地带。主产于广东、广西、四川、重庆、湖南、湖北、浙江等地。

采收 夏季果实未成熟时采收，置于沸水中略烫后，将果皮割成5或7瓣，除去果瓤及部分中果皮，压制成形，干燥。

功用 辛、苦，温。归肺、脾经。理气宽中，燥湿化痰。用于咳嗽痰多，食积伤酒，呕恶痞闷。

验方 **①风寒咳嗽：**化橘红60克，生姜30克，蜂蜜250克，先将化橘红、生姜用水煎煮，15分钟后取煎汁1次，加水再煎，共取煎汁3次，合并煎汁，以小火煎熬浓缩，至黏稠时，兑入蜂蜜，至沸停火，装瓶备用，每日3次，每次3汤匙。**②痰喘：**化橘红、半夏各15克，川贝母9克，共研细末，每次6克，温开水送下。

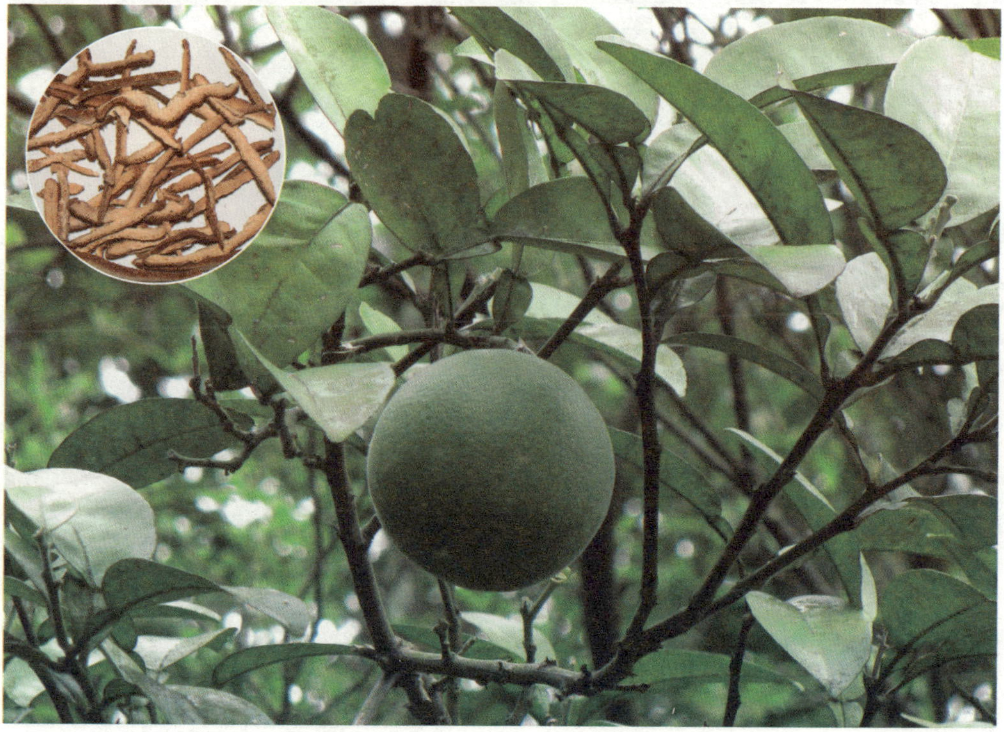

枳实

ZHI SHI

别名 臭橙、香橙、枸头橙。

来源 本品为芸香科植物酸橙 (*Citrus aurantium* L.) 及其栽培变种或甜橙 (*Citrus sinensis* Osbeck) 的干燥幼果。

生境 生长于丘陵、低山地带和江河湖泊的沿岸。主产于江苏、江西、福建、四川等地。

采收 5—6月收集自落的果实，除去杂质，自中部横切为两半，晒干或低温干燥，较小者直接晒干或低温干燥。

功用 苦、辛、酸，微寒。归脾、胃经。破气消积，化痰散痞。用于积滞内停，痞满胀痛，泻痢后重，大便不通，痰滞气阻，胸痹，结胸，胃下垂，脱肛，子宫脱垂。

验方 **①肠麻痹：**枳实、厚朴、砂仁、木香、柴胡各10克，水煎服，每日1～2剂。**②便秘：**枳实6～10克，水煎服。**③胃病：**枳实、白及各15克，水煎服，外加呋喃唑酮1片，每日3次。

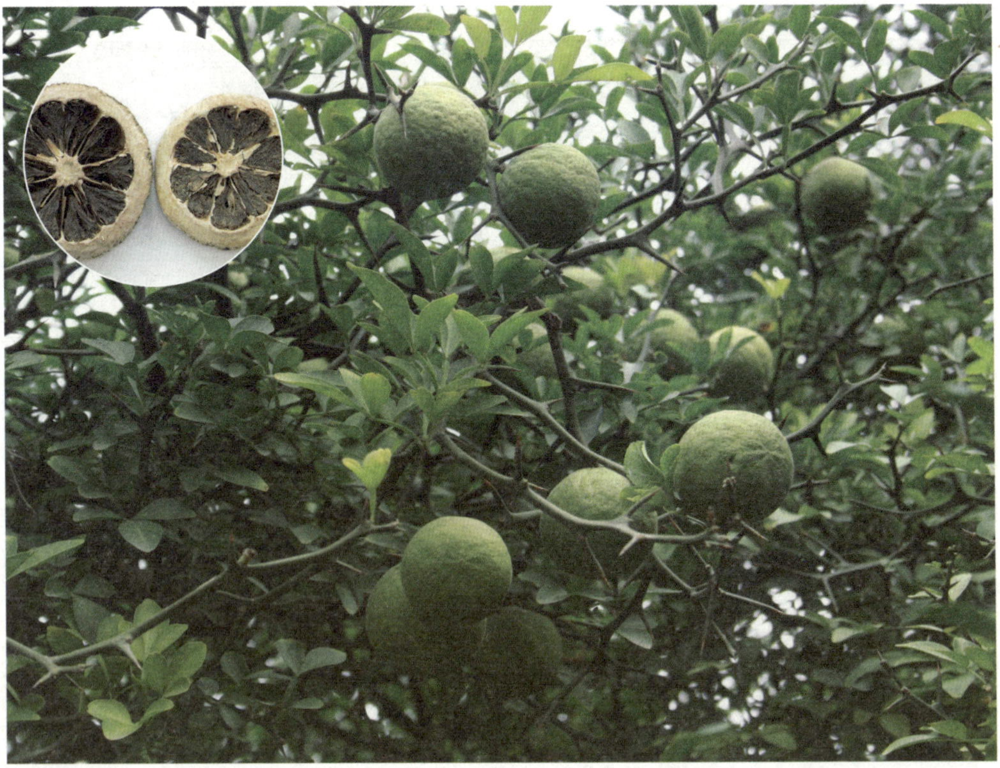

木香

MU XIANG

别名 蜜香、五木香、青木香、南木香、广木香、川木香。

来源 本品为菊科植物木香 (*Aucklandia lappa* Decne.) 的干燥根。

生境 生长于高山草地和灌木丛中。主产于云南、四川等地。

采收 秋、冬二季采挖，除去泥沙及须根，切段，大的再纵剖成瓣，干燥后撞去粗皮。

功用 辛、苦，温。归脾、胃、大肠、三焦、胆经。行气止痛，健脾消食。用于胸胁、脘腹胀痛，泻痢后重，食积不消，不思饮食。煨木香实肠止泻，用于泄泻腹痛。

验方 **①一切气不和：**木香适量，温水磨浓，热酒调下。**②肝炎：**木香研末，每日9～18克，分3～4次服用。**③痢疾腹痛：**木香6克，黄连12克，水煎服。**④糖尿病：**木香10克，川芎、当归各15克，黄芪、葛根、山药、丹参、益母草各30克，苍术、赤芍各12克，水煎服。**⑤便秘：**木香、厚朴、番泻叶各10克，用开水冲泡，代茶饮。

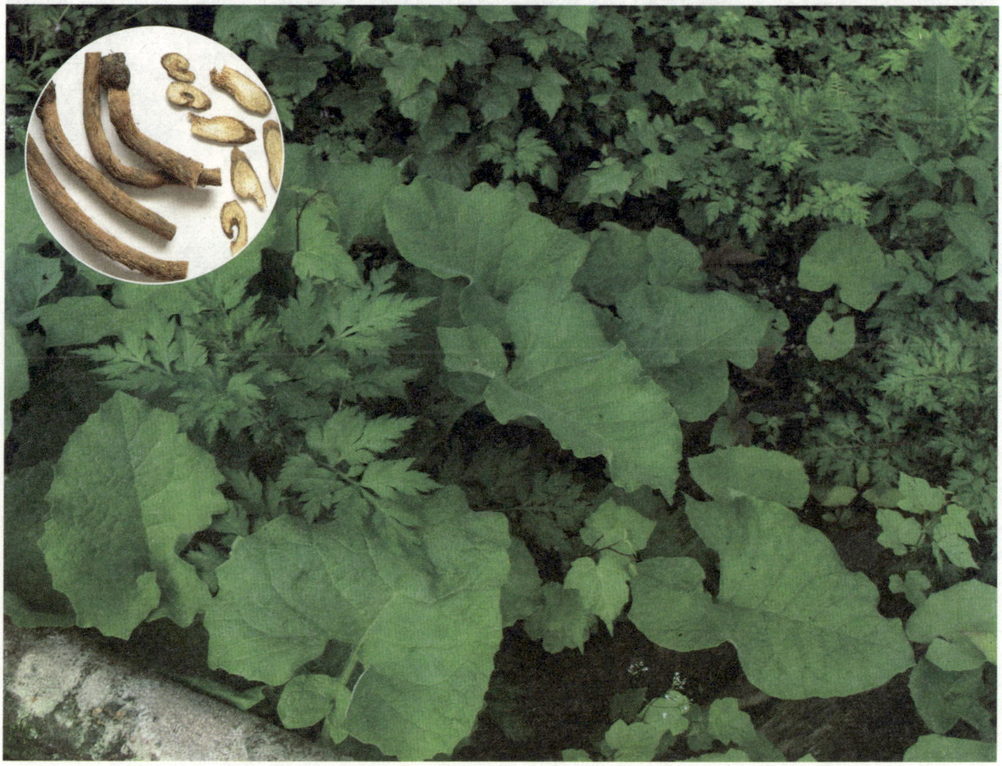

沉香

CHEN XIANG

别名 土沉香、沉水香、白木香、牙香树、奇南香。

来源 本品为瑞香科植物白木香 [*Aquilaria sinensis* (Lour.) Gilg] 含有树脂的木材。

生境 生长于中海拔山地、丘陵。主产于广东、广西、福建、台湾等地。

采收 全年均可采收，割取含树脂的木材，除去不含树脂的部分，阴干。

功用 辛、苦，微温。归脾、胃、肾经。行气止痛，温中止呕，纳气平喘。用于胸腹胀闷疼痛，胃寒呕吐呃逆，肾虚气逆喘急。

验方 **①腹胀气喘、坐卧不安：**沉香、枳壳、木香各25克，莱菔子（炒）50克，研为细末，每次25克，姜3片，水煎服。**②哮喘：**沉香100克，莱菔子（淘净，蒸熟，晒干）250克，研为细末，调生姜汁为细丸，每次3克，温开水送下。**③哮喘气逆：**沉香1.5克，侧柏叶3克，共研为粉末，临睡前顿服。

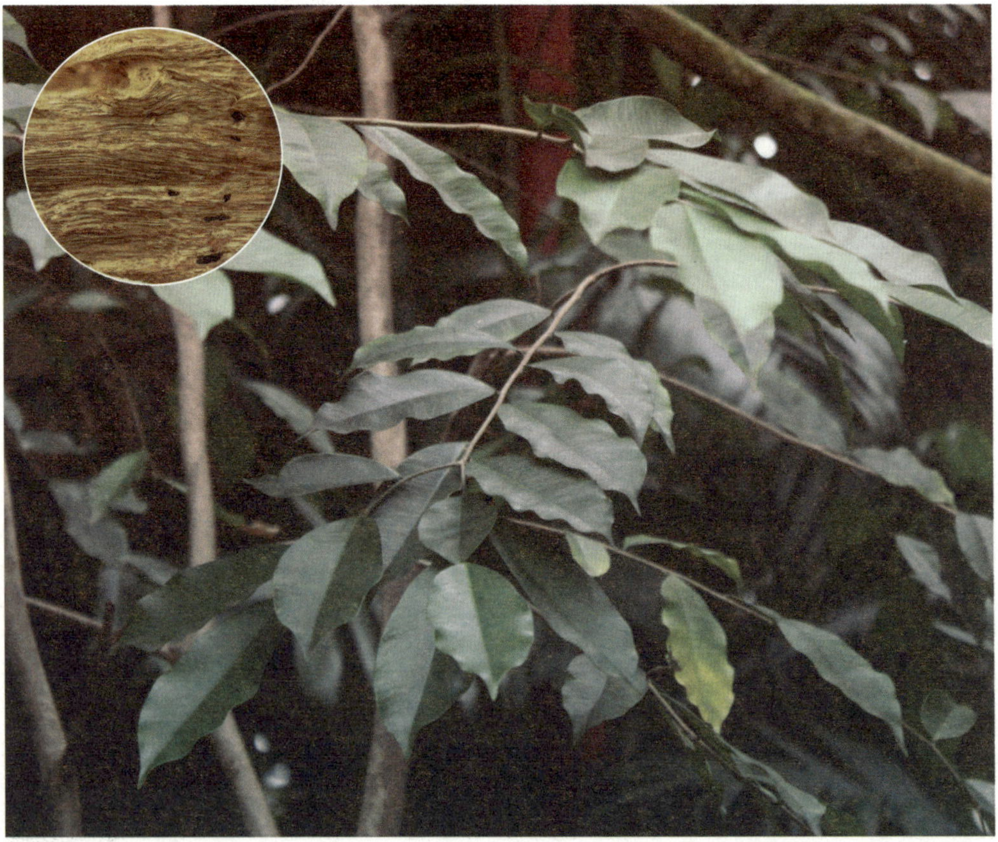

川楝子

CHUAN LIAN ZI

别名 楝实、金铃子、川楝实。

来源 本品为楝科植物川楝 (*Melia toosendan* Sieb. et Zucc.) 的干燥成熟果实。

生境 生长于丘陵、田边。主产于四川、云南等地。

采收 冬季果实成熟时采收，除去杂质，干燥。

功用 苦，寒；有小毒。归肝、小肠、膀胱经。疏肝泻热，行气止痛，驱虫。用于肝郁化火，胸胁、脘腹胀痛，疝气疼痛，虫积腹痛。

验方 **①慢性胃炎：**川楝子、枳实、木香、白芍、柴胡、延胡索各10克，大血藤15克，甘草5克，水煎2次，每日1剂，早、晚分服。**②头癣：**川楝子30克，研成粉，与70克凡士林（或熟猪油）混匀，每日搽患处，早、晚各1次。搽药前，应用食盐水将患处洗净，有脓或痂应清除。**③胆管蛔虫偏热型：**川楝子、槟榔各15克，乌梅30克，花椒10克，栀子20克，黄连、黄柏各9克，水煎服。

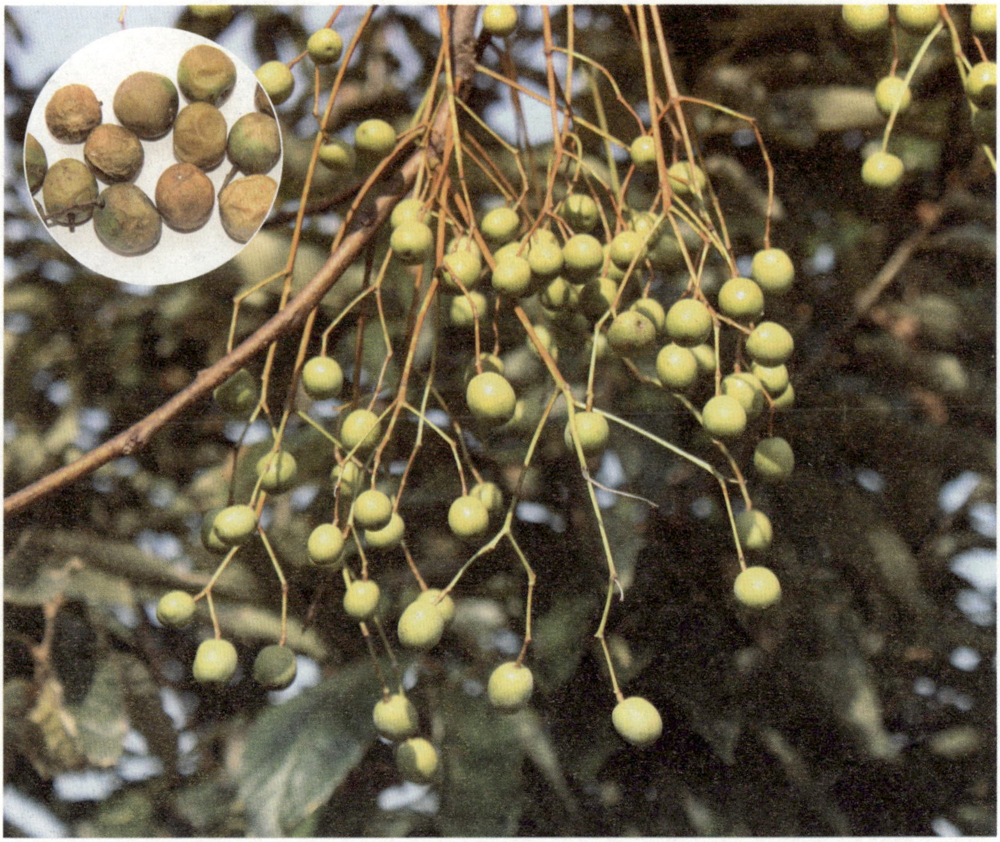

乌药

WU YAO

别名 旁其、矮樟根、土木香、天台乌药。

来源 本品为樟科植物乌药 [*Lindera aggregata* (Sims) Kosterm.] 的干燥块根。

生境 生长于向阳山谷、坡地或疏林灌木丛中。多为野生。主产于浙江、湖南、湖北、安徽、广东、四川、重庆、云南等地。

采收 全年均可采挖，除去细根，洗净，趁鲜切片晒干，或直接晒干。

功用 辛，温。归肺、脾、肾、膀胱经。行气止痛，温肾散寒。用于寒凝气滞，胸腹胀痛，气逆喘急，膀胱虚冷，遗尿尿频，疝气疼痛，经寒腹痛。

验方 **①产后腹痛：**乌药、楤木根各等份，为末，豆淋酒调下。**②产后逆气、食滞胀痛：**乌药、泽泻、香附各10克，广藿香、陈皮、枳壳、木香、厚朴各5克，水煎服。**③胀满痞塞（七情忧思所致）：**乌药、半夏、香附、砂仁、沉香、化橘红各等份，研为末，每次10克，灯心草汤调服。

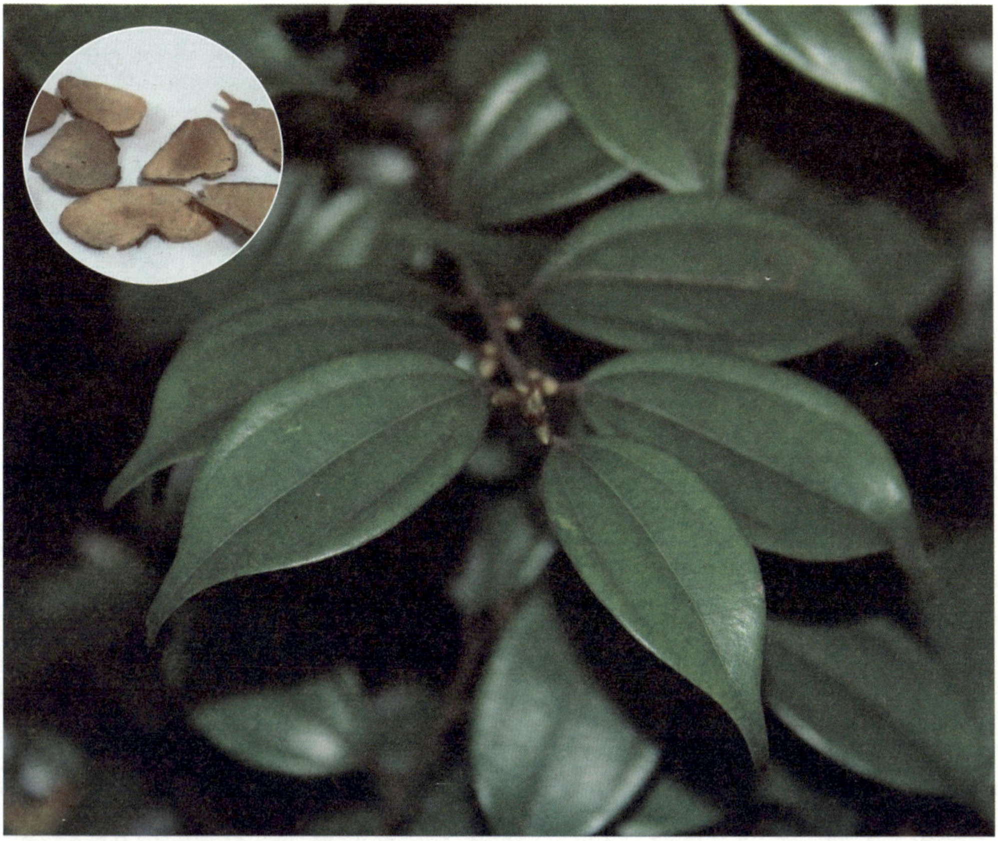

荔枝核

LI ZHI HE

别名 荔核、枝核、荔仁、大荔核。

来源 本品为无患子科植物荔枝 (*Litchi chinensis* Sonn.) 的干燥成熟种子。

生境 野生与栽培均有，多栽培于果园。主产于广东、广西、福建、台湾、四川等地。

采收 夏季采摘成熟果实，除去果皮及肉质假种皮，洗净，晒干。

功用 甘、微苦，温。归肝、肾经。行气散结，祛寒止痛。用于寒疝腹痛，睾丸肿痛。

验方 **①心腹胃脘久痛：**荔枝核5克，木香3克，共研为末，每次5克，清汤调服。**②血气刺痛：**荔枝核（烧存性）25克，香附50克，研末，每次10克，盐酒送下。**③肾肿大：**荔枝核、八角茴香、青皮（全者）各等份，锉散，炒，出火毒，研为末，每次10克，酒送下，每日3次。**④疝心痛及小肠气：**荔枝核1枚，煅存性，酒调服。

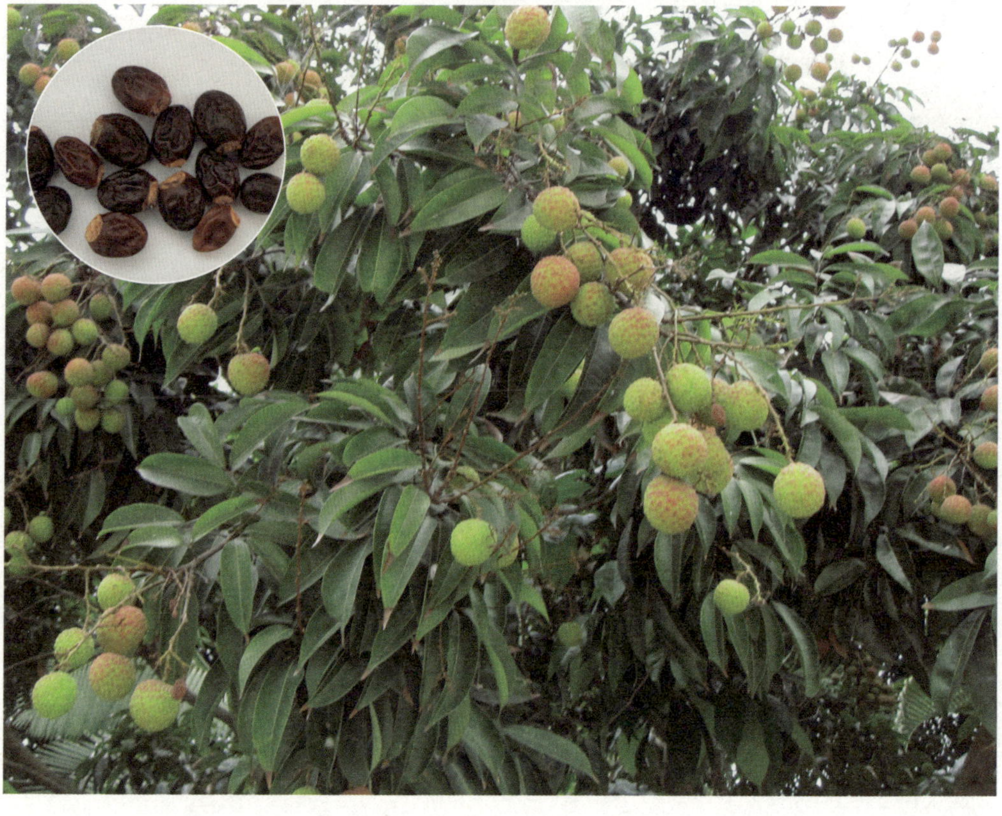

香附

XIANG FU

别名 蓑草、香附米、香附子、莎草根、三棱草根。

来源 本品为莎草科植物莎草 (*Cyperus rotundus* L.) 的干燥根茎。

生境 生长于路边、荒地、沟边或田间向阳处。主产于山东、浙江、河南等地。

采收 秋季采挖，燎去毛须，置于沸水中略煮或蒸透后晒干，或燎后直接晒干。

功用 辛、微苦、微甘，平。归肝、脾、三焦经。疏肝解郁，理气宽中，调经止痛。用于肝郁气滞，胸胁胀痛，消化不良，胸脘痞闷，寒疝腹痛，乳房胀痛，月经不调，经闭痛经。

验方 **①跌打损伤：**炒香附20克，姜黄30克，共研细末，每日3次，每次5克。孕妇忌服。**②阴道出血不止：**香附（去皮毛，略炒）研为末，每次10克，米饮调下。**③安胎：**香附（炒，去毛）5克研细末，浓煎紫苏汤调下。**④偏正头痛：**香附（炒）200克，川芎100克，研为末，以茶调服。**⑤脱肛：**香附、荆芥穗各等份，研为末，每次3匙，水一大碗，煎至数沸，淋患处。**⑥尿血（非器质性疾病引起的）：**香附、鲜地榆各等份，煎汤服。

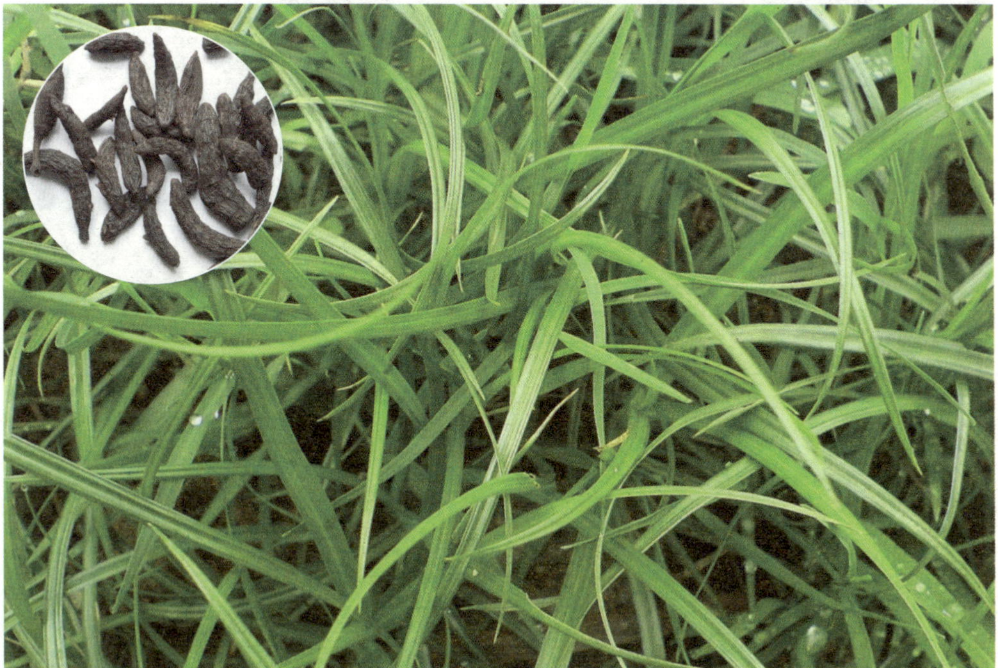

佛手

FO SHOU

别名 手柑、香橼、五指柑。

来源 本品为芸香科植物佛手（*Citrus medica* L. var. *sarcodactylis* Swingle)的干燥果实。

生境 生长于果园或庭院中。主产于广东、四川及福建，次产于广西、云南、浙江及江西等地。

采收 秋季果实尚未变黄或变黄时采收，纵切成薄片，晒干或低温干燥。

功用 辛、苦、酸，温。归肝、脾、肺经。疏肝理气，和胃止痛，燥湿化痰。用于肝胃气滞，胸胁胀痛，胃脘痞满，食少呕吐，咳嗽痰多。

验方 **①白带过多：**佛手20克，猪小肠适量，共炖，食肉饮汤。**②老年胃弱、消化不良：**佛手30克，粳米100克，共煮粥，早、晚分食。**③恶心呕吐：**佛手15克，生姜3克，陈皮9克，水煎服。**④肝郁气滞、胸胁胀痛、饮食减少：**佛手10克，玫瑰花5克，沸水浸泡饮。

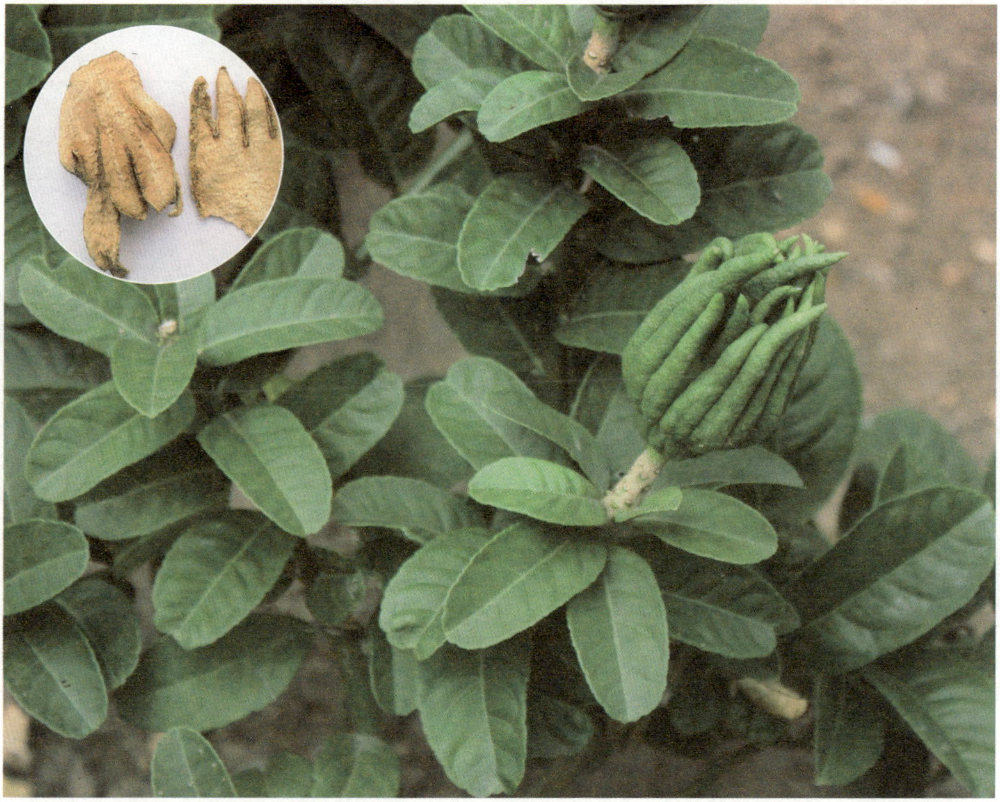

香橼

XIANG YUAN

别名 枸橼、香圆、钩缘子、香泡树、香橼柑。

来源 本品为芸香科植物枸橼 (*Citrus medica* L.) 或香圆 (*Citrus wilsonii* Tanaka) 的干燥成熟果实。

生境 生长于沙壤土中，喜比较湿润的环境。我国长江流域及其以南地区均有分布，广东、广西等地栽培较多。

采收 秋季果实成熟时采收，趁鲜切片，晒干或低温干燥。

功用 辛、苦、酸，温。归肝、脾、肺经。疏肝理气，宽中，化痰。用于肝胃气滞，胸胁胀痛，脘腹痞满，呕吐嗳气，痰多咳嗽。

验方 **①喘咳痰多：**鲜香橼50克，切碎放在有盖的碗中，加入等量的麦芽糖，隔水蒸数小时，以香橼稀烂为度，每次1匙，早、晚各1次。**②肝痛、胃气痛：**鲜香橼12～15克（干品6克），开水冲泡代茶饮。**③胃痛胸闷、消化不良：**陈香橼（焙干）、花椒、小茴香各12克，共研细末，每次3克，每日2次，温开水送服。**④痰饮咳嗽、胸膈不利：**香橼、法半夏各10克，茯苓15克，生姜3片，水煎服，每日2～3次。

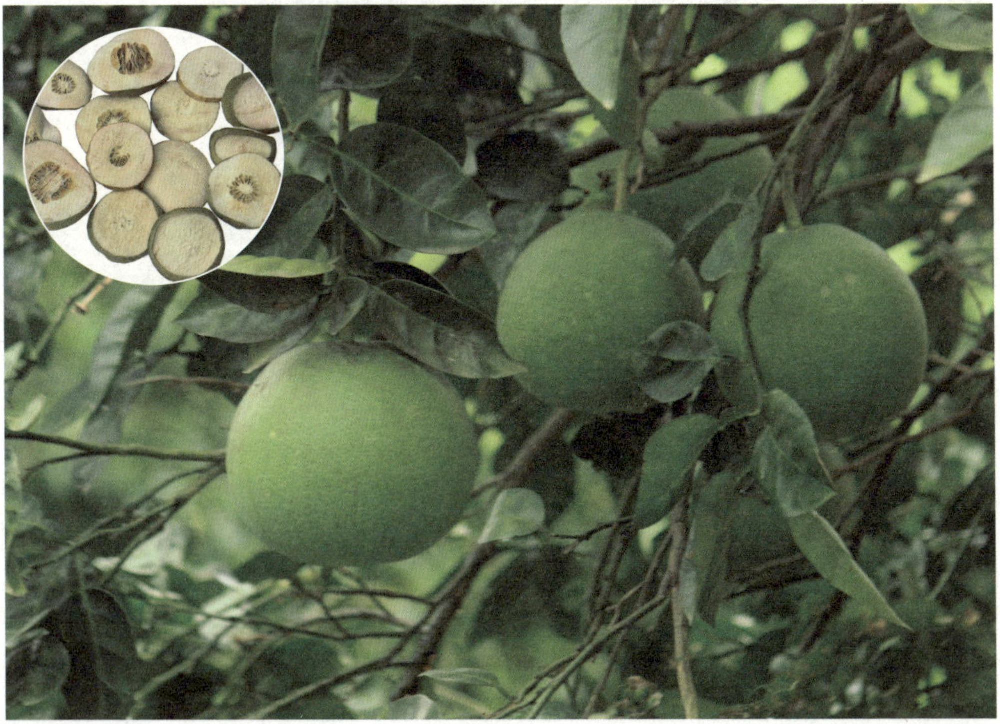

玫瑰花

MEI GUI HUA

别名 湖花、徘徊花、刺玫瑰、笔头花。

来源 本品为蔷薇科植物玫瑰 (*Rosa rugosa* Thunb.) 的干燥花蕾。

生境 均为栽培。我国各地均产，主产于江苏、浙江、山东等地。

采收 春末夏初花将开放时分批采收，及时低温干燥。

功用 甘、微苦，温。归肝、脾经。行气解郁，和血，止痛。用于肝胃气痛，食少呕恶，月经不调，跌打肿痛。

验方 **①急性乳腺炎：**玫瑰花7朵，母丁香7粒，加适量黄酒，水煎服。**②肝胃气病：**玫瑰花研细末，每次1.5克，开水冲服。**③月经不调：**玫瑰花6～9克，水煎后加入黄酒及红糖，早、晚各服1次。**④跌打损伤、吐血：**玫瑰花15克，用黄酒或水煎，每日2次。**⑤肝风头痛：**玫瑰花5朵，蚕豆花12克，开水冲泡代茶饮。**⑥急、慢性风湿痛：**玫瑰花9克，当归、红花各6克，水煎去渣，热黄酒冲服。**⑦月经过多：**玫瑰花、鸡冠花各9克，水煎去渣，加红糖服。

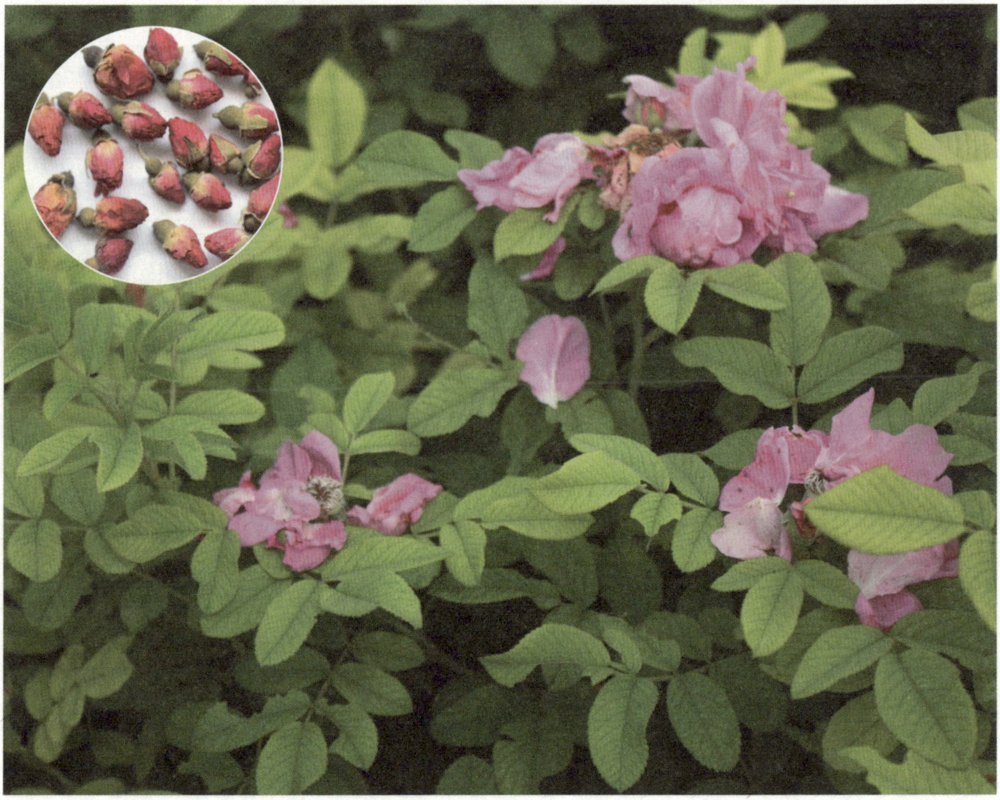

娑罗子

SUO LUO ZI

别名 开心果、苏罗子、梭椤子、索罗果。

来源 本品为七叶树科植物七叶树 (*Aesculus chinensis* Bge.) 、浙江七叶树 [*Aesculus chinensis* Bge. var. *chekiangensis* (Hu et Fang) Fang] 或天师栗 (*Aesculus wilsonii* Rehd.) 的干燥成熟种子。

生境 生长于低海拔的丛林中。多为栽培，少有野生。主产于陕西、河南、浙江、江苏等地。

采收 秋季果实成熟时采收，除去果皮，晒干或低温干燥。

功用 甘，温。归肝、胃经。疏肝理气，和胃止痛。用于肝胃气滞，胸腹胀闷，胃脘疼痛。

验方 **①心绞痛：**娑罗子0.5克，烧灰，酒冲服。**②寄生虫胃痛：**娑罗子（去壳）1枚，捣碎，水煎服。**③肝胃气滞之胸闷胁痛、脘腹胀痛等：**娑罗子、预知子、佛手各适量，水煎服。**④经前乳房胀痛：**娑罗子、路路通、香附、郁金各适量，水煎服。

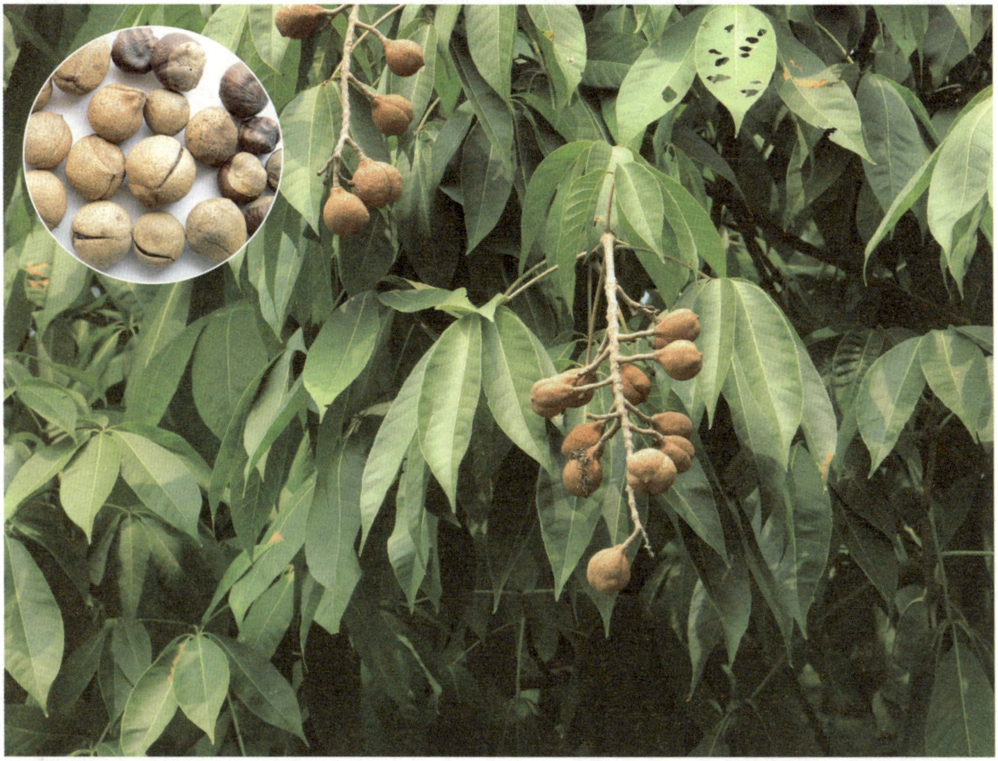